몸 의학의 치료 패러다임

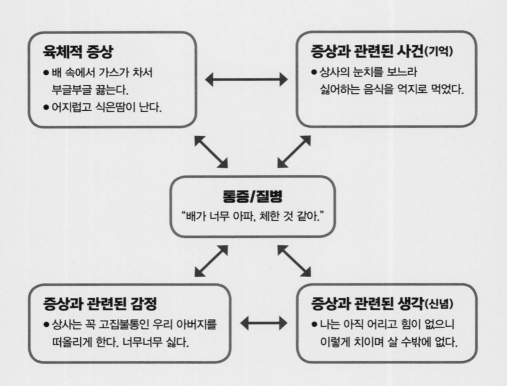

육체적 증상
- 배 속에서 가스가 차서 부글부글 끓는다.
- 어지럽고 식은땀이 난다.

증상과 관련된 사건(기억)
- 상사의 눈치를 보느라 싫어하는 음식을 억지로 먹었다.

통증/질병
"배가 너무 아파, 체한 것 같아."

증상과 관련된 감정
- 상사는 꼭 고집불통인 우리 아버지를 떠올리게 한다. 너무너무 싫다.

증상과 관련된 생각(신념)
- 나는 아직 어리고 힘이 없으니 이렇게 치이며 살 수밖에 없다.

우리의 몸과 마음은 별개로 존재하는 것이 아닙니다.
기존의 치료법이 잘 듣지 않거나 자꾸 재발하는 증상이 있다면
반드시 그 배후에는 해결되지 못한 정신적 원인이 숨어 있습니다.
몸 의학은 무의식 속에서 그러한 근본 원인을 찾고
구체적인 말로 표현하여 풀어줌으로써
난치·불치의 질환까지도 극적으로 개선시키는 혁신적인 치료 패러다임입니다.

**EFT로 낫지 않는
통증은 없다**

마음 고쳐 몸 고치는
한의사 최인원의

EFT로
낫지 않는
통증은 없다

약 100여 건의
치료 사례 수록

최인원 지음

 몸맘얼

EFT로
낫지 않는
통증은 없다

초판 1쇄 발행   2011년 12월 30일
재판 1쇄 발행   2018년 4월 20일
재판 2쇄 발행   2020년 10월 25일

지은이   최인원
펴낸이   김지연
펴낸곳   **몸맘얼**
출판등록   2015년 3월 3일 / 제2015-000018호
주소   서울시 송파구 잠실로 62
전화   02-3406-9181
팩스   02-3406-9185
홈페이지   blog.naver.com/hondoneft
이메일   mbsbook100@naver.com

ISBN   979-11-955432-2-9

CONTENTS

6장 세상의 모든 통증, 확언과 상상으로 치료한다

○

나는
왜
이 책을
썼나

;

    이 책은 EFT(Emotional Freedom Techniques)에 관한 나의 네 번째 책이다.

    3년 전에 한국에서 처음으로 EFT 전문서인 《5분의 기적 EFT》를 출간했을 때 독자들의 반응은 열렬했다. 교보문고의 건강 분야 베스트셀러 순위에 오르기도 했다.

    실제 책을 통해 효과를 본 사람들의 소감은 더욱 극적이었다. 온갖 통증이 사라지고, 온갖 심리적인 문제가 해결되고, 심지어 환자들이 의사나 한의사에게서 EFT를 추천받기도 하고, 병원에서도 못 고친 병을 책을 보고서 스스로 고쳤다는 사례들이 수시로 올라왔다. 그래서 나는 이 정도면 모든 사람이 EFT를 잘 이해하고 믿고 쓸 거라고 기대하고 있었다. 하지만 이런 나의 낙관적인 기대를 단번에 무너뜨리는 일이 일어났다.

정말 나을 수 있겠습니까?

○

1년 전쯤에 동생을 만났을 때의 일이다. 서로 떨어져 사는 탓에 전화 연락은 해도 자주 만나지는 못하는 편인데, 같이 차를 타고 가다가 문득 동생이 물었다.

"형님, EFT를 하면 병이 정말 낫습니까?"

"네 허리 나았잖아."

"그건 그렇지만 다른 병도 정말 낫습니까?"

"네 허리 나았잖아."

"그건 그런데 다른 병도 정말 나을 수 있냐고요?"

나는 마지못해 "당연히 낫지"라고 답하며 대화를 끝냈지만, 이 질문은 계속 내 마음속에 내내 남았다. 왜냐하면 동생은 EFT 워크숍을 3단계까지 총 6일 동안 나에게 배운 데다 병원에서 불치로 진단받은 허리 통증까지 EFT로 고쳤기 때문에 당연히 이젠 어떤 병이든 EFT로 나을 수 있다고 믿을 줄 알았는데 그게 아니었던 것이다.

무엇이 문제일까? 내 동생이 이 정도라면 다른 사람들은 어떨까? 나는 고민하기 시작했고, 그 결과 다음의 몇 가지가 원인이라는 생각이 들었다.

– 사람들이 EFT의 효과를 완전히 믿기에는 아직 근거 자료가 부족
하다.
– 사람들은 마음이 몸의 병을 만들고 고친다는 인식이 아직 부족하다.
– 사람들은 마음과 몸 또는 의식과 물질의 관계를 증명해주는 과학적
증거들을 모른다.

이상을 한마디로 정리하면 이렇게 말할 수 있다.

 # 많은 사람들이 EFT를 경험했지만, 아직 EFT의 원리에 대
한 패러다임이 없다.

즉, 경험은 있어도 원리는 모른다. 경험했다고 해서 절로 원리를 깨닫
는 것은 아니다.

누구나 사과가 떨어지는 것을 보았지만 만유인력의 법칙을 깨닫고 만
든 사람은 뉴턴 한 사람뿐이다. 사과가 떨어지는 것을 아무리 많이 보아
도 만유인력의 법칙을 모르면 로켓을 쏘아 보낼 수 없다. 반면에 이 법칙
을 아는 사람은 사과가 떨어지는 것을 보지 않아도 로켓의 궤적을 계산
하고 쏘아 보낼 수 있다. 바로 이것이 법칙 또는 패러다임의 힘이다.

만유인력을 모르는 사람에게 사과가 떨어지는 것과 로켓을 쏘는 것은
별개이지만, 아는 사람에게는 모두 같은 원리의 표현이고 어떤 물체의
운동이든 그 법칙을 통해 예상할 수 있는 것이다.

마찬가지로 EFT를 아무리 많이 경험해도 그 원리를 이해하지 못한다
면 다른 병에도 EFT가 효과를 내리라고 기대할 수 없을 것이다. 사과가
떨어지는 모습을 봤다고 해서 만유인력을 깨달아 로켓을 쏘지는 못하는

것과 같다. 그래서 이 책의 가장 큰 목적은 EFT의 작동 원리 또는 심신의학^{心身醫學}(mind-body medicine)의 패러다임을 명확한 법칙으로 보여주고 독자들이 체득하게 하는 것이다.

이 목적을 달성하기 위해 나는 다음 몇 가지의 서술 원칙을 세워 이 책을 집필했다.

— 실제 EFT 치료 사례를 최대한 많이 보여주어서 확실한 믿음을 주자.
— 몸과 마음의 관계를 증명하는 과학적 근거들을 제시하자.
— 해외의 심신의학 치료법을 소개하여 심신의학의 보편성을 보여주자.
— 육체질환, 특히 통증의 EFT 치료법을 더욱 전문적으로 설명하자.

이미 목차를 본 독자분들은 이 책이 위와 같은 서술 목적을 충분히 달성하고 있음을 알아차렸을 것이다.

EFT는 거의 모든 심신의 문제에 적용할 수 있지만, 나는 이 책에서 특히 '통증' 해소에 집중했다. 그 이유는 EFT가 가장 빨리 효과를 내고 나 또한 가장 많이 다뤄본 증세가 바로 통증이기 때문이다.

나는 지금까지 상담과 강의 등을 통해서 약 3천 명 이상을 대상으로 요통, 관절통, 두통, 디스크, 섬유근통, 복합 부위 통증 증후군, 오십견, 생리통, 암 통증, 복통, 여성 방광염 통증, 전립선 통증 등등 이루 다 열거할 수 없는 다양한 통증을 치료했다. 그중 상당수는 기존의 치료법이나 약물이 듣지 않는 증세였다. 그래서 나는 통증에 관한 한 확언과 EFT가 거의 완벽한 결과를 낸다고 확신한다. 물론 암, 당뇨, 고혈압, 아토피, 악성 습진, 비염, 알러지, 설사, 다발성 경화증 등의 다양한 질환도 치료해왔지

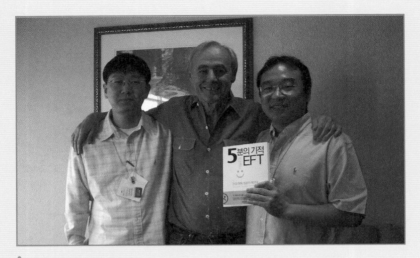

2008년 5월 뉴멕시코의 앨버커키에서 EFT의 창시자 개리와 함께 찍은 사진으로 좌측이 필자다. 개리는 이때 "한국인이 EFT 가족이 되어서 기쁘다"며 사인을 해주었다.

만 이들 주제에 관해서는 좀더 많은 사례를 바탕으로 추후에 따로 서술할 기회가 있을 것이다.

어쨌든 나는 이 책에서 소개될 심신의학의 패러다임으로 거의 모든 병을 치료할 수 있다고 믿지만, 좀 더 많은 독자들이 공감할 수 있도록 각종 통증의 해소법을 주제로 삼아 이야기를 풀어나가고자 한다. 여기 실린 통증 치료법을 다른 양상의 질환에도 응용할 수 있음은 물론이다.

따라서 이 책의 주제를 두 줄로 정리하면 다음과 같을 것이다.

마음이 병을 만들고, 마음이 병을 고친다.
EFT와 확언은 마음과 몸을 함께 치료하는 최상의 도구이다.

EFT의 20년 역사

○

지금으로부터 정확히 30년 전에 임상심리학자인 로저 칼라한[Roger Callahan]은 물 공포증에 평생 시달려온 매리라는 40대 여성을 치료하고 있었다. 그녀는 물 공포증이 너무 심해서 물이 가득 찬 욕조에서는 목욕조차 할 수 없었다. 비가 오는 날이면 어김없이 공포에 떨었고, 수시로 물에 빠지는 악몽에 시달렸다. 그녀는 바다가 있는 캘리포니아에 살면서도 해변에 갈 엄두도 내지 못했다.

칼라한은 기존의 심리치료 기법을 사용하여 매리를 1년 반이나 치료했지만 거의 진전이 없었다. 그의 갖은 노력에도 그녀는 겨우 풀장 가장자리에 마지못해 안절부절못하면서 앉을 수 있는 정도로만 좋아졌을 뿐이다. 여전히 그녀는 물을 직접 바라보지 못했고, 매번 치료가 끝나면 그 압박감과 긴장감 때문에 머리가 깨질 것 같은 두통에 시달려야 했다.

그렇게 고통스런 치료를 1년이나 이어가던 어느 날이었다. 그녀는 물에 대한 공포증에 시달릴 때마다 위장 부위에서 끔찍한 통증을 매번 느끼고 있었고 그날도 같은 불편함을 호소했다.

그런데 기존의 심리치료 효과에 만족하지 못해 새로운 방법들을 꾸준히 찾고 있던 칼라한은 마침 침술을 연구하던 중이었다. 칼라한은 혹시나 하는 마음으로 위장 경락의 말단인 승읍혈(눈두덩 아래, 현재 EFT에서는 눈 밑 타점)을 두드려보라고 했다. 그런데 승읍혈을 몇 번 두드리자마자 매리가 외쳤다.

"위장의 그 끔찍한 느낌이 완전히 사라졌어요."

그러고는 곧장 의자에서 일어나 풀장으로 달려가는 것이 아닌가! 이에 칼라한은 수영을 못하는 매리가 걱정되어 따라갔더니 매리가 말했다.

"나도 내가 수영 못하는 줄은 알아요."

매리는 편안하게 풀장 부근을 왔다갔다 했고, 그녀의 물 공포증은 완전히 사라져서 30년이 지난 지금까지 재발하지 않았다.*

이 놀라운 사건 덕분에 칼라한은 침술의 기본이 되는 경락과 경혈의 자극이 부정적 감정을 지우는 효과가 있음을 인식하고, 경혈을 두드려 부정적 감정을 제거하는 방법을 연구하기 시작했다(경락은 기가 흐르는 선이고 경혈은 그중 침놓는 점을 의미한다.).

모든 위대한 일이 그렇듯, 다른 내담자들이 매리처럼 몇 분 안에 다 낫지는 않았기 때문에 당연히 그는 온갖 어려움과 시행착오를 거쳐야 했다. 그리고 마침내 10여 년이 지난 1990년대에 TFT(Thought Field Therapy)라는 이름으로 완성된 치료법을 공개했다. 칼라한은 TFT를 통해 감히 상상할 수 없을 정도로 빠르게, 심지어는 10분 만에 누구도 치료하지 못했던 공포증, 외상 후 스트레스 장애(PTSD) 등을 치료하는 성과를 보임으로써 〈오프라 윈프리 쇼〉나 CNN 방송과 같은 미국의 주요 매체에서 화제의 인물로 소개되기도 했다.

---

* 이상의 내용은 로저 칼라한의 공식 홈페이지(rogercallahan.com)를 참고했다.

칼라한은 그 TFT를 무려 10만 달러라는 거금을 받고서 가르쳐주었는데, 그의 첫 학생이 바로 개리 크레이그Gary Craig였다. 원래 개리는 성공한 사업가이자 상담가(life coach)로서 마음의 문제에 시달리는 사람들에게 늘 연민을 느껴왔고, 이를 해결할 수 있는 다양한 기법들을 섭렵해온 터였다. 그는 그전까지 몇 년간 NLP(Neuro Linguistic Programming)라는 기법을 써오다 TFT의 기적 같은 효과를 듣고서는 도저히 뿌리칠 수 없는 마음에 선뜻 거금을 들여 배우게 된 것이었다.

원래 TFT는 사람마다 증상마다 두드리는 경혈의 순서가 달라진다. 그런데 때로는 그 과정이 너무 장황하여 두드리는 순서만 정리해도 무려 A4 몇 장을 넘는 분량이 되곤 했다. 그러다 보니 TFT는 누구나 일상적으로 사용하기에 너무 복잡하고 어려운 단점이 있었다.

개리는 몇 년 동안 TFT를 활용하면서 이런 점에 회의를 느끼고 개선을 시도하다가, 마침내 주요 경혈 열네 곳을 전부 두드려서 인체의 경락 전체를 일괄적으로 자극해도 TFT와 동일한 효과가 난다는 사실을 발견하고 이 방식에 'EFT(Emotional Freedom Techniques)'라는 새로운 이름을 붙였다.

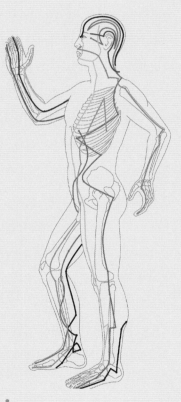

기가 흐르는 통로가 경락이고 그 통로 상에서 침을 놓는 점이 경혈이다. 인체에는 모두 열네 개의 경락이 있다.

1994년 8월에 개리는 EFT의 효과를 실증할 역사적 기회를 갖게 된다. 로스앤젤레스에 위치한 재향군인 시설에 수용된 베트남전 참전용사들의 외상 후 스트레스 장애(PTSD)를, 비록 자비부담이기는 했지만 어렵게 승낙을 얻어 엿새 동안 치료해볼 기회를 얻은 것이다.

그런데 그들의 증세는 상상을 초월했다. 그들은 전쟁 장면을 매일 밤낮 없이 마음속에서 반복하여 보고 있었다. 상부의 강압에 의해 선량한 아이와 민간인을 쏘는 모습, 사람들을 구덩이에 생매장하는 모습, 동료가 사지가 분해되어 죽어가는 모습 등등. 총 쏘는 소리, 폭탄 소리, 사이렌 소리도 수시로 머리에서 울렸다. 오직 강한 약물들만이 이런 장면과 소리의 재경험을 겨우 잠시 진정시킬 수 있을 뿐이었다.

그들은 시도 때도 없이 진땀을 흘리고 정신 나간 듯 울어댔다. 머리는 항상 아팠고, 걱정과 불안이 발작적으로 몰려왔다. 날마다 침울하고, 온몸이 아프고, 공포와 두려움에 시달리고, 전쟁의 악몽 때문에 밤마다 잠을 이루지 못했다. 무려 20년 동안 어떤 치료법도 듣지 않는 상태가 이어지고 있었다.

EFT로 조금만이라도 좋아진다면 많은 사람들이 기꺼이 인정해줄 만큼 그들의 증상은 심각했다. 그러나 개리의 소박한 기대와는 달리, 이 엿새간의 EFT 치료는 지난 20년간의 치료가 해내지 못했던 엄청난 성과를 그들에게 가져다주었다.

그중 한 환자였던 리치Rich의 경우를 예로 들어보자. 당시 리치는 외상 후 스트레스 장애로 17년째 치료를 받는 중이었지만 그다지 효과가 없었다.

그의 증상은 다음과 같은 수준이었다.

— 약 100개의 전쟁 장면이 매일 번갈아 가면서 머리에 떠올랐다.

— 베트남전에서 50회 이상의 낙하산 점프를 하면서 심각한 고소공포
증이 생겨 고층 베란다에는 나갈 수가 없었다.

— 불면증이 너무 심각해서 한계치의 약물을 먹어도 서너 시간이 지나
야 겨우 잠들 수 있었다.

한데 놀랍게도 EFT를 활용하자 이 모든 문제가 점차 사라지기 시작
했다.

처음에는 당연히 리치도 몸을 두드리며 중얼거리는 이 이상한 방법의
효과를 믿지 않았지만, 어쨌든 그는 시도해보기로 결정했다. 우선 고소
공포증부터 시작했는데 불과 15분 만에 증상이 사라졌고, 확인을 위해
몇 층 위로 올라가 비상계단에서 땅바닥을 내려다보았는데도 전혀 공포
나 불안이 생기지 않았다.

그다음에 개리와 리치는 가장 심각한 기억 몇 개를 한 시간에 걸쳐
EFT의 '영화관 기법'(239쪽 참고)으로 중화시켰다. 그러자 그것이 마치
남의 일처럼 무덤덤하게 느껴지는 것이 아닌가. 리치는 며칠 동안 스스
로 EFT를 했고 마침내 모든 전쟁 기억을 중화시켰다. 물론 기억은 나지
만 더 이상 괴롭지 않았고, 불면증도 사라졌다.

개리가 두 달 뒤에 리치에게 전화로 확인해보니 그는 여전히 멀쩡한
상태였다. EFT 덕분에 20년간 갇혀 있던 마음의 감옥에서 드디어 탈출
한 것이다. 이들의 EFT 치료 과정은 〈The EFT Course〉라는 일곱 장짜
리 DVD 동영상에 고스란히 기록되어 공개되었다.

이런 성과를 바탕으로 개리는 1995년에 80쪽짜리 〈EFT 매뉴얼〉을 만
들어 무료로 배포하고, 〈The EFT Course〉라는 일곱 장짜리 DVD 동영

상(처음에는 비디오테이프로 출시)을 저가로 판매하여 누구나 EFT를 배울 수 있도록 했다.

개리는 꾸준히 EFT를 활용하면서, EFT가 심리적 장애뿐만 아니라 육체적 질환에도 효과가 있다는 사실을 발견하게 되었다. 신기하게도 감정과 생각이 변화되니 육체적 질환도 함께 사라지는 일들이 거듭해서 일어났던 것이다.

이에 개리는 단순한 통증이나 육체적 불편감으로부터 시작하여 점차 만성적인 통증이나 온갖 난치병에까지 EFT를 활용해보기 시작했다. 그는 이런 작업을 개인 상담과 공개 워크숍을 통해 지속해왔고, 내담자들의 동의를 얻어 그 치료 장면을 순차적으로 모두 무려 65개의 DVD 동영상(약 160시간 분량)에 담아 있는 그대로 공개했다.

이중의 압권은 2006년에 발표되어 EFT 효과의 정수를 보여준 〈난치병에 EFT 활용하기〉(Using EFT for Serious Diseases)라는 약 40시간 분량의 DVD 세트이다. 여기에서 개리는 온갖 성별과 연령의 난치병 환자들에게 EFT를 적용한다.

그 질환들을 일일이 열거하자면 루게릭병, 만성피로 증후군, 류마티스 관절염, 다발성 경화증(multiple sclerosis, 신경이 파괴되면서 온몸이 마비되고 아픈 병), 강직성 척추염(ankylosing spondylitis, 척추가 대나무처럼 굳어가는 병), 원추형 각막증(keratakonis, 각막이 원뿔 모양으로 뾰족해지면서 시력 이상이 생기는 병), 조산 후유증으로 인한 만성질환, 파킨슨병, 낭포성 섬유증(cystic fibrosis, 백인에게 높은 비율로 나타나는 치명적인 유전성 질환으로 체내 점액의 과잉생산으로 폐와 췌장에 이상이 발생하는 병), 유방암, 심각한 두부 외상 후유증, 전립선암, C형 간염, 복합 부위 통증 증후군(가벼운 접촉에도 심지어 아무런 자극이 없어도 참을 수 없는 국소 통증을 호소하는 병), 천식, 신경병증(당뇨병 후유증으로 신경

손상이 일어나 사지말단에서 각종 통증과 이상 감각을 느끼는 병), 뇌하수체 암, 극심한 알러지, 당뇨병 등등에 이른다.

사실 처음에 나는 이 동영상을 보면서 여러 가지 이유로 충격을 받았다.

첫째, 난치병 환자들의 모습을 직접 동영상으로 보니 그 증상이 너무나 처참하여 보는 내가 다 괴로웠고 깊은 연민이 절로 솟아났다.

둘째, 치료법이 없어 웬만한 의사들도 시도조차 못하는 병들에 용감히 도전하고 있는 개리의 열정과 헌신에 자극을 받았다.

셋째, 그중에서도 가장 큰 충격은 EFT가 이런 병들을 실제로 호전시키고 심지어는 종종 완치까지 시킨다는 사실이었다.

예를 들어서 50대의 스튜어트라고 하는 영국 남성은 만성 류마티스 관절염을 20년 정도 앓아서 온몸의 관절이 파괴되고 굳어버렸다. 그래서 첫날에는 부축을 받고 목발까지 짚고서야 겨우 EFT 시연 무대 위로 올라왔다. 그런데 하루에 한두 시간씩 개리에게 EFT를 받고 나자 이틀 뒤에는 목발이나 타인의 도움 없이 혼자서 무대 위를 척척 걷는 것이 아닌가. 몇 달 뒤에 개리가 전화로 상태를 확인하니, 스튜어트는 1마일(1.6킬로미터) 정도는 편하게 걸어 다닐 정도로 좋아져 있었다. 그는 EFT를 받기 전엔 집 안에서조차 혼자서 거동하기 힘든 상태였다.

또 다른 사례를 들어보자. 필립은 49세의 남자로 22년간 강직성 척추염을 앓았다. 이 병에 걸리면 척추 사이의 인대가 모두 뼈같이 굳어버려서 척추가 대나무같이 뻣뻣해지고 엄청난 고통과 경련이 일어난다. 현대의학으로는 고칠 수 없는 병이다. 필립이 EFT를 받기 전에 강연대 위에서 허리를 굽히자 그의 손은 겨우 무릎까지 갈 뿐이었다. 그런데 개리에게 약 한 시간 정도 EFT를 받은 후에 다시 허리를 굽혀보니 손이 놀랍게도 한 뼘 정도나 더 내려갔다. 다시 몇 달 뒤에 개리가 필립에게 확인 전화를 하자 필립은 증상의 약 50퍼센트가 사라졌다고 말했다.

조나스라는 50대 남자는 몇 명의 암 환자들과 함께 개리의 집에 9일간 머물면서 개리에게 EFT를 받았고 그 과정의 일부를 동영상으로 기록했다. 개리는 조나스의 증상 자체보다는 누적된 감정을 제거했다. 조나스는 어렸을 때 부모에게 학대를 많이 당해 그 분노가 하늘을 찌를 정도였지만, 너무 착한 성격에 감정을 표현할 줄도 모르고 꾹 삭이면서 살다가 결국 암에 걸렸다. 개리는 조나스의 이런 분노를 말로 표현시키면서 EFT로 풀어주었다. 그 결과 PSA(전립선암 지표인자)가 5.9에서 2.4로 떨어졌고 전립선암 증상도 모두 사라졌다. 2년 뒤에 다시 확인을 해보니 조나스는 여전히 좋은 상태를 유지하고 있었다.

환자들 중엔 헬렌이라는 60대 여성도 있었는데, 그녀는 당시에 말기(4기) 유방암으로 한쪽 유방을 절제했지만 암세포가 너무 커서 완전히 다 없애지는 못한 상태였다. 그녀는 한 주에 한두 번씩 가슴을 유리조각으로 그어대는 극심한 통증을 호소했고, 개리와 그녀는 이 통증과 관련하여 그녀가 평생 느껴온 죄책감을 EFT로 지웠다. 9일간의 치료 결과 그녀의 통증은 완전히 사라졌고, 1년 뒤에 다시 확인했을 때는 놀랍게도 남은 종양마저 다 사라져 완전히 건강한 상태였다. 헬렌은 활력이 넘쳐서 심지어 40킬로미터나 되는 거리를 자전거로 다니길 즐기게 되었는데, 이는 과거에는 전혀 불가능한 일이었다.

이처럼 개리의 꾸준한 노력과 열성 덕에 이제 EFT는 전 세계로 확산되었다. 나는 2008년 5월에 뉴멕시코의 앨버커키에서 열린 EFT 관련학회(Energy Psychology Conference)에 참가했을 때 참으로 감동하고 놀랐다. 사우디아라비아, 잠비아, 리투아니아, 일본, 멕시코 등등 전 세계의 온갖 나라에서 수백 명이 자발적으로 EFT 하나 때문에 다 모이고 소통하며 같이 두드릴 수 있었기 때문이었다.

지금 생각하면 가슴 뭉클한 광경이었다. 우리는 단체로 이동할 일이 있어서 버스를 대절했는데, 기사가 승객들의 짐을 정리하느라고 왔다갔다하다가 우당탕 넘어져서 한동안 일어나지 못하는 것이 아닌가. 그러자 한 사람이 "다 함께 '대리 EFT'(타인을 위해 자기에게 하는 EFT)를 하자"고 제안했고, 곧바로 모든 사람이 기사를 위해 한마음으로 제 몸을 두드렸다. 언어도 사람도 다 달랐지만 EFT로 하나가 되었던 그 감동을 나는 지금도 잊지 못한다. 그리고 이 책을 통해 우리나라에서도 이렇게 누구나 함께 두드리는 감동을 누리게 되길 바란다.

현재 개리의 〈EFT 매뉴얼〉은 약 30개국의 언어로 번역되었고, 영어본만 해도 홈페이지(eftuniverse.com)에서 무려 백만 회 이상 내려받기가 되었다고 하니 전 세계의 EFT 열풍은 우리의 상상을 초월한다. 또한 미국의 인터넷 서점 아마존에서 EFT를 검색하면 무려 60여 종의 EFT 책들이 뜨는데, 그중 상당수는 요통이나 섬유근통 등의 통증을 주제로 하고 있다. 애플 앱스토어에도 무려 27개의 EFT 관련 앱이 있고, 그중에는 프랑스어로 된 앱도 있다.

현재 미국 올랜도의 엠디 앤더슨 암센터(M.D. Anderson Cancer Center)에서는 EFT와 유사한 요법(The Techniques of Donna Eden's Energy Medicine, EFT처럼 TFT에서 파생된 기법)을 화학요법과 방사선요법의 부작용을 완화

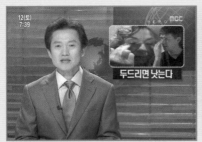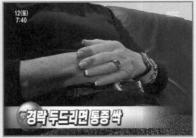

지구촌 리포트의 진행자인 김상운 기자가 미국에서 불고 있는 EFT 열풍을 소개하고 있다.

시키는 방법으로 제공하고 있다. 참고로 이 병원은 이건희 회장이 암 치료를 받을 만큼 저명한 암 전문 병원이다.

　이런 열풍이 우리나라에도 알려져 MBC 방송의 2011년 3월 12일자 〈지구촌 리포트〉 프로그램에서는 '두드리면 낫는다'는 제목으로 심리학자가 한 내담자를 EFT로 치료하는 모습을 방영하기도 했다. 현재 우리나라에서도 2008년에 한국 최초의 EFT 전문서 《5분의 기적 EFT》가 나온 이후로 많은 의사, 한의사, 상담사 등이 EFT를 사용하기 시작했고 EFT를 주요 기법으로 활용하는 의료인과 상담사가 갈수록 느는 중이다. 한국 EFT 전문 홈페이지(eftkorea.net)에는 약 5백 건의 체험 사례가 올라와 있다.

EFT란 무엇인가?

○

우선 EFT를 정의하자면 다음과 같이 말할 수 있다.

첫째, 침을 사용하지 않고 말을 사용하는 침술이다.
둘째, 마음을 치료하는 침술이다.
셋째, 몸을 치료하는 침술이다.

이 모두를 다시 한마디로 설명하면 이렇게 될 것이다.

> \# EFT는 해결하고 싶은 증상을 말로 표현하면서 경락의 경
> 혈점을 두드려 거의 대부분의 심리적 문제와 육체적 문제
> 를 해결하는 기법이다.

정의는 이 정도로 마치고, 더 확실한 이해를 위해서는 뒷부분의 EFT
하는 법을 직접 보면서 실천해보기를 바란다(213쪽 참고).

나는 EFT에 관해 다음과 같은 전제를 만들었다. 이 전제는 수학처럼
연역적인 전제가 아니라 귀납적인 전제다. 다시 말해 무수히 많이 EFT
를 하다 보니 경험이 쌓이면서 발견한 사실들이다. 이 경험적 전제를 미

리 아는 것이 EFT를 활용하는 데에 큰 도움이 될 것이다.

1. 경락이 막히면 부정적 감정이 생긴다.

우리가 흔히 하는 감정 표현 중에 "기가 막힌다"는 말이 있다. 이것이 바로 여기에 딱 맞는 말이다. 기의 통로가 경락이고 경락이 막히는 것이 기가 막히는 것이니, 경락이 막혀 기가 잘 못 돌면 온갖 감정이 생기는 것이다. 이때 기의 통로인 경락의 경혈을 두드려주면 경락이 뚫려 기가 돌고 감정이 풀어지는 것이다.

2. 부정적 감정이 신체화되어 육체 증상을 일으킨다.

원래 EFT는 감정을 치료하기 위해 나온 방법이다. 하지만 앞서 본 대로 EFT의 20년 역사는 한마디로 '감정 치료(또는 마음 치료)가 몸 치료가 된다'는 분명한 사실을 밝히는 과정이었다.

3. 부정적 사건의 기억이 쌓이면 부정적 신념이나 태도를 형성한다.

몇 번 사업에 실패하면 '나는 실패자야'라는 신념이 형성되기도 하고, 몇 번 시험에 떨어지면 '나는 시험에는 약해'라는 신념이 형성되기도 한다. 때로는 단 한 번의 경험으로 이런 신념이 만들어지기도 하는데, 예컨대 수험생은 단 한 번의 충격적인 시험 실패만으로도 '나는 시험에는 약해'라는 무의식적 신념이 생겨 이후로 모든 시험을 두려워하고 망치게 되기도 한다.

4. 부정적 감정이 제거되면 신념과 태도가 바뀐다.

모든 부정적 신념과 태도 뒤에는 이것을 만들어낸 사건의 기억이 있다. 이들 사건(또는 기억)을 찾아서 EFT로 부정적 감정을 지워버리면 그런 기억들이 이젠 남의 일처럼 덤덤해지고 그러면 그로 인한 신념이나 태도가 바뀐다. 예를 들어 앞서 말한 시험 실패 기억에 관한 수험생의 감정을 EFT로 지워버리면 '나는 시험에는 약해'라는 신념이나 태도도 바뀌게 된다.

5. 경락이 잘 소통되면 기가 잘 돌아 신체 증상이 낫는다.

원래 경락과 경혈이란 침을 놓는 자리이고, 전통적으로 침은 마음보다는 몸을 치료하는 데에 탁월한 방법이다. 나는 한의사로서 침을 무수히 놓으면서도 그 효과에 수시로 놀라 이런 생각을 많이 했었다.

'어떻게 피부 몇 군데를 찌르는데 허리가 낫고, 위가 낫고, 어깨가 나을까!'

지금도 한의사들은 침만으로 얼마나 많은 고질병을 고치고 있는가. 그런데 피부를 두드리는 것만으로도 침을 놓는 것과 같은 전기적 자극이 생긴다. 기계적 자극이 전기적 자극으로 피부에서 변환되기 때문이다. 그 결과 타점을 두드리는 것이 침을 맞는 효과를 내면서 몸을 치료하는 것이다.

시험 삼아 216쪽에 나온 타점(경혈점)들을 말없이 그저 5~10분간 두드려보라. 이것만으로도 50퍼센트 이상의 사람들이 몸이 가볍고 시원해짐을 느낄 것이다.

아직까지 침이 병을 치료하는 기전에 관해 과학적으로 밝혀진 바는 없지만, 경혈에 침을 놓았을 때 뇌영상 촬영장치(fMRI)로 보면 뇌의 특정 부위의 활동이 변화됨이 점차 논문으로 보고되고 있다.* 나는 뇌가 우리 몸의 모든 기능을 조절하는 중추이므로 '침으로 경락이 소통되면 병이 낫는다'는 사실을 '침이 뇌라는 전신조절 중추를 조종함으로써 병이 낫게 된다'고 해석할 수도 있다고 본다.

6. 생각이나 말은 치료의 핵심 요소다.

지금까지 현대의학에서는 심신이원론心身二元論의 입장에서 생각과 말이 몸에 어떤 영향을 주는지 관심도 없었고 치료 수단으로 생각하지도 않았다. 하지만 심리학자들과 심신의학자들의 연구에 의하면, 생각과 말은 그 자체로 가장 큰 치료 도구이기도 하고 반대로 가장 큰 병의 원인이 되기도 한다.

말 한마디로 천 냥 빚을 갚을 수도 있고 수십 년 묵은 병을 고칠 수도 있다. 확언과 EFT는 생각과 말의 이러한 효과를 극대화시키는 방법이다.

7. EFT는 어떤 증상에든 적용 가능하다.

개리가 자주 하는 말이 있다.

"어디에든 적용해보라."

"어떤 것도 듣지 않을 때에도 EFT는 종종 효과를 낸다."

실제로 기대조차 못했던 상황에서도 EFT는 효과를 내는 경우가 많다.

＊ 침술의 효과를 뇌과학으로 설명하려는 선봉에 선 과학자가 바로 뇌영상 분야의 세계적 석학 조장희 박사다. 미국의 어바인 캘리포니아 대학교수로 재직하던 시절, 조 박사는 뇌영상을 통해 침이 결국 뇌를 자극함으로써 효과를 발휘한다는 사실을 처음 알아냈다. 지난해 가천의대 뇌과학연구소에 소장으로 온 조 박사는 10여 년간 침술의 효과를 과학적으로 연구한 결과를 최근 집대성했다. 이 논문은 스웨덴 신경학 전문지 〈악타 뉴롤로지카〉에 조만간 게재될 예정이다. 몸에 상처가 나면 이 정보는 감각신경을 통해 뇌로 전달되고 다시 뇌에서는 상처 부위에 염증을 없애라는 반응을 내려보낸다. 조 박사는 이 사실에 주목하고 침술이 이와 비슷한 작용을 할 것이라는 점에 착안해 종합적인 가설을 세웠다. 가설의 골자는 침의 자극이 신경을 통해 뇌로 가고 이 신호가 뇌의 HPA 축에서 다섯 가지 경로를 통해 호르몬 시스템, 자율신경 시스템, 신경계에 영향을 주어 통증과 염증을 억제한다는 것이다. HPA 축은 뇌에서 시상하부, 뇌하수체, 부신피질로 연결되는 부위를 가리킨다. _〈석학 조장희 박사 '침술 효과' 과학적 연구 집대성〉, 〈동아일보〉 2005년 5월 12일자.

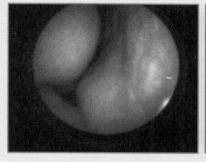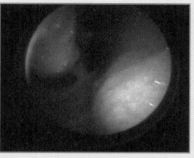

한 비염 환자의 하비갑개를 비내시경으로 촬영한 사진이다. 왼쪽은 EFT를 하기 전이고 오른쪽은 20분 동안 EFT를 한 뒤에 찍은 것이다. 놀랍게도 점막의 부기가 많이 빠졌다. 비염 환자를 많이 보는 한의사가 직접 촬영하여 보낸 사진이다. EFT는 온갖 증상에 탁월한 효과를 보이는데 때론 이렇게 신체적, 물질적 변화가 곧바로 일어나는 경우도 있다.

도대체 EFT를 어디까지 쓸 수 있는지 궁금할 정도다.

미국의 EFT 공식 홈페이지(eftuniverse.com)에는 전 세계 EFT 사용자들의 체험 사례가 무려 수천 건이나 게시되어 있다. 이들 사례에 포함된 육체 질환을 열거하자면 두통, 요통, 목 결림, 관절통, 암, 만성피로 증후군, 루프스, 궤양성 장염, 건선, 천식, 알러지, 안구 소양감, 신체 동통, 발진, 불면증, 변비, 과민성 장 증후군, 시력 문제, 근육 결림, 벌레 물림, 배뇨 장애, 임신 입덧, 생리 전 증후군, 성기능 장애, 이상 발한, 수근관 증후군, 관절염, 손가락 마비감, 위통, 치통, 떨림, 다발성 경화증, 협응 운동장애 등등에 이른다. EFT가 헤아릴 수 없이 많은 질환과 증상에 효과를 내고 있음을 알 수 있다.

8. 치료의 관건은 무의식이다.

병에 걸린 사람은 모두 낫기를 원한다. 원해서 병에 걸리는 사람은 거의 없을 것이다. 이렇게 모두가 의식적으로는 낫기를 바라지만 그들의 무의식은 종종 이와 반대다. 낫지 않게 만드는 온갖 생각과 감정과 기억이 그들의 무의식에 저장되어 있다. 안타깝게도 몸은 무의식이 관장하는 영역이다. 그래서 진정한 치료에는 무의식의 변화가 동반되어야 한다.

확언과 EFT는 무의식을 탐색하고 변화시키는 가장 탁월한 도구이다. 지금은 이 말이 낯설어도, 이 책을 끝까지 읽을 무렵에는 독자분들도 수 긍하게 될 것이다. 한마디로 무의식이 변화될 때 내 몸은 변화된다.

1장

마음이 어떻게 병을 만들까?

EFT로
질병의 비밀을 벗기다

애초에 나는 마음이 어떻게 몸의 병을 만드는지 배우지도 알지도 못했다. 정규 교육과정에서는 이런 내용을 전혀 다루지 않으니 말이다. 하지만 나는 다년간의 강의와 상담을 통해 수천 명의 사람에게 EFT를 적용하고 치료하면서 마음(생각과 감정과 기억)이 병을 만든다고 확신하게 되었다. EFT는 병을 만드는 마음의 생각과 감정을 찾아내는 도구이자 그것들을 바꿔주는 도구이기도 하다.

다음은 내가 다년간 EFT를 적용하면서 경험했던 것을 보여주는 현장 보고서이다. 이 현장 보고서는 마음이 어떻게 몸의 병을 만드는지를 있는 그대로 보여줄 것이다.

아팠던 기억이 병을 만든다

2년 전에 나의 한의원으로 사촌 여동생이 찾아와서 손바닥이 2년 동안 뜨거워서 밤에 잠을 잘 못 잔다고 약을 지어달라고 했다. 겨울에는 그나마 나은데 여름에는 뜨거워서 도저히 잠을 못 잔다고 했다. 이런 증상을 한의학에서는 수장열증手掌熱症이라고 하는데, 음기가 부족해서 양기가 너무 치솟아 생긴다고 본다. 특히 여성들이 산후에 많이 보이는 증상인데 양방에서는 이에 관한 병명도 없고 특별한 치료법도 없는 것 같다. 이 증상은 꽤 난치병이라 환자들이 오래 고생하는 경우가 아주 많다.

"비싼 약 안 먹어도 공짜로 낫게 해줄게. 단 내가 시키는 대로 해야 해."

"오빠 정말? 뭔데? 그러면 좋지."

"뜨거운 증상이 0~10 중에서 점수를 매기면 얼마 정도 돼?"

"밤에 심한데, 밤에는 10정도 되고 지금은 5정도?"

이에 "나는 손이 뜨겁지만, 마음속 깊이 진심으로 받아들입니다"를 수용확언으로 해서 몇 분간 두드렸다.

"어머, 오빠. 뜨거운 것이 정말 줄었네."

"얼마 정도 돼?"

"2~3정도 되겠는데."

이에 "나는 여전히 손이 뜨겁지만, 마음속 깊이 진심으로 받아들입니다"를 수용확언으로 해서 더 두드렸지만 이번엔 변화가 없었다.

"변화가 없다고? 그러면 지금 떠오르는 생각이나 느낌 같은 건 없니?"

"그러고 보니 작년하고 올해하고 여름마다 밤에 손이 뜨거워서 잠 못 잔 기억이 나네. 실은 어젯밤에도 잠 못 자서 혼났거든."

"어제 잠 못 자서 고생한 장면이 떠오르니?"

"응."

이에 나는 어젯밤의 기억에 대해서 EFT를 적용했다. 수용확언은 "나는 어젯밤에도 손이 뜨거워서 잠을 못 잤지만, 마음속 깊이 진심으로 받아들입니다"로 했다. 이렇게 1~2회 두드렸다.

"이제 손바닥 느낌이 어떠니?"

"어머, 이게 진짜 효과가 있네. 하나도 안 뜨겁네!"

"잠 못 잔 장면은 기억나?"

"아니, 지금은 아무것도 안 떠올라."

이에 사촌에게 약값은 아꼈으니 나의 책《5분의 기적 EFT》나 꼭 사서 보라고 했는데, 사서 읽어보았는지는 아직 모르겠다.

그 이후 2주일쯤 지나서 전화가 왔는데 손바닥은 멀쩡하고 잠도 잘 잔다고 하였다. 그러면서 자기가 보험 아르바이트를 시작했으니 보험 하나 들어달라고 하였다. "물에 빠진 놈 살려주니 보따리 내놓으라고 한다"더니 "손바닥 고쳐주니 보험 들어달란다"는 속담이 혹 생길 수도 있겠다. 어쨌든 이렇게 해서 불과 10여 분 만에 2년간 잠 못 자게 만든 지긋지긋한 열감이 사라진 것이다.

이런 사례는 너무나도 많다. 나도 몇 해 전 여름, 비가 일주일 연속으로 내릴 때 대나무 자리 위에서 이불도 안 덥고 그냥 자다가 몸살에 걸려서 일주일 고생한 적이 있다. 며칠을 꾹 참다가 도저히 안 되어서 "나는 온몸이 으슬으슬 춥고 힘도 없고 온몸이 쑤시지만, 마음속 깊이 진심으로 받아들입니다"를 수용확언으로 해서 두드렸는데 별 효과가 없었다.

그런데 그 와중에 몸살 걸린 날 새벽의 높은 습도와 대나무의 냉기 때문에 웅크린 자세로 자던 나의 모습이 떠올랐다. 그와 동시에 그때의 냉기가 갑자기 온몸에 느껴졌고, 마치 그때로 되돌아가 그것을 온전히 다시 느끼는 기분이 들었다. 그래서 "그날 새벽에 방 안이 너무 축축하고 대나무 자리가 너무 서늘했지만, 마음속 깊이 진심으로 받아들입니다"를 수용확언으로 해서 두드렸더니 증상이 즉각 소실되었다. 이와 함께 웅크리고 자는 나의 모습도 완전히 사라져서 더 이상 떠오르지 않았다. 이렇게 증상을 일으키는 기억을 지우는 법을 '영화관 기법'이라고 하는데 이것은 차후에 다시 설명할 것이다.

이렇게 우리의 몸(또는 무의식)은 고생한 기억을 저장하고 있다가 계속 재현하여 만들어내곤 한다. 우리가 흔히 하는 말 중에 "골병들었다"는 말이 있다. 연세 있는 분들이 특히 이런 골병이 많은데, 골병의 특징은 주로 이렇다.

첫째, 주로 다양한 신체 부위의 통증, 열감, 냉감, 저림 등의 이상 감각을 호소한다.

둘째, 통증이나 불편함은 심각한데 방사선 소견이나 육안적 관찰로는 별 이상이 없는 경우가 많다.

셋째, 통증 부위와 관련해서 고생했던 기억이 많다. 예를 들면 젊었을 때 이른바 '노가다(노동일)' 하느라고 너무 많이 허리를 썼다든지, 자식들 학비 대느라고 무릎이 빠지게 일을 했다든지 등의 이야기를 입에 달고 사는데 바로 이런 부위가 아프다.

넷째, 통증을 유발하는 특정한 상황들이 있다. 애써 키운 자식이 서운하게 한다든지, 고생한 옛날이 떠오른다든지, 그때의 상황을 떠오르게 하는 사건을 경험한다든지 등등.

나의 견해로는 이런 골병들이 바로 기억이 통증을 재현하는 예들이다. 따뜻할 때에는 멀쩡하다가 추워지면 다시 나타나는 동상도 여기에 속한다.

이 주제와 관련해서 떠오르는 또 하나의 전형적인 사례가 있다. 내가 한의사들을 대상으로 EFT 워크숍을 할 때의 일이다. 어느 한의사가 찌푸린 얼굴로 허리 통증을 호소하면서 자신에게 EFT를 해달라고 했다. 정황을 물었더니, 2년 전에 한의원에 출근하려고 침대에서 일어나는데 멀쩡하던 허리가 끊어지듯 뚝 하더니 불덩이가 확 퍼지는 느낌이 들어 주저앉았다고 했다. 그래서 응급차로 실려가 디스크 파열로 진단받아 즉각 수술하고 몇 주간 꼼짝 못하면서 끔찍한 고통으로 고생했단다. 그러다 다 나아서 한동안은 괜찮았는데, 최근 일주일 새에 슬슬 수술받은 부위가 뻐근해서 다시 아플까 봐 두렵다고 했다.

"그럼 지금 증상은 어떤지 말해보세요."

"(공포에 질린 얼굴로) 허리가 무척 뻐근하고, 왼 다리가 뒤쪽으로 저린 감이 있네요."

나는 우선 이 증상에 대해 EFT를 적용했고, 그 와중에 그가 디스크가 터지던 날의 상황이 떠오른다고 말했다. 이윽고 그는 그때의 상황과 몸의 느낌을 자세히 설명하기 시작했다.

"어? 말을 하다 보니 그때의 장면이 다 보이고 그때의 감각까지 생생하게 다 느껴져요. 진짜 디스크가 터지는 것 같아요. 허리에서 불이 나고, 양쪽 다리가 모두 저리고 터지는 것 같아요. (공포에 질려서) 이거 진짜 재발하는 것 아니에요?"

타점을 두드리면서 관련된 기억을 떠올리면 무의식의 억압된 기억에 쉽게 접근하게 되므로 그 상황이 이처럼 실제 그대로 재현되는 경우가 많다. 나는 이 한의사가 이런 말을 하는 동안에 계속 손날점과 연속 두드리기 타점(216쪽 참고)을 번갈아가며 20분 정도 두드렸다. 그러자 점차 그의 안색이 풀어지고 긴장감도 줄어들었다.

"자, 이제는 어떠세요? 그때의 장면과 느낌이 아직 떠오르나요?"

"(약간 멍해져서) 어, 신기하네. 이제는 안 떠올라요."

"그럼 다시 좀전의 허리 증상은 어떠세요? 아직 아프고 불편한가요?"

"(이리저리 허리를 돌리다 놀라고 환해진 얼굴로) 정말 모든 증상이 사라졌어요."

이렇게 디스크가 터져서 너무나 충격받고 고통스러웠던 기억은 그의 몸(무의식)에 그대로 저장되어 있었다. 그리고 EFT를 하면서 무의식의 심층에 접근해 들어가자, 그때의 장면이 마치 찍어 놓은 동영상처럼 생생하게 보이고 그때의 느낌도 증상이 똑같이 재발하듯 올라왔던 것이다.

아팠던 기억이 아픔을 지속시키거나 재현한다.

부정적 믿음이 병을 만든다

40대 남성의 목디스크를 치료할 때였다. 목디스크로 오른팔이 저리고 목이 뻑뻑하다고 했다. 이런 증상에 대해서 EFT를 적용했더니 처음 8 정도였던 통증은 30여 분 만에 5까지 떨어졌지만 더 이상은 떨어지지 않아서 나는 이렇게 물었다.

"지금 무슨 생각이 들어요?"

"3년이나 됐는데 정말 빨리 나을 수 있을까요? 오래 걸릴 것 같아요."

이에 "3년이나 된 병이라 오래 걸릴 것 같지만, 마음속 깊이 진심으로 받아들입니다"를 수용확언으로 해서 두드렸더니 이 부정적 신념과 의심은 사라졌다. 하지만 여전히 3정도의 통증을 느낀다고 했다. 그래서 나는 탐색하는 질문을 던졌다.

"이번에는 아픈 것과 관련해서 어떤 생각이나 느낌이 들어요?"

"의사 선생님이 '이 병은 수술 안 하면 안 낫는다'고 했던 생각이 드네요."

이에 "수술 안 하면 안 낫는다고 했지만, 마음속 깊이 진심으로 받아들입니다"를 수용확언으로 해서 잠시 두드렸더니 더 이상 그런 생각이 들지 않는다고 했다.

"이제 어떤지 목을 한 번 돌려보세요."

"(조심조심 목을 돌리고 만지며) 어, 잘 돌아가네요. 팔도 안 저려요."

이 남성은 이렇게 한 시간 만에 목디스크가 나았고, 한 달 뒤에 확인해 보니 여전히 좋은 상태였다.

이렇게 의료인의 진단이 치료에 결정적인 장애물이 되는 경우는 정말로 많다. 나도 같은 의료인이지만 안타깝게도 이것이 현실이다. 의사가 환자에게 "당신은 낫지 않는다"고 말하는 것은 교회에서 목사가 신도에게 "당신은 지옥 간다"고 말하는 것만큼이나 큰 충격을 준다. EFT 상담을 하다 보면 상당수의 환자들이 의사나 한의사에게 들은 "나을 수 없다"는 진단을 신념으로 받아들이고, 그 신념을 사실로서 경험하고 있는 경우를 자주 보게 된다.

병을 만드는 믿음에는 의사의 진단만 있는 것이 아니다. 나는 저마다의 다양한 믿음이 병을 만드는 모습도 종종 목격한다.

어느 날 나에게 50대 기혼 여성이 찾아왔다. 몇 년 전에 유방암에 걸려서 수술을 세 번 받았고, 한쪽 유방이 완전히 사라졌고, 현재도 항암제를 복용하고 있다고 했다. 첫 수술은 참 잘되었다고 했는데, 얼마 후에 재발해서 두 번이나 재수술을 했다고 했다. 그녀의 설명을 들으면서 나는 직감적으로 그녀를 낫지 않게 만드는 무의식의 신념이 존재함을 느꼈다.

"큰 목소리로 제가 하는 다음 말을 열 번 따라하세요. ─ 나는 절대로 100퍼센트 확실하게 암이 낫는다!"

"(겨우 쥐어짜는 목소리로) 나는 절대로 100퍼센트 확실하게 암이 낫는다.

(겨우 한 번 하고 나서 통곡을 하면서) 흑흑, 선생님 저는 절대로 그럴 수가 없어요. 저는 그럴 자격이 없어요."

"(EFT로 어느 정도 진정시킨 후에) 왜 그렇게 생각하세요?"

"사실은요, 제가 지금 남편과 결혼하기 전에 대학생일 때 어느 선배와 사랑에 빠졌어요. 그때 저는 그 선배가 저랑 결혼할 줄 알았어요. 그러다 보니 잠자리를 많이 했고, 어리석게도 임신을 여러 번 했어요. 그러다 보니 낙태도 여러 번 하게 되었어요. 결국 그 선배와는 헤어졌고요."

"계속 말씀해보세요."

"그렇게 죽은 애기들에게 너무 미안해요. 어느 날 목사님에게 이런 얘기를 하면서 제가 구원받을 수 있을지를 물었어요. 그 목사님은 잘 모르겠다고 했어요. 또 다른 목사님에게 물었더니, 하나님은 용서해주신다고 말씀했어요. 하지만 저는 행복하게 건강하게 살 수 없을 것 같아요."

결국 그녀가 아무리 치료를 받아도 안 나았던 결정적인 원인 중의 하나는 '아기를 여럿 죽였다'는 자신의 죄책감이었던 것이다. 이런 죄책감은 자기를 벌하는 방식으로 작용하여 당사자로 하여금 부정적인 신념을 간직하게 한다.

― '나는 행복하게 살면 안 된다.'
― '나는 건강해지면 안 된다.'
― '나는 잘 살면 안 된다.'

물론 이런 신념들은 철저히 무의식적이기 때문에 스스로 알아차리기 어렵다. 사실 무의식적 신념이 더 무서운 법이다. 왜 그런지도 모르는 채로 신념의 희생자가 되고 쉽게 고칠 수도 없으니까.

나는 한의사로서 다년간 임상을 하면서 기혼 여성들이 병명도 정체도 알 수 없는 다양한 질환에 시달리고 있음을 직접 볼 수 있었다. 증상도 너무 다양하고, 병을 앓은 기간도 너무 길어서 도저히 원인을 종잡을 수 없는 경우가 많았다. 치료 결과도 그다지 좋지 않았다. 이런 여성들의 대다수는 발병 시기가 임신이나 출산 전후인 경우가 많아서, 대체로 산후풍의 일종으로 진단받고 스스로도 그렇게 생각하는 경우가 많다.

그러다 EFT로 치료하면서 그녀들의 상당수가 인공유산을 경험했고, 바로 이 상처가 그들의 증상과 관련이 있음을 확신하게 되었다. 40대 후반 이상의 여성들은 인공유산을 피임법으로 공공연히 홍보하던 시대를 살았고, 그런 와중에 자의 반 타의 반으로 유산을 선택할 수밖에 없었던 것이다. 하지만 아기는 지웠지만 아기를 죽였다는 죄책감은 평생 마음에 남아 온갖 증상을 만들어내고 있었다.

죄책감으로 부정적인 신념이 형성되는 또 다른 사례를 말해보자. 나는 불치병이나 만성질환을 앓고 있는 여러 여성들을 상담하면서, 그들 중 많은 수가 과거에 성폭력을 당했음을 알게 되었다. 나는 깜짝 놀랐다. 우리나라에서 이렇게 많은 여성들이 성폭력의 경험을 갖고 있다니!

그런데 이보다 더 놀라운 것은 성폭력 피해자들의 무의식적 신념이었다. 그들은 이런 피해를 당한 뒤에 가해자를 탓하기보다는 스스로를 탓하면서 자책감을 간직하는 경우가 많았다.

— '내가 못나서 그렇다.'
— '나는 더럽혀졌다.'
— '나는 이제 자격이 없다.'

특히 '나는 이제 자격이 없다'는 자책감은 이들의 인생에 평생의 족쇄로 작용하고 있었다. 결혼을 못하는 경우도 많고, 결혼을 하더라도 폭력적이거나 무능한 남편과 사는 경우도 많다. 그들은 '나는 자격이 없다'는 무의식적 신념을 자기도 모르게 철저히 실현하고 있었던 것이다.

물론 그들의 인생만 꼬인 것은 아니다. 몸도 당연히 온갖 만성 질병에 시달리고 있었다. 하지만 EFT로 그들의 이런 신념을 확인시키고 지워나가자, 온 하늘을 다 가리던 먹장구름을 뚫고 해가 비치듯 서서히 그들의 몸과 인생에도 서광이 비치기 시작했다.

어느 날은 30세 정도의 청년이 나를 찾아왔다. 그의 주된 증상은 2년 동안 수시로 찾아오는 죽을 것 같은 두려움(공황장애)과 심장을 쥐어짜는 듯한 통증이었다. 그는 2년 전에 여자친구와 말다툼을 하고 한 주 동안 연락이 되지 않아서 직접 자취방으로 찾아갔는데, 자살한 그녀의 시신을 직접 목격하게 되었다고 했다.

"여자친구가 내가 이렇게 힘들기를 바란다고 생각하세요?"

"(흐느끼면서) 네, 나도 같이 따라서 죽기를 바란다고 생각해요. 아니면 죽기 전에 느꼈던 그런 고통을 나도 받기를 바랄 것 같아요."

이렇게 그는 자신의 신념과 똑같은 고통을 받고 있었고, 그러면서 죽음에 대한 두려움에 시달리고 있었다. 내가 EFT로 그 신념을 지워나가는 만큼 그는 편안해지기 시작했다.

물론 죄책감을 지우는 것이 쉬운 일은 아니다. 인간의 믿음과 감정 중에서 가장 지우기 어려운 것 중의 하나가 죄책감이기 때문이다. 이런 뿌리 깊은 죄책감을 지우는 데는 끈기와 기술과 경험이 필요하다.

종교적 신념이 부정적 믿음의 근원으로 작용하는 경우도 많다. 어느 날 극심한 두통과 우울증과 강박증을 동시에 앓고 있는 20대 후반의 남자 대학생이 나를 찾아왔다. 두통과 강박증이 너무 심해서 책 한쪽을 읽는 데만 30분이 넘게 걸렸다. 공부를 도저히 할 수가 없어 휴학한 채로 아무것도 못하는 상태였다.

"책 읽을 때, 어떤 생각이 들어요?"

"책에 집중해야 하는데 부모님에 대한 나쁜 생각이 떠올라요."

"어떤 나쁜 생각이죠?"

"부모님에 대한 원망이나 분노 같은 것이 올라와요. 억지로 안 하려고는 하는데, 자꾸만 더 올라와서 책에 집중할 수가 없어요."

"생각은 안 하려고 저항하면 더 하게 돼요. 편안하게 조금씩 바꿔나가도 돼요."

"결코 그럴 수 없습니다. 하나님의 자녀가 나쁜 생각을 하면 구원을 받을 수가 없습니다."

알고 보니 이 학생은 목사 지망생이었고, 정직하지만 너무 완고한 부모님에 대해 불편한 감정이 있음에도 종교적 죄책감 탓에 이것을 너무 억압하고 있었다. 그런데 억압하면 할수록 이 생각과 감정은 더욱 자주 올라오고, 이에 소위 '나쁜 생각'을 하는 자신에게 더 강한 죄책감을 느끼게 되었다. 한 마디로 죄책감과 억압과 반발의 상호 악순환의 연쇄고리에 걸려 강박증과 두통까지 생겼던 것이다. 이 학생은 주 1회씩 총 4회의 EFT 상담으로 억압과 죄책감과 반발을 완화시키고 나자 비로소 책을 편하게 읽을 수 있게 되었다.

때로는 황당한 미신이 병을 안 낫게 하는 원인으로 작용하기도 한다.

입과 입술에 극심한 통증을 겪는 50대 여성을 치료할 때였다. 주 1회씩 몇 회 상담을 하고 나니 거의 죽음까지 각오하게 만들었던 통증이 극적으로 많이 가라앉았는데, 어느 날 다시 극심해졌다. 나는 이 환자의 무의식 속 무언가가 치유를 방해하고 있음을 직감하고 무심한 듯 물었다.

"만약 내일 아침에 일어나면 완전히 다 나아 있고, 그 뒤로 아예 안 아프게 된다면 어떤 일이 생길까요?"

"(한동안 생각하다 갑자기 두려워하면서) 그럼 안 돼요."

"안 되다뇨? 낫고 싶지 않으세요?"

"아픈 게 싫기는 하지만, 생각나는 것이 있어요. 몇 년 전에 너무 아파서 용한 점쟁이에게 점을 보았어요. 들어가자마자 제가 어디 아픈지를 척 맞추더니 이렇게 말했어요. '그 병은 나으면 안 돼. 가족이 아파야 할 것을 대신 아파주는 거니까, 그렇게 그냥 참고 살아.'"

이 여성은 '소중한 자식들을 위해서 자신이 대신 아파야 한다'는 무의식적 믿음을 갖고 있었다. 그런데 회복의 기미가 보이자 이 믿음이 어김없이 자신의 능력을 발휘했던 것이다. 이에 나는 EFT와 확언을 통해 이런 미신을 부수고 바꿔버렸고, '내 몸은 점쟁이 말이 아니라 나의 말을 듣는다'는 확언을 심어주었다. 그 결과 다시 통증은 사라졌다.

이상에서 본 것처럼 우리의 몸은 우리가 가진 믿음을 그대로 실현한다. 문제는 이런 믿음이 대부분 무의식화되어 있어서, 우리 안에 어떤 믿음이 있는지 자신도 잘 모르거나 어떤 믿음이 병을 일으키는지 찾기가 어려운 경우가 많다는 점이다. 다행히 EFT를 잘 적용한다면 결국은 그 뿌리를 찾아낼 수 있다.

부정적 생각과 감정이 병을 만든다

EFT 워크숍에서 있었던 일이다. 30대 초반의 여성이 왼손이 너무 아픈데 혼자서 EFT를 해봐도 효과가 없다고 했다. 몇 달 전에 넘어져서 손등에 금이 가서 한 달간 깁스를 했었는데 이후로도 통증이 여전해서 주관적 고통지수가 8정도였다. 하지만 사진을 찍어보니 뼈도 멀쩡하게 잘 붙어 있어서 의사 말에 의하면 안 나을 이유가 없었다. 의사는 더 이상 치료법도 없는데 환자는 아파서 손도 못 쓰고, 상호 곤란한 지경이었다.

이에 나는 이 증상과 관련된 사건과 감정과 생각을 찾아 들어갔다.

"넘어질 때 무슨 일이 있었죠?"

"사람 많은 데서 넘어져서 너무 쪽팔렸어요."

이에 "나는 그때 너무 쪽팔렸지만, 마음속 깊이 진심으로 받아들입니다"를 수용확언을 해서 두드렸더니 더 이상 수치심이 느껴지지 않았고, 고통지수도 5로 떨어졌다.

"다시 그때를 생각하면 어떤 생각과 감정이 들죠?"

"(잠시 생각하다 얼굴에 분노가 가득해지면서) 어, 갑자기 손이 그때만큼 확 아파지네요. (손을 부여잡고 씩씩거리면서) 남자친구가 옆에 있었는데 도와주지는 않고, 오히려 뚱뚱해서 자빠졌다며 몇 번이나 놀렸어요."

이에 "나는 남자친구에게 분노가 치밀었지만, 마음속 깊이 진심으로 받아들입니다"를 수용확언으로 해서 두드렸다.

"지금은 분노가 어떻게 느껴지나요?"

"(어느새 편안한 얼굴로) 이젠 그때를 생각해도 별 느낌이 없네요."

"손은 어때요?"

"(아픈 부위를 만지며 갑자기 놀란 듯) 어, 이상하네? 이젠 안 아파요. (손을 이리저리 움직이면서) 손도 잘 돌아가잖아요."

"남자친구가 미워 죽을 것 같았군요."

"(그러자 갑자기 생각이 나는 듯) 네, 그러고 보니 좀 괜찮다가도 남자친구만 만나면 손이 욱신거려서 고생했어요. 그래서 남자친구 만날 때마다 부러 보란 듯이 붕대를 감고 가기도 했어요."

이렇게 해서 몇 달간 낫지 않던 만성통증은 10~20분 만에 나아버렸다.

또 다른 사례를 들어보자. 어느 날 50대 여성이 찾아왔다. 남편과 말다툼하다가 남편이 텔레비전 화면을 가리지 말라고 리모컨을 휘둘렀는데 거기에 엄지손가락이 맞아서 무척 아프다고 했다. 엄지손가락은 외형적으로 아무 이상이 없었고 이미 한 달이 넘은 일이었지만 전혀 차도가 없다고 했다.

"그 당시에 화가 많이 났나요?"

"정말 열 받았죠. 안 그래도 사이가 안 좋은데, 분통이 터져서 말도 없이 나와 친척집에서 하루 외박하고 들어갔으니까요."

그래서 "나는 그때 남편이 미워 죽을 지경이었지만, 마음속 깊이 진심으로 받아들입니다"를 수용확언으로 해서 몇 분간 두드렸더니, 곧 분노가 풀어지면서 한 방에 통증이 사라져버렸다.

이런 사례들을 보니 풀지 못해 잠재된 감정이 우리 몸에 얼마나 큰 영향을 주는지 짐작이 가지 않는가. 아직도 믿기지 않는다면 다른 사례를 하나 더 보자.

이분을 치료한 지 벌써 3년도 더 된 것 같다. 어느 날 50대 여성이 왔다. 양 무릎 관절이 마치 물에 불은 찐빵처럼 퉁퉁 붓고, 양 발목도 이 정도로 퉁퉁 붓고, 양 엄지발가락은 새끼발가락 쪽으로 30도 정도 심하게 획 틀어져 있었다. 육안으로만 봐도 한마디로 처참했다. 양 무릎은 이외에도 퇴행성 관절염이 심각했고, 양 발목은 피하출혈까지 생겨서 핏줄과 피멍이 선명하게 보였고, 정상적인 보행이 불가능해서 어기적어기적 걸어야 했다. 저런 걸음으로 몇십 미터나 갈 수 있을지 걱정될 정도였고 실제로 오래 걷지도 못했다.

정황을 물어보니 한두 달 뒤에 무릎 수술을 할 거라고 했다. 한동안 이분을 일반적인 침뜸과 한약으로 치료해보았지만, 아니나 다를까 별 효과가 없었다.

그래서 나는 이분에게 EFT를 해보기로 했다. 과연 이렇게 구조적으로 망가진 것도 치료가 될까 하는 약간의 의구심이 들었지만, 특별한 노력이 더 드는 것도 아니므로 한번 시도해보기로 했다.

"다리가 아파서 못 걸을 때 어떤 기분이 들어요?"

"내 친구들은 다 잘 걷는데, 나만 이러니 정말 자존심이 상하죠."

그래서 "나는 자존심이 상하지만, 마음속 깊이 진심으로 받아들입니다"를 수용확언으로 해서 몇 분 두드렸더니 욱신거리던 무릎과 발목이 많이 편안하다고 했다. 이에 나는 편안해진 정도로 만족하고, 더 이상의 확인은 하지 않고 원장실로 다시 들어가 버렸다. 그리고 이분은 이후로 한두 달 정도 안 보이다가 어느 날 다시 내원했다.

"그동안 뭐하셨기에 이렇게 오랫동안 안 보이셨어요?"

"중국 여행 갔다 왔어요."

"(너무나 놀라고 어이가 없어서) 네? 그 다리로 어떻게요?"

"원장님이 그렇게 두드려준 후에 다리가 나았어요. 걸을 수가 있던데요. 그래서 중국에 갔는데, 원래 중국 가면 많이 걸어야 하잖아요. 몇 킬로미터씩 걸어도, 물론 맨 뒤에서 쫓아가기는 했지만, 걸을 만했어요. 원장님, 정말 고마워요."

"그럼 수술은요?"

"이젠 괜찮은 것 같아서 그냥 취소했어요."

이에 나는 이분의 무릎과 발목과 발을 다시 관찰해보았다. 부기가 약간 빠지고 피멍이 사라지긴 했지만, 그렇다고 틀어진 엄지발가락이 제자리로 돌아온 것은 아니었다. 겉모양은 과거와 큰 차이가 없는데 어떻게 된 것일까! 이 사례는 몇 년간 EFT를 하면서 내가 경험했던 사례들 중에서도 가장 극적인 사례였다.

물론 EFT로 모든 통증이 이런 식으로 한 번에 팍 사라지지는 않지만 이런 일은 꽤 자주 일어난다. 그래서 '5분의 기적 EFT'라고 부르는 것이다. 이 사례가 주는 또 다른 탐구과제는, 신체의 구조적 문제와 기능적 문제가 꼭 일치하지는 않는다는 점이다.

어느 날 20대 후반의 대학원생 아가씨가 왼쪽 사타구니 쪽에 굉장한 통증을 느껴서 찾아왔다. 일주일째 밤마다 아파서 잠을 못 잔다고 했다. 다리를 움직이면 팍 결리고, 가만히 있어도 욱신거린다고 했다.

첫날은 가볍게 침을 놓았고, 한 20분 정도 후에 침을 뽑으면서 다시 확인해보니 괜찮다면서 일주일 만에 웃음을 지었다. 그래서 나는 이 정도면 다 나았겠지 하고 안심했다. 그런데 다음날 이 아가씨는 더 격심한 통증을 호소하면서 공포에 질린 얼굴로 아침부터 나를 찾아왔다.

"언제부터 다시 이렇게 아팠죠?"

"침 맞고 낮에는 좋았는데요, 밤에 다시 아프기 시작했어요."

"잠자리에서 무슨 생각을 했나요?"

"혹 저번 일주일처럼 다시 아파서 잠을 못 자면 어떡하나 하는 생각이 들어서 무척 두려웠어요."

"혹시 이렇게 아파본 적이 처음인가요?"

"네."

"그래서 이런 통증이 재발할까 봐 계속 조마조마하지 않았나요?"

"네, 사실은 하루종일 무서웠는데, 밤 되니까 더 무서워졌고 그러다가 결국 더 심하게 아파졌어요."

이에 나는 "나는 또 아플까 봐 너무 무서웠지만, 마음속 깊이 진심으로 받아들입니다"를 수용확언으로 해서 EFT를 해주었다. 이렇게 몇 분이 지나자 아가씨는 많이 편안해 보였다.

"지금은 어떤지 사타구니를 움직여보세요."

"정말 괜찮을까요? 여기 오는 데도 너무 아파서 진땀을 흘리면서 택시 타고 겨우 왔어요."

"(부드럽지만 단호하게) 괜찮을 테니 살짝 움직여봐요."

"(조심조심 살짝 다리를 움직이면서) 어, 괜찮네. (이번에는 다시 좀더 큰 동작으로) 어, 정말 다 나았네. (활짝 웃으면서) 신기하네요. 선생님 어떻게 이런 일이 있죠?"

이렇게 종종 아픔에 대한 두려움이 아픔을 지속시키거나 재발시키기도 한다. 나는 많은 사람들이 질병에 대한 두려움 때문에 도리어 질병에 걸리는 모습을 너무도 많이 본다.

EFT 워크숍을 할 때의 일이다. 50대의 어느 남성이 고혈압과 중풍에 대한 두려움을 주 증상으로 내게 호소했다. 자초지종을 들어보니, 어머니께서 중풍으로 쓰러져 거의 전신마비가 되어 7년간 누워만 계시다 돌아가셨는데 그때 자신이 병구완을 많이 했다고 하였다.

그런데 문제는 지금은 어머니께서 돌아가신지 몇 년이 지났는데, 자꾸 병석의 어머니가 생각나면서 자신도 중풍에 걸릴 것 같은 두려움에 빠져든다는 것이었다. 아니나 다를까, 그는 어느새 어머니처럼 혈압이 자꾸 상승하여 혈압약을 먹게 되었다고 했다. 혈압약을 먹다 보니 중풍 발생에 대한 두려움이 더욱 강해져서 하루 종일 중풍으로 쓰러질까 걱정하게 되었고, 이제는 혈압약을 먹어도 혈압 조절이 잘 안 된다고 호소했다. 이에 EFT를 적용해서 나는 30분 만에 10정도였던 두려움을 2까지 떨어뜨렸다. 그리고 시간 관계상 나머지 두려움은 스스로 지워보도록 시켰다.

30년 이상 암을 전문으로 치료해온 최일봉 박사는 《암환자는 암으로 죽지 않는다》라는 저서에서 "암환자는 암이 아니라 암에 대한 공포 때문에 죽는다"고 말한다. 좀더 자세히 설명하면, 미국의 한 자료에 따르면 위암과 췌장암 환자의 83퍼센트가 영양실조 증상을 보였고 더군다나 암환자의 20퍼센트는 직접적인 사망 원인이 영양실조였다고 한다. 최 박사의 경험으로도 28년 동안 암 자체가 직접 원인이 되어 사망한 환자는 단 한 명뿐이었다고 한다. 요컨대 대부분의 암환자는, 암보다는 암에 대한 두려움으로 소화기능이 떨어져서 영양실조로 죽는 것이다.

수많은 환자를 치료한 나의 경험상 두려움이 공통적으로 병에 미치는 영향은 다음과 같다.

첫째, 이미 병에 걸린 사람에게 지나친 두려움은 기존의 병을 도리어 악화시키거나 유지시키거나 재발시킨다.

둘째, 병이 아직 없는 사람의 지나친 두려움은 도리어 그 병 또는 그와 유사한 병을 생기게 만든다.

때로는 '나는 암환자다'라는 자아상이 질병과 통증의 원인이 된다.

EFT 워크숍을 할 때의 일이다. 한 40대 여성 교사가 자신의 경험을 발표했다.

"저는 몇 년 전에 유방암 수술을 받았고, 현재는 완치라고 진단을 받았어요. 하지만 얼마 전까지 몸은 완치되었는지는 몰라도 마음은 완치가 아니었어요. 나는 항상 '나는 암환자다'라는 생각에 빠져 있었어요. 무엇을 먹든 조심스럽고, 무엇을 하든 두려웠어요.

암이 생기기 전까지는 항상 활기가 넘쳤는데, 그 이후부터는 항상 우울하고 힘이 없고 온몸이 여기저기 자꾸 아팠어요. 물론 병원에 물으니 암은 아니라고 해서 한편으로 안심이 되었지만, 그렇다고 해도 '나는 암환자다'라는 생각이 없어지진 않았어요.

무얼 해도 자신감이 없었어요. 전에는 번쩍 들던 생수통도 아이나 남편에게 부탁했고, 그렇게 달게 자던 잠도 잘 오지 않고, 가사일도 거의 못했어요. 아침은 거의 하지를 못해서, 남편과 아이들이 알아서 챙겨 먹고 나갔죠. 학교 일도 마찬가지여서 조금만 힘들 것 같으면 다 빠졌어요.

그렇게 1~2년간 지내다가 EFT 워크숍에 참가해서 몇 달간 두드리다 보니, 어느새 '나는 암환자다'라는 생각이 사라졌어요. 이젠 사는 게 정말 즐거워요. 생수통도 내가 번쩍 들어서 갈고, 전에는 엄두를 못 내던 아침 운동도 하고, 여기저기 아프던 몸도 멀쩡해졌어요. 이제야 비로소 마음도 나은 것 같아요. 처음엔 EFT가 뭐 하는 것이냐고 의심하던 남편이 이제는 너무 좋다면서 돈 대줄 테니까 끝까지 교육받으라고 할 정도예요."

이상에서 본 것처럼, 모든 통증이나 질병에는 대부분 반드시 부정적 감정이 결부되어 있다. 나는 바로 이것이 통증을 만들거나 낫지 않도록 유지시킨다는 사실을 EFT를 하면 할수록 더욱 확신하게 되었다.

무의식적 의도가 병을 만든다

2년 전에 한 30대 후반의 부부를 상담하게 되었다. 남편이 극심한 불안장애인데, 남편과 함께 아내도 나에게 EFT 상담을 받고 있었다. 함께 EFT를 하는 와중에 아내가 옛날 생각이 떠오른다며 이렇게 말했다.

"제가 고3 때 대입 시험을 보기 전에 여기저기가 무척 아파서 공부를 제대로 못했어요. 그래서 원하던 대학에 못 가고 안 좋은 대학에 가게 되어 무척 마음이 아팠어요. 그런데 EFT를 하다 보니 그때 왜 그렇게 아팠는지 이유가 생각났어요."

"뭐죠?"

"그때 아버지께서 무척 힘들게 돈을 버셨고, 제가 갈 대학에 관해 무척 크게 기대하셨어요. 그런데 그게 저한테는 무척 부담이 되었나 봐요. 아버지를 실망시키는 게 두려웠어요."

결국 그녀의 아픔은 아버지의 기대에서 비롯된 부담감을 덜어주려는 의도를 갖고 있었던 것이다. 아픈 몸 때문에 좋은 대학을 아예 지원조차 못하게 되면 아버지도 크게 실망하지 않을 테고, 본인도 미안해할 필요가 없으니까 말이다. 이런 식으로 우리의 몸(무의식)은 우리가 원하는 것을 긍정적으로 얻지 못할 때, 아픔과 질병을 만들어서라도 그걸 얻게 해준다.

이해를 위해 다른 사례를 보자. 어느 날 유방암 말기로 4년째 투병 중인 40대 여성이 나를 찾아왔다. 증상을 물어보니 4년 전에 암세포가 전신에 퍼졌는데 수술도 약물도 듣지 않는다고 병원에서 바로 퇴원조치를 당했고, 죽음이나 준비하라는 말까지 들었다고 했다. 그런데 놀랍게도 4년이 지난 지금도 비교적 건강하게 살아 있었다. 당연히 병원 치료는 전혀 안 받고 있었고, 다만 불면증과 암의 통증이 너무 심해서 날 찾아왔다고 했다.

"(무심한 듯) 그런데 왜 이 병에 걸렸을까요?"

이렇게 '무심하게' 그리고 '뜬금없이' 묻는 것은 증상과 질병의 실마리를 찾는 데 아주 중요하다. 내가 무심하게 "왜 이 병에 걸렸을까요?" 하고 물어야 환자들 역시 무심코 본심을 드러낸다. 그리고 그 답변이 질병의 원인인 경우가 아주 많다. 예를 들어 허리에 골병이 들어 고생하는 할머니에게 이런 질문을 하면 이런 답이 나올 수 있다.

"남편이 원수라서 그렇지."

또 암이나 당뇨 같은 몹쓸 병에 걸려 고생하는 할아버지에게 이런 질문을 하면 이런 답이 나올 수 있다.

"내가 소싯적에 몹쓸 짓을 참 많이 했지."

바로 이런 답변이 그들의 병을 만든 원인일 가능성이 거의 백 퍼센트다.

"(뜬금없는 질문에 잠깐 멍해진 다음에 입을 열고) 참 많이 쉬고 싶었어요. 남편이랑 나랑 맞벌이를 했는데 남편이 가사를 너무 안 도와줬어요. 심지어는 내가 디스크에 걸려서 허리를 제대로 못 쓰는데도 안 도와줬어요. 그래서 몇 년 동안 늘 '쉬고 싶다, 쉬고 싶다' 하고 생각했어요. 그러다 어느 날 몸이 너무 안 좋아서 건강검진을 받는데 의사가 그러는 거예요. '유방암 말기입니다. 온몸에 암세포가 다 퍼져서 수술도 약도 쓸 수가 없을 지경입니다. 6개월밖에 못 살 것 같으니 댁에서 조용히 준비하십시오' 라고요."

"그 말을 들을 때 어떤 기분이 들던가요?"

"그런데 그 말을 듣는 순간 이상하게 이런 생각이 떠올랐어요. '아, 이젠 드디어 정말 쉴 수 있겠다.' 오히려 기뻤어요."

결국 유방암의 의도는 오직 '휴식'이었던 것이다. 그래서 수술도 약도 필요 없이 그저 쉴 수 있을 정도로만 병에 걸렸던 것이다. 실제로 교사였던 이 여성은 병 때문에 첫해는 병가를 내고 쉬었고, 이후 3년간은 학교에서 아무런 보직 없이 수업만 하면서 보내고 있었다. 더욱이 그렇게 완고하던 남편도 이제는 가사를 잘 돕는다고 했다.

위의 사례만으로 병이 의도를 갖고 있다는 사실을 믿지 못하겠다면 다른 사례를 하나 더 보기로 하자. 어느 날 양쪽 망막이 손상되면서 시력이 점차 떨어지는 병에 걸린 30대의 기혼 여성이 나를 찾아왔다. 계속 진행되면 나중에는 결국 시력까지 잃게 되는 병이었다.

첫 상담에서 어렸을 적 가족 상황을 물었더니 그녀는 부모님이 모두 장사를 하느라고 바빠서 관심과 애정을 별로 받지 못했다며 울먹였다. 이에 나는 직감적으로 물었다.

"지금은 부모님이 관심을 많이 주시나요?"

"네, 눈이 안 보이니 자주 찾아오시고 전화도 거의 매일 하시죠."

"요즘은 부모님에게 사랑과 관심을 받는 것 같나요?"

"네, 요즘은 그런 것 같아요."

"그럼 한 가지 질문을 드릴게요. 지금 당장 눈이 나아서 잘 보이게 되어서 부모님의 관심이 필요 없게 되는 게 더 좋으세요? 아니면 눈이 안 보이더라도 부모님의 관심을 받는 게 더 좋으세요?"

"(마구 울먹이면서) 차라리 안 보이더라도 부모님의 관심과 사랑을 더 받고 싶어요."

나는 이 답변을 듣는 순간 잠시 멍해졌다. 어떻게 눈이 안 보이게 된다는데도 부모의 사랑을 선택할 수 있을까! 결국 눈병의 원인과 의도는 오직 애정결핍에 대한 보상이었던 것이다. 상식적으로 도저히 이해가 되지 않겠지만 어쨌든 이것은 엄연한 사실이고, 나는 다시 한 번 병을 만들어내는 무의식의 의도가 얼마나 강력한지 이때 실감하게 되었다.

나의 이런 깨달음을 정확하게 증명해주는 사례가 또 하나 있다. 30대 후반의 기혼 여성이 아이 문제로 나를 찾아왔다. 아이의 문제를 해결하기 위해서 나는 이 여성도 EFT를 하도록 시켰다. 상담을 하던 어느 날 그녀가 말했다.

"제가 몇 달 전에 건강검진을 했는데, 유방에서 다섯 개의 혹이 발견되었어요. 의사는 그저 단순한 혹일 가능성이 대부분이지만 혹시나 모르니 조직검사만 한번 해보자고 했어요. 그런데 자꾸 이런 생각이 들어요. '이 중에 하나만 악성이라면 병가를 내고 쉴 수 있을 텐데.' 다음주에 조직검사를 해야 하는데 어떡하죠?"

"그런 생각을 하면 위험해요. 검사하러 가기 전까지 부지런히 EFT를 해서 무조건 그 생각을 다 지우세요."

사람들이 부탁하면 거절을 못하고 힘들어하면서도 무조건 다 들어주는 사람이 있다. 이런 사람은 무의식적으로 모든 사람에게 좋은 사람으로 인식되려고 한다. 이런 사람에게 가장 힘든 일은 부탁을 거절하는 것이다. 나는 이런 행동 성향을 '좋은 사람 증후군'이라고 부르는데, 바로 이분이 전형적인 '좋은 사람 증후군' 환자였다.

이분은 노조 간부였는데, 항상 모든 일을 도맡아 하면서도 인정은 별로 못 받고 갈수록 몸은 지쳐서 이젠 쉬고 싶다는 생각밖에 들지 않았다. 하지만 남의 이목이 두려워서 맘대로 쉬지도 못하는 상황이었다. 따라서 병가는 거절과 갈등을 두려워하는 그녀에게 가장 좋은 대안이 될 수 있었던 것이다.

다시 몇 주가 지났다.

"선생님, 고백할 게 있어요. 정말 놀랍기도 해요. 선생님이 전에 '이중에 하나만 악성이면' 하는 생각을 EFT로 지우라고 했잖아요. 그런데 사실 잘 못 지우고 검사를 받았어요. 어쩌면 지우기 싫었던지도 몰라요. 바로 저번 주에 조직검사 결과가 나왔는데 말 그대로 딱 하나가 좀 이상해 보인대요. 그래서 다음주에 그것만 재검사를 해보자고 했어요. 마음의 힘은 정말 놀라운 것 같아요."

정말 놀랍지 않은가! 이 여성은 EFT를 하고 있었기 때문에 무의식의 의도를 알아차리기는 했지만 미처 그걸 지우지는 못했다. 그리고 그 결과를 그대로 눈으로 확인하고 경험하게 된 것이다.

> \# 내가 직접 말하지 못하면 몸이 대신 말한다. 내가 직접 해결하지 못하면 몸이 대신 해결해준다. 몸은 병과 증상으로써 말하고 해결한다.

앞에서 열거한 나의 EFT 경험을 한마디로 정리한다면 이렇다.

> \# 온갖 부정적 생각과 감정이 병을 만든다.

과연 몸은 마음과 분리된 별개인가? 우리는 상식적으로 몸이란 그저 물질이고 마음과는 전혀 상관없는 별개의 것이라고 배우고 살고 있다. 하지만 나의 EFT 경험과 많은 학자들의 연구가 몸은 곧 마음의 반영체임을 이미 증명하고 있다. 특히 심신의학자들이나 정신분석 계열의 심리학자들은 이에 대해 많은 연구들을 해왔다.

몸은
삶을 기록한다

「저는 안마요법사인데, 제가 치료했던 한 여자는 엉덩이를 만지자마자 절벽에서 떨어졌던 사고를 갑자기 생생하게 기억해냈어요. 이 사고의 기억은 열여덟 살부터 거의 20여 년간 그녀의 엉덩이에 저장되어 있었고, 그 후 계속 엉덩이가 아팠죠. 그녀는 그저 그 부위가 좀 약하다고만 생각했을 뿐, 그 사건 자체는 완전히 잊고 있었어요. 그러다 마사지로 기억이 떠올라 풀어지자 신체의 균형이 바로 잡히고 통증도 사라졌어요.」

_ 릭 윌키스, 《어디에든 적용해보라》 중에서

혹 여러분은 뻣뻣해진 목과 딴딴하게 뭉친 종아리를 만지다가 문득 설움과 분노를 느끼면서 이와 관련되는 기억이나 생각들을 떠올린 적이 없는가?

나는 몇 년 전에 여러 개의 마사지샵을 경영하는 사장님과 이야기를 나눌 기회가 있었다. 그분은 고객들이 마사지를 받는 동안 삶의 기억들이 줄줄이 풀려나오고, 마사지로 몸이 풀어지면서 그 기억들도 사라지는 경험을 자주 한다고 했다. 그때 어렴풋이 나는 몸은 단순히 물질이 아닌 인생의 기록장치일 수 있겠다는 생각을 했고, EFT를 하면 할수록 그 생각을 더욱 확신하게 되었다.

나는 3년째 한 인터넷방송(una.or.kr)에서 확언과 EFT를 강의해왔는데, 내 강의를 들은 애청자들은 종종 스스로 경험한 사례를 올리곤 한다. 아래 내용은 김영해 님이 불과 한 시간 정도의 EFT로 28년간 굽어 있던 등이 펴진 경험을 올린 것인데, 지금 여기서 내가 말하고자 하는 주제를 완벽하게 잘 보여주고 있다.

「오늘 오후에는 한가해져서 책을 보았다. 많은 사례들이 올라와 있다. 그래서 나는 평소의 지병인 '등 굽음'에 관해 EFT를 해보기로 했다.

제일 먼저 "나는 비록 등이 굽었지만, 이런 나를 온전히 받아들이고 인정합니다"라는 수용확언으로 두드렸다. 두 번째엔 "나는 비록 등이 굽고 아랫배에 힘이 없지만…" 하며 두드렸다. 세 번째엔 "나는 비록 등이 굽고, 아랫배에 힘이 없고, 자신감이 없지만…" 하며 두드렸다. 네 번째엔 "나는 비록 등이 굽고, 아랫배에 힘이 없고, 큰 가슴에 대한 창피함이 있지만…" 하며 두드렸다.

이렇게 두드리다 보니 어린 시절, 초등학교 4학년 때의 내가 떠올랐다. 지금 이맘때와 비슷한 더운 여름에 나는 운동장을 뛰고 있었다. 아마도 체육시간인가 보다. 그때 내가 입었던 작고 흰 티셔츠와 파란색 줄무늬가 목 둘레에 그려진 체육복. 옷이 너무 딱 붙고 작았다. 4학년인 나는 가슴에 몽우리가 생기고 있었다. 그때도 제법 통통했는데, 작은 옷을 입으니 가슴은 불고 배는 나오고…. 하여튼 남녀공학이어서 남자아이들과 같이 뛰는데 나는 창피해서 가슴과 배를 감추기 바빴다. 그게 내 등 굽음의 시초였나 보다.

다섯 번째엔 "나는 비록 티셔츠가 작아 가슴과 배가 나와서 창피했지만…" 하며 두드렸다. 두드리다 보니 슬퍼졌다. "나는 비록 어린 시절이 가슴 아프지만…" 하고 두드리니 관심받고 싶었던 어린 시절이 생각났다. 학교 갔다 와도 누구 하나 반겨주는 이 없던 집. "나는 비록 어린 시절에 관심 받지 못해 움츠렸지만… 나는 비록 어린 시절 사랑받지 못해 움츠렸지만… 나는 비록 누구 하나 관심 갖지 않았지만, 이런 나 자신을 진심으로 사랑합니다."

이렇게 두드리기를 마친 후 점검해보니 가슴이 아프고 뻐근하고, 목이 메어오고, 눈물이 났다. "나는 비록 가슴이 아프고 목이 메고 눈물이 나지만 이런 나 자신을 사랑합니다" 하고 말하면서 두드렸더니 정말 등이 펴졌다. 신기하다!

지금은 또 의식해서 불편해지는지 모르겠지만, 그래서 '아직은 남아 있는 의심'에 관해 두드려보았다. 곧 등이 편안하게 펴졌다. 그래서 지금은 컴퓨터 앞에서 글을 쓰면서 수시로 체크하고 있다. 내가 등이 굽었는지 말이다.

그런데 다시금 브래지어 생각이 났다. 그렇게 가슴을 움츠리다 중학교 2학년이 되어서야 나는 브래지어를 착용한 것 같다. 커가는 가슴을 숨기려 움츠리는 세월이 길어지면서 이렇게 등이 굽었나 싶다. 그래서 아무래도 이번에 제천 가면 "(마음 놓고 가슴 펼 수 있게) 브라자 사줘!" 하고 외쳐야겠다. 아니면 나에게 "브라자 사주실 분, 손들어봐요! 브래지어가 아니고 브라자입니다!" 하고 외쳐야지.

전에는 억지로 등을 펴고 있으면 힘이 들었는데 지금은 아무렇지도 않다. 정말로 신통방통하다. 이제 문제없다. 모든 문제를 두드림으로 해결해야겠다. 등 굽음을 해결했으니, 눈가에 살이 차오르는 것과 허릿살을 27인치로 줄이는 것도 실험해봐야지! 신난다.

선생님, 하루가 지난 오늘도 저의 등은 여전히 꼿꼿합니다. 제 친구가

"정말 펴졌네!"라고 확인해주었지요. 운전할 때도 자세가 불량해서 늘 운전 뒤에 피로를 느꼈는데 이젠 정말 편안해졌습니다. 그리고 다시 굽지 않을까 하는 두려움이 생기면 저는 마음속으로 "두려움을 인정합니다"라고 두드립니다! 저는 30대를 정말 멋지게 마무리할 것 같습니다. 등이 펴지니 사물을 제 높이에서 볼 수 있어 너무 행복합니다.」

김영해 님에게 몇 달이 지난 뒤에 다시 확인해보았지만 여전히 등은 꼿꼿하다고 했다.

물론 모든 사람이 김영해 님처럼 혼자서 이렇게 빨리 좋아지는 것은 아니다. 알아보니 김영해 님은 EFT를 하기 전에 심리상담을 많이 해보아서 내면을 읽고 다루는 훈련이 많이 되어 있었다. 아무튼 사춘기에 갑자기 가슴이 커져서 생긴 수치심과 사랑받지 못한다는 외로움과 위축감이 그녀의 등에 고스란히 기록되어 등을 굽게 했다는 사실은 분명하다. 그래서 나는 여기서 이렇게 말하고 싶다.

내 몸은 내 인생의 기록이다. 내 몸은 몸이 아닌 무의식이다.

나도 기존의 의학을 배울 때는 몸은 몸이고 마음은 그저 마음이었을 뿐이었다. 하지만 심신이원론의 관점만으로는 결국 물질적 몸만을 다루게 되고, 그렇게 몸만 다뤄서 치료가 되는 병은 20퍼센트 정도에 불과하다. 나는 만성병과 고질병은 몸만 다뤄서는 결코 낫지 않는다는 사실을 명확하게 말할 수 있다. 내 몸에는 내가 살아오면서 경험했던 사건들, 내가 내렸던 판단, 내가 느꼈던 감정, 내가 믿어왔던 신념, 나의 태도와 의도 등등 나의 모든 것이 그대로 저장되어 있다.

나는 전작《EFT로 술술 풀리는 내 인생》에서 무의식은 내 인생의 모든 것을 저장하고 있다고 말했는데, 몸은 이런 무의식의 저장장치이다. 한 마디로 몸이 곧 무의식이다.

"몸이 곧 무의식이다"라는 나의 주장이 너무 독단적이라고 느껴진다면, 디팩 초프라의《사람은 왜 늙는가》(휴 출판사)에 인용된 정신분석 사례를 함께 읽어보자.

「어빈 얄롬은《사랑의 집행인》에서 27세의 미혼 여성 베티의 정신분석 사례를 소개하고 있다. 베티는 155센티미터의 키에 113킬로그램의 고도비만으로 주변의 모든 사람이 자기를 좋아하지 않는다고 끊임없이 불평과 불만을 늘어놓았지만, 특이하게도 자신의 비만에 관해서는 완전히 침묵하고 있었다. 얄롬은 그녀의 비만이 고도로 억압된 심리적 문제의 철저한 방어벽이라는 사실을 깨닫고 그것을 뚫으려고 애를 썼고, 마침내 허물어뜨렸다.

이에 드디어 베티는 운동과 식사조절 등으로 체중을 줄이기 시작했고, 그와 동시에 놀라운 일들이 일어나기 시작했다. 그녀의 체중이 줄어들면서 과거의 고통스러웠던 사건들이 생생한 꿈으로 나타나거나 머릿속에 다시금 떠오르는 것이었다. 얄롬의 정신분석으로도 치료하기가 힘들었던 과거의 상처들이 살이 줄어들면서 같이 나타나면서 줄어들고 있었다.

처음에는 베티의 감정적 변덕이 너무 심해서 이 과정이 아주 제멋대로인 것 같았다. 하지만 곧 얄롬은 이 속에서 어떤 일관성을 발견하게 되었다. 그녀는 단계별로 자신이 특정 체중이었던 시기에 있었던 마음의 상처들을 하나씩 되새기고 있었던 것이다.

그녀는 점차 체중이 빠짐에 따라 시간을 거슬러 인생에서 힘들었던 사건들을 되씹고 있었다. 95킬로그램일 때 텍사스에서 가출하여 뉴욕으로 떠나온 일, 81킬로그램일 때 암으로 죽은 아버지를 위해 암의 치료법을 발견하려 했던 꿈을 의대를 포기하면서 함께 포기한 일, 77킬로그램일 때 학교 댄스파티에 초대받지 못해 느꼈던 무능함, 70킬로그램일 때 중학교 졸업식에 아버지가 오지 않아서 서운했던 일 등등이 다 떠올랐다. 얄롬은 과거의 기억이 얼마나 생생하고 구체적일 수 있는지를 깨닫고 매우 흥분했다.

"무의식의 영역에 대한 이 얼마나 훌륭한 증거인가! 베티의 몸은 그녀의 마음이 오래전에 잊어버린 것을 기억하고 있었던 것이다."」

디팩 초프라는 이 사례를 인용하면서 이렇게 말하고 있다.

"나는 한술 더 떠서, 그녀의 몸은 그 자체가 일종의 마음, 곧 지방질 세포라는 물질적 형태를 취한 기억의 저장고라고 말하겠다. 베티의 경험이 그대로 베티가 된 것이다. 단지 햄버거와 피자, 밀크셰이크만 소화시키는 것이 아니라 그녀는 그 한 입 한 입과 함께 얽혀 있던 그 모든 감정 ─ 서글픈 갈구, 만족되지 못한 희망, 쓰디쓴 절망 등 ─ 까지도 소화시켜 버린 것이다."

이제껏 내가 주장해온 바와 다를 바가 없지 않은가!

나는 EFT로 수많은 통증과 난치병과 만성병을 치료하면서, 고치기 어려운 병일수록 환자의 인생이 더 깊이 반영되어 있음을 절감하게 되었다. 하나의 병에도 인생 전체가 다 들어 있을 수 있다. 알코올중독으로 폭력을 행사한 아빠, 나를 버린 엄마, 나를 배신한 친구, 외도하는 남편, 속 썩이는 아들 등등 전 생애의 모든 경험이 다 들어 있는 것이다. 질병을 만드는 사건을 추적하다 보면 유년기, 심지어는 배 속의 기억까지 떠오르는 경우도 많다. 엄마가 나를 낙태하려고 했을 때 느꼈던 공포까지도 다 드러난다. 몸은 무의식이고, 무의식은 놓치지 않는 영원한 관찰자로서 나의 모든 것을 기록하고 있다.

이런 면에서 보면, 현재 우리의 몸은 과거의 삶을 충실히 반영하고 있다. 지방은 그저 많이 먹어서 생긴 것이 아니고, 주름은 그저 나이가 들어서 생긴 것이 아니고, 등은 그저 힘이 없어 굽은 것이 아니다. 우리가 경험하는 거의 모든 증상 속에는 그와 관련된 인생의 이야기가 들어 있다.

다음은 소니아 소피아일로그라는 한 미국 여성의 사례로, 신체 증상이 어디까지 인생과 관련될 수 있는지를 잘 보여준다. 미리 살짝 언급하자면, 작은 가슴이 그냥 작은 것은 아니다. 가슴이 작은 데도 인생의 이야기가 있다.

「최근에 셔논이라는 여자가 텍사스 주 오스틴의 EFT 모임에 참석했는데, 나는 그녀로부터 흥미로운 아이디어 하나를 얻었다. 그녀는 유방이 커지도록 두드리겠다는 재미있는 생각을 가지고 있었는데, 그것은 내 주된 확언 목록에 들어갈 만한 것이 아니었다. 그 당시에 나는 세계 평화와 지구온난화 등 세상의 치유에 대해서 집중하고 있었기 때문이다. 하지만 얼마의 시간이 지나 그녀가 눈에 띄는 결과를 보이자, 나도 내 가슴에 EFT를 활용하고 싶은 욕구가 생겼다.

나는 그녀에게 어떻게 했는지를 물었고, 그녀는 하루에 세 번씩 10분간 인생 업그레이드 목록(확언 목록)을 읽으면서 타점을 두드린다고 했다. 그 목록에는 유방 확대와 이미 잘 자라고 있는 긴 머리를 더 잘 기르는 것도 있었다. 그래서 나도 간단한 인생 업그레이드 목록을 만들고 거기에 유방 확대를 넣었다.

그런데 놀랍게도 이 일이 내 속에 숨어 있던 수많은 찌꺼기들을 표면의식으로 건져 올리기 시작했다. 이것은 내가 기대한 바가 아니었기 때문에 결코 유쾌한 일은 아니었지만, 결과적으로는 과거의 짐으로부터 자유로워지는 작업이 되었다.

나의 무의식적 믿음으로는, 오직 덩치가 있는 여자만이 큰 가슴을 가질 수 있었다. 이것은 사실 우리 가족에 관한 한 진실이었고, 나는 어렸을 적에 '가슴을 만들어주는 요정'이 나만 빼고 엄마와 언니에게만 후한 선물을 주었다고 되뇌곤 했었다.

그러다 아주 오래된 두려운 기억이 떠올랐다. 엄마와 언니는 남자와 사내들로부터 초등학교 5학년 때부터 성적인 관심의 대상이 되었고, 초경을 일찍 했고, 그러다 충격적인 성적 학대와 가슴 무게로 인한 요통, 살을 파고드는 브래지어의 끈을 감당해야만 했다. 이런 기억에 대해서 나는 나 자신은 물론이고 엄마와 언니를 위해서 EFT를 했다.

나는 내 가슴이 '아스팔트 위에 떨어진 단추 두 개'이니까 브래지어도 필요 없고 반창고 두 개만 붙이고 다니면 된다는 잔인한 놀림을 받았다. 나는 14세에 성폭력을 당했고, 이후에도 원하지 않는 성적인 경험을 당했다. 나는 이런 모든 기억에 대해서 두드렸다.

또 '내가 새로이 얻은 큰 유방으로 성적 매력을 남용하지 않을까' 하는 두려움에 대해서도 두드렸다. 나는 성숙하고 자연스러운 성적 매력을 유지하면서도, '세상의 근원적인 힘'과의 천진난만한 연결 관계를 유지할 수 있도록 또 두드렸다.

내가 성장기일 때 아빠의 아파트에는 가슴 큰 여자들의 성인물들이 진열되어 있었다. 나는 이런 기억들로 나 자신과 엄마와 여자들과 남자들에 대해서 나만의 부정적인 의미들을 만들어서 낙인찍었다. 나보다 성장이 빨랐던 사춘기 시절의 내 친구들에게 아빠는 음흉한 표정을 내보였었다. 가슴 큰 여자들에게 침을 흘렸던 예전 남자친구도 생각났다. 나는 이런 일들에서 분노와 두려움과 수치심을 느꼈고 '나는 모자란 여자'라는 생각이 들었다. 그래서 이 모든 기억에 대해서도 두드렸다.

나는 내가 작은 가슴을 가질 수밖에 없는 많은 이유를 발견했다. 그중에는 젖 먹이기가 끝난 가슴은 필요가 없어서 작아진다는 속설도 있었다. 나는 우리에게 젖을 먹이지 않았던 엄마의 가슴은 쓸모없고 무겁고 고통스럽고 인생을 꼬이게 하는 성적인 도구에 불과하다고 믿어왔다.

나는 두드리고 또 두드렸다. 매일 몇 주간을 그저 잠깐씩 두드렸다. 사실 나는 이 주제에다 큰 관심을 두고 싶지 않았다. 솔직히 말해, 부질없고 이기적이고 '쓰잘 데 없는 짓'이라고 생각했기 때문이다. 사실 이것이 효과가 나리라는 기대도 하지 않았다. 하지만 그런 부정적인 생각 자체에 대해서도 또 두드렸다.

이렇게 몇 주가 지나자 내 가슴이 뻐근해지는 것을 느낄 수 있었는데, 마치 생리 전 증후군 같았지만 생리 기간은 분명히 아니었다. 내 가슴은 계속 뻐근하면서 미열이 났고, 약 석 달 동안이나 때때로 탱탱한 느낌이 들기도 했다. 결국 나는 내 브래지어가 편하지 않음을 느끼고 쇼핑을 하러 갔다. 놀랍게도, 나중에 따져보니 그렇게 새 브래지어를 사러 간 일은 3년 만에 처음이었다.

3년 전에도 나는 언니와 새 브래지어를 사러 갔었다. 그때 나는 EFT를 막 배워서 한창 활용하고 있었고, 언니에게도 EFT를 가르쳐주었었다. 그리고 마침 가슴에 불편함을 느껴서 언니와 함께 속옷가게에 갔었는데, 그때는 그것이 EFT와 관련이 있으리라고는 상상도 하지 못했다. 그저 갑작스럽게 가슴이 커지기에, 나는 마침내 완전히 성숙한 여인이 되었음을 느꼈다며 친구들에게 거듭 얘기하곤 했던 기억이 난다.

나는 가슴의 성장과 여성으로서의 느낌이 이처럼 밀접하게 연관되어 있음을 깨달았다. 서른일곱이나 되어서야 마침내 여성으로서 완전한 성장을 하다니!

EFT를 배우기 전에 내 가슴은 B컵에 불과했고, 사실 나는 그것이 너무나 부끄러웠다. 더 솔직히 말하자면 내 가슴은 B컵과 A컵의 중간 크기여서 B컵을 완전히 다 채워본 적이 없었다. 하지만 지금 내 가슴은 C컵의 속옷을 꽉 채운다!

또한 나는 요즘 가슴이 깊게 파인 블라우스를 자주 입는다. 물론 남자들의 관심을 얻기 위해서는 아니다. 나는 그저 마흔의 나이에 새로 얻은 앙가슴의 곡선이 뜻밖에도 너무 부드럽고 아름다워서 놀랍고 기쁠 뿐이다. 이것은 마치 '가능성可能城 이야기'*에서 말하는 그대로다.

다양한 꼬리말과 의심과 오랜 기억과 두려움을 모두 두드려서 제거하라. 그러면 당신은 아름다운 가슴이 당신에게 미소 짓는 모습을 보게 될 것이다.」

김영해 님과 소니아의 사례에서 보듯, 우리의 몸은 우리가 살아온 인생의 풀지 못한 이야기들을 질병과 체형과 증상 등의 형태로 담고 있다. 이 풀지 못한 이야기들을 EFT로 풀어줄 때 몸은 그저 본래의 건강한 모습으로 돌아가게 된다. 나는 이런 사실을 누누이 경험했고, 독자들도

---

* 가능성可能城이란 우리의 무의식을 비유하는 말로 EFT의 창시자인 개리 크레이그가 자주 사용하는 말이다. 우리의 무의식을 거대한 궁전으로 생각해본다면, 그곳에는 멋지고 화려한 방들이 무수히 많지만 우리는 몇몇 방들만을 드나든다. 멋지고 화려한 방의 문과 벽에는 '출입 불가'라는 글씨가 적혀 있기 때문이다. 이것이 바로 벽글씨(신념)이다. 우리는 이런 벽글씨에 따라 행동하므로, 벽글씨를 바꾸면 나의 행동과 인생도 바뀐다.

EFT를 익혀서 적용하게 되면서 점차 나의 말에 동의하게 될 것이다. 몸이 병드는 것이 아니라, 병든 인생이 몸을 병들게 한다.

몸은 몸이 아니고, 마음은 마음이 아니다. 몸은 마음이고, 마음은 몸이다.

'몸이 곧 삶의 기록이다'라는 나의 주장이 사실 나만의 것은 아니다. 오래전부터 의학계에서는 심장이식을 받은 사람에게 이런 현상이 나타나는 데 주목해왔다. 이와 관련해서 2011년 6월 19일자 SBS 스페셜에서는 〈심장의 기억〉이라는 제목으로 아주 흥미로운 다큐멘터리를 방영했는데, 여기에 간략히 그 내용을 소개해본다.

미국 애리조나 피닉스에 거주하는 63세의 빌 홀은 심장을 이식받은 후 삶이 극적으로 변했다. 철인 3종 경기를 비롯한 각종 스포츠 대회에 출전해서 수십 개의 메달을 딸 만큼 운동광으로 변모했고, 재즈가수 샤데이의 음악에 눈물을 흘리며 광적으로 심취하기 시작했다.

하지만 심장이식 이전에는 이러한 삶은 생각조차 하지 못했었다. 돈과 사업에만 관심이 있었을 뿐, 여가와 운동에는 신경조차 쓰지 않았던 그였다. 그는 "애초에 샤데이가 누구인지도 몰랐지만, 처음에 샤데이라는 가수의 노래가 흘러나오자 눈물을 흘리기 시작했어요"라고 말했다.

그러다 이식받은 심장의 주인의 부모를 수소문해서 만나자, 이 갑작스런 변화의 비밀이 모두 풀렸다. 놀랍게도 심장의 원래 주인이 운동을 좋아하는 할리우드의 스턴트맨이었고, 샤데이는 그 스턴트맨이 좋아하던 가수였던 것이다. 그의 평생 친구 데이브는 "수술 전의 빌과 수술 후의 빌은 완전히 달라져서 마치 심장 주인의 성격을 가지고 있는 것 같아요"

라고 말했다. 한 마디로 홀은 그의 심장뿐만 아니라 삶까지 이식받았던 것이다.

이보다 더욱 극적인 사례도 있다. 일곱 살의 어린 나이에 심장을 이식받은 제니퍼는 매일 밤 누군가에게 쫓기다 끔찍하게 살해당하는 악몽을 꾸었다. 이에 제니퍼의 가족들이 심장 기증자를 알아보니 실제로 살인 사건의 피해자였고, 게다가 꿈속의 정황과 사건 정황이 너무나 일치해서 경찰들은 그 꿈을 믿고 재수사를 통해 범인을 잡게 되었다. 사실 이 이야기는 미국 의학계에선 이미 유명해서 심신의학에 관련된 저서들에 자주 등장하곤 한다.

지난 20년간 장기이식을 받은 사람들을 연구해온 미 애리조나 주립대의 게리 슈왈츠 교수는 장기이식으로 기억이 이전된 사례는 아는 것만 해도 70건이 넘는다고 한다. 과연 이 정도면 몸이 삶을 기록한다고 단언할 만하지 않은가!

몸이 단순히 몸이 아니고 마음이라면, 또한 마음이 바뀌어 몸이 바뀔 수 있다면 그 역도 가능하지 않을까? 다시 말해서 몸이 바뀌면 마음이 바뀔 수도 있는 것이 아닐까?

이런 나의 질문에 답을 주는 보도가 있어 여기에 소개해보고자 한다. 2000년 8월 30일자 미국의 한 뉴스 보도(Ivanhoe Broadcast News)에 〈우울증엔 보톡스를〉(Botox for Depression)이라는 제목의 재미있는 기사가 올라왔다. 보톡스란 흔히 알고 있듯 얼굴 주름을 펴주는 성형용 주사제의 이름이다. 우울증에 웬 보톡스란 말인가?

「캐서린 델라노는 비만 오면 금방 우울해졌다. 그녀는 20살부터 몇십 년 동안 우울증을 앓아왔고 어떤 항우울제나 치료법도 듣지 않았다.

"나는 자살할 정도는 아니었지만 침대를 벗어나지 못했어요. 친구나 가족과 말을 하고 싶지도 않았어요."

그러다 그녀는 보톡스의 항우울 효과를 실험하는 연구에 피험자로 지원했다. 피부성형외과 의사인 에릭 핀지가 이 개척적인 실험의 주도자였는데, 그는 환자가 주름살을 잡지 못하게 하면 우울해진다는 이론을 제시하여 증명하려고 했다.

"감정을 느끼려면, 얼굴에 감정을 표현해야만 합니다.(따라서 표현하지 못하면 못 느낍니다)."

이 실험에는 열 명의 우울증 환자가 참여했다. 핀지는 얼굴 주름을 만드는 이마의 피부에 적당량의 보톡스를 주사했다. 두 달이 지나자 놀랍게도 아홉 명의 우울증이 나아버렸다. 이에 대해 핀지가 말했다.

"보톡스를 맞으면 슬픔이나 분노의 감정을 얼굴로 표현할 수가 없어요. 그러면 어쨌든 이것이 다시 뇌(정신과 사고)에 피드백으로 작용하게 되죠."

그런데 이런 효과는 점진적이어서 1~2주가 지나야 효과를 느낀다고 했다. 델라노는 말한다.

"보톡스 한 번 맞았다고 '하느님, 이제 정말 다 나았어요'라고 말하게 되는 건 아니에요."

보톡스는 3개월이 되면 효과가 다하고 항우울 효과도 마찬가지라고 핀지는 말한다. 그래서 환자들은 정기적으로 보톡스를 맞아야 한다. 이 연구는 아직 시도 단계이지만 델라노는 벌써 팬이 되었다.

"수십 년 만에 처음으로 우울증에서 벗어난 느낌이에요."」

자, 어떤가. 역시 마음이 몸이고, 몸이 마음이지 않은가? 찌푸리니 슬

푼 것일까, 슬프니 찌푸리는 것일까? '웃으면 복이 온다'고 한 옛말이 참
으로 와 닿지 않는가.

나는 한편으로 몸이 컴퓨터의 하드디스크와 같은 삶의 기록장치라고
본다. 이 삶의 기록은 마음이라는 소프트웨어를 통해서 바꿀 수도 있고,
몸이라는 하드웨어를 통해서 바꿀 수도 있다. 그런데 EFT는 경락(몸)과
말(마음)을 동시에 사용하므로 몸과 무의식을 더 효율적으로 바꿔 효과가
가장 빠르다. 대부분의 치료는 몸만 다루거나 마음만 다루지 않는가.

 # 몸은 삶의 기록이다. 풀지 못한 삶의 고뇌가 병이 된다.

2장

마음이
어떻게 병을
고칠까?

몸 의학의 탄생

나는 다년간 EFT를 연구하고 적용하면서 몸과 마음의 상관관계를 인식하고, 그 관계에 일정한 규칙이 있음을 발견하여 그것을 하나의 패러다임으로 정립했다. 여기에서는 마음이 몸의 병을 만드는 데 자연과학과 같은 나름의 규칙이 있음을 보여줄 것이다.

내가 EFT에 관해 강의를 한 지도 벌써 4년은 된 것 같다. 강의를 하게 되면 먼저 간단히 EFT를 하는 법을 설명하고서 사람들에게 묻는다.

"몸의 문제든 마음의 문제든, EFT로 되는지 해보고 싶은 분은 손을 들어보세요."

그리고 이들 중 한 사람을 강단으로 불러서 간단히 증상을 묻고 10~30분 정도 EFT를 해준다. 그러고서는 변화를 확인한다. 마치 옛날에 흔하던 길거리 약장수가 청중 속에 바람잡이를 심어놓고 그 자리에서 약효를 확인시키듯, 나도 그렇게 한다. 차이가 있다면 나온 사람이 바람잡이가 아니라 실제 참가자들이라는 점이다.

실제로 나온 사람들의 80퍼센트 이상은 효과를 경험한다. 물론 강의를 위한 시범 사례이므로 그 효과를 확인하기 쉬운 통증 또는 감정 조절의 문제를 가진 분들에게 기회를 드리는 경우가 많다. 정신분열과 암이 바로 현장에서 개선되는 것을 보여줄 수는 없기 때문이다.

이 책의 여러 사례에 나타난 것처럼, 잠깐의 EFT만으로 그들은 수년 이상 된 통증이나 심리적 문제를 해결하곤 한다. 효과가 없는 20퍼센트 정도의 사람들에게도 나는 해결해야 할 심리적 장애물이 많지만 꾸준한 EFT로 충분히 좋아지거나 완치될 수 있다고 말해준다. 그만큼 EFT는 효과가 즉각적이고 강력하다.

난치병이나 만성질환에 걸려 고생하다가 나의 전작인 《5분의 기적 EFT》를 읽고 효과를 보았거나 지인의 소개로 내게 상담을 받으러 오는 사람들도 많다. 그들의 병은 80퍼센트 이상이 척추 협착증, 디스크, 퇴행성 관절염 등의 근골격계 통증이다. 나머지 20퍼센트는 암, 당뇨, 아토피, 자가면역 질환 등으로 다양하다.

그들 중 상당수는 온갖 유명한 병원을 다 다니다가 안 나아서, 심지어는 무당이나 작명가나 퇴마사나 철학관까지 찾아가서 개명도 하고 점도 보고 굿까지 했는데도 효과를 못 본 사람들이다. 쉽게 말해서 시중에서 아무리 해도 안 낫는 사람들이 주로 나에게 오는 것이다.

그들은 하나같이 내게 묻는다.

"내가 정말 나을 수 있을까요?"

내가 하는 대답은 딱 두 가지이다.

"낫습니다."

"좋아집니다."

나는 절대로 "안 낫는다"는 말을 하지 않는다.

지난 4년 동안 내가 강의와 상담을 통해 직접적으로 EFT를 가르쳐준 사람만 3천 명 이상은 될 것이다. 책과 방송으로 내게 EFT를 배운 사람까지 따지면 수만 명은 될 듯싶다. 어떤 사람이 어떤 증상으로 오든 간에, 나는 자신감 있고 꿋꿋하게 이들에게 효과를 보여준다.

내가 이런 의심 없는 경지에까지 이른 데는 크게 두 가지의 이유가 있다.

첫째, 부단한 경험에 의한 효과의 확인이다.

나는 그동안 수많은 사람의 수많은 질환에 EFT를 적용해보았다. 근골격계 통증이 제일 많았지만 이외에도 암, 고혈압, 당뇨병, 루프스, 시력질환 등의 온갖 만성/난치 질환에 확언과 EFT를 적용하면서 치료와 호전을 경험했다. 물론 모든 질환이 다 나은 것은 아니고, 그 과정에서 온갖 굴곡도 경험했다. 하지만 이제는 안 나은 이유도 알고, 나을 수밖에 없는 이유도 안다. 그들이 안 나은 이유는 이 책의 후기에서 자세히 설명할 것이다.

둘째, 마음이 몸을 고친다는 새로운 치료 패러다임(몸 의학)을 확립했기 때문이다.

뉴턴의 만유인력 법칙을 예로 들어 설명해보자. 그는 사과가 떨어지는 것을 보고서 만유인력의 법칙을 발견했다고 하는데, 왜 다른 사람들은 똑같이 사과가 떨어지는 것을 보고도 만유인력을 발견하지 못했을까?

바로 이것이 문제다. 아무리 많은 경험을 한다고 해도 그 경험의 이면에 존재하는, 그 눈에 보이지 않는 법칙을 모르면 우리는 그 경험이 재현될 것이라는 확신을 하지 못한다. 바로 이것이 법칙의 힘이다. 현대인은 만유인력의 법칙을 알기 때문에 로켓을 일정한 속도로 쏘면 대기권을 통과해서 달에 도달하거나 일정 궤도에 진입하여 인공위성이 된다는 것을 해보지 않고서도 예측하고, 그 예측에 맞는 경험을 실현할 수 있게 된다.

뉴턴이 경험을 통해 만유인력이라는 법칙을 발견하고 사물의 운동 방식을 예측할 수 있게 되었듯이, 나는 EFT와 확언을 무수한 사례에 적용해보면서 소위 '몸(몸+마음) 의학'이라는 새로운 패러다임(법칙)을 발견하게 되었다. 몸 의학은 내가 만들어낸 단어이다. 만유인력을 알고 나면 새로운 물체의 운동도 정확히 예측할 수 있다. 마찬가지로 나는 '몸 의학'을 정립함으로써 아무리 새로운 질병이라 하더라도 치료할 수 있는 가능성을 얻게 되었다.

그렇다면 내가 그렇게 호언장담하는 몸 의학이란 과연 무엇일까?

먼저 예를 들어 설명해보겠다. 오른쪽 발목을 삔 세 사람이 있다. 모두 나이와 성별도 같고, 겉보기 상태도 비슷하고, 사진상으로도 모두 골절이 아닌 인대 부상이며, 증상도 비슷해서 발목을 굽히기가 힘들고 걸을 때 많이 아프다. 원인도 동일해서 모두 걸어가다가 삐끗했다고 한다.

이럴 때 일반 의사들이 하는 일은 반고정 깁스나 압박 붕대를 해주고, 진통제를 주는 것이다. 한의사들은 보통 침을 놓거나 부항을 해서 피를 뽑는다. 이런 일반적인 치료만으로도 70~80퍼센트는 2~4주 정도면 낫는다. 침과 부항으로 치료하면 특효를 보는 경우가 더 많다. 침과 부항이 발목 삔 데에는 꽤 효과가 좋은 편이니까.

그런데 증상과 질병이 같다고 모두가 이런 일반적인 예후를 따르는 것은 아니다. 갑순은 실제로 2주 안에 다 나아서 뛰어다니는데, 을순과 병순은 4주가 지나도록 별로 호전이 되지 않고, 특히 병순은 더 아파지기까지 한다. 왜 그럴까? 왜 똑같은 증상에 똑같은 치료를 했는데 결과는 다 다를까? 기존 의학의 패러다임으로는 도저히 예측도 이해도 되지 않는다.

 # 왜 똑같은 병에 똑같은 치료를 해도 결과는 모두 다를까?
기존의 의학은 이에 대한 답이 전혀 없다.

이것이 기존 의학의 한계다. 기존 의학은 사람이 아닌 병만 보고, 마음을 빼고 몸만 보기 때문이다. 나도 뫔 의학을 알기 전까지는 이랬다. 실제로 침 놓고 부항을 해주면 빠르면 그 자리에서, 늦어도 일주일 이내에는 대체로 좋아졌다.

그런데 문제는 이런 방법으로는 아무리 해도 낫지 않는 환자들이 갈수록 늘어갔다는 점이다. 환자들은 고통스러워했고, 나는 그들에 대한 해결책이 전혀 없어 좌절했다. 이것이 기존 의학에 목메는 의사와 환자들의 현실이다.

그럼 이들을 뫔 의학의 관점에서 다시 살펴보자. 그들이 나에게 온다면 나는 먼저 이렇게 물어본다.

1. **관련된 사건 :** 구체적으로 어떤 상황에서 발목을 삐게 되었죠?
2. **관련된 감정 :** 발목 삔 것과 관련해서 어떤 기분이나 느낌이 들죠?
3. **관련된 생각 :** 발목 삔 것과 관련해서 어떤 생각이 많이 드나요?

이들이 각각 내놓은 답변을 다음과 같이 표로 정리해보자.

	갑순	을순	병순
육체 증상	발목 돌릴 때 시큰거리고 걸을 때 욱신거림	발목 돌릴 때 시큰거리고 걸을 때 욱신거림	발목 돌릴 때 시큰거리고 걸을 때 욱신거림
증상에 관련된 사건	걷다가 실수로 삐긋함	친구가 장난으로 밀어서 삐긋함	전날 바람 핀 남편과 대판 싸웠는데, 그 다음날 친구가 장난으로 밀어서 삐긋함
증상에 관련된 부정적 감정	없음	친구에 대한 짜증	친구에 대한 짜증. 남편에 대한 치솟는 분노. 꼬인 인생에 대한 좌절감
증상에 관련된 생각	없음	없음	나는 되는 것이 없다. 남편을 용서할 수 없다. 내 인생은 완전 실패다.

갑순과 을순과 병순은 증상이 같아도 이와 관련된 사건과 감정과 생각이 모두 다르다. 그리고 바로 이 차이가 증상을 지속시키거나 악화시키는 원인으로 작용한다. 갑순은 일반적인 치료에 잘 반응하지만, 을순과 병순은 관련된 감정과 생각까지 지워주지 않으면 증상이 지속되거나 재발하거나 도리어 악화되기 쉽다.

이 점을 기존 의학에서는 간과하고 있고, 그들이 간과하는 이 점이 바로 병의 원인으로 작용한다고 나는 확신한다. 왜냐하면 몸 의학의 접근법으로 EFT를 적용해보면 원인이 곧바로 해결되면서 효과가 나타나기 때문이다.

어떤 난치병이라도 관련된 사건과 감정과 생각만 EFT로 지워주면 좋아지는가? 물론이다. 나는 지난 5년 동안 이 패러다임을 확립해나가면서 동시에 그 결과를 거듭 점검했다.

이제 이 패러다임의 성공 사례 하나를 본보기로 살펴보자.

2년 전의 일이다. 의사나 한의사와 같은 의료인에게 가장 큰 좌절은 바로 자신의 가족이 아플 때 손을 쓰지 못하는 것이다. 이럴 때 상당수의 의사들은 '내가 왜 도대체 의사가 되었나? 내가 도대체 뭘 할 수가 있나?' 하는 자책감과 좌절감에 빠진다. 사실 대부분의 의사들이 이런 일을 경험한다. 인간은 신이 아니라 아프기 마련이고, 의사도 신이 아니라 못 고치기 마련이니까.

이런 위기의 순간이 나에게도 찾아왔다. 1997년 IMF가 악명을 날리던 바로 그 시절에 나의 남동생이 추간판 탈출증, 소위 디스크에 걸렸다. 그런데 안타깝게도 그때 나는 뇜 의학의 패러다임을 전혀 몰랐고 아직은 졸업 전의 학생이었으므로 허리가 결리고 다리가 당겨서 어쩔 줄 모르는 동생에게 별로 해줄 수 있는 것이 없었다. 그저 기도나 하면서 잘 되기를 빌었다.

동생은 어찌어찌 부산에서 레이저 수술로 유명한 모 병원에서 척추 수술을 받고 하루 만에 퇴원했지만, 몇 달 동안은 여전히 허리가 아픈 듯했다. 동생은 그 당시에 25살의 젊은 나이였지만 일찍 사회에 진출하여 10톤 트럭을 사서 화물 운송업을 하고 있었는데, IMF의 충격과 디스크로 인해 말 그대로 한창 팔팔하던 나이에 제법 괜찮던 사업을 눈물을 머금고 접어야 했다.

그러다 동생은 월급쟁이 생활을 하면서 밑천을 마련하고 몇 년이 지나서 다시 화물 운송업에 복귀하게 되었다. 이때는 트럭에서 짐을 받고 보내는 정기 화물 영업소를 차렸는데, 사장이기는 했지만 업무 특성상 이런저런 짐을 많이 옮겨야 했고 이 때문에 허리에 부담이 많이 갔다. 일은 힘들었지만 한동안 동생은 자리도 잡고, 돈도 제법 모으는 듯했다.

그러다 약 3년 전, 동생에게 다시 악몽과 같은 사건이 터졌다. 어느 날 김해에 사는 동생이 서울에 사는 나에게 전화를 했다.

"형님, 큰일 났습니다. 허리가 많이 아픕니다."

"어떻게 아픈데?"

"몇 달 전부터 서서히 아프더니, 이제는 완전히 못쓰게 됐습니다. 허리가 꺾여서 펴지지도 않고, 다리가 온통 저려서 몇십 미터를 제대로 걷기가 힘듭니다. 그래서 얼마 전엔 너무 바빠서 쉴 수도 없는 와중에 억지로 1달 정도 정형외과에 입원했는데도 도저히 낫지 않습니다.

병원에서는 수술한 척추 디스크가 약해져서 척추 사이가 좁아지고 척추가 닳았답니다. 이대로 살다가 다 망가지면 인공척추를 수술해서 넣어야 하니, 아예 운송 일을 하지 말고 그냥 쉬랍니다. 도저히 방법이 없는데, 형님이 하는 그 EFT로 내가 나을 수 있겠습니까?"

"당연히 나을 수 있지."

동생은 아직 팔팔한 30대에 일도 못하고 불구처럼 살아야 한다는 의사의 청천벽력같은 진단에 좌절하다가 나에게 구원을 청한 것이었다. 동생은 EFT 워크숍 1단계를 수강했었지만 그 효과에 대해서 아직 확신이 없는 상태였다.

"그러면 어떻게 하면 되겠습니까?"

"당연히 자알~ 하면 되지."

"(너무나 막연한 대답에 한동안 머뭇거리다가) 예, 일단 알겠습니다."

나는 이때 부러 간단하게 대답했다. 나는 옛날부터 동생이 많이 걱정되었다. 동생의 성격은 〈삼국지〉의 장비 이상으로 다혈질이어서 평소에 분노가 많은 편이었다. 나는 이번이 그런 동생의 성격과 허리를 동시에 고칠 수 있는 절호의 기회라고 생각했다. '정말 절실하면 나를 찾겠지'라고 생각하면서 나는 내심 동생을 기다리고 있었다.

내가 보기에 이 병은 성격을 고쳐야만 나을 수 있었다. 동생 같은 성격의 사람은 쉽게 자기를 바꾸려고 하지 않는다. 내가 이렇게 퉁명스럽게 대답한 이면에는 고통을 통해 정말 변화에 대한 절실함을 느껴보라는 의미가 있었다.

나는 자주 이렇게 말한다.

"모든 고통 뒤에는 숨겨진 의미와 선물이 있다."

과연 동생에게 허리 통증의 의미와 선물은 무엇이 될까?

한 달쯤 지나서 갑자기 동생이 내게 다시 전화를 했다. 서울에서 열리는 EFT 워크숍 2단계에 참가해서 확실하게 배워야겠다는 것이었다. 그래서 동생은 저 남쪽 끝 김해에서 북쪽 끝 서울에까지 올라왔다. 그 당시 워크숍 참가 비용이 30만 원이었는데, 사는 곳이 외져서 그보다 교통비가 더 많이 들었다고 했다.

나는 내가 하는 강의였지만, 동생을 위해 참가비를 깎아주지도 않고 직접 그 돈을 다 내게 했다. 소중한 것을 얻는 데는 그만한 대가가 따르는 법이니까! 동생은 비싼 돈과 없는 시간을 들여서 하루 일곱 시간씩 이틀간 총 열네 시간의 워크숍에 정성을 다해 참가했다. 설명도 잘 듣고, 실습도 정성으로 했다.

워크숍이 끝났을 때, 동생의 허리는 약간 편안해지기는 했지만 아직 낫지는 않았다. 그러나 동생은 그날 저녁 김해로 내려가면서 이렇게 말했다.

"형님, 아직 낫지는 않았지만 아까 실습 시간에 3년 동안 아팠던 허리가 낫는 분을 보니 나도 열심히 하면 낫겠다는 믿음이 생깁니다."

그날엔 30여 분의 참가자가 서로 실습을 해주는 시간이 있었는데, 3년 동안 허리가 너무 아파서 아침마다 허리를 굽혀야 하는 세수 대신 샤워를 하고 요대를 차지 않으면 잠시도 버티지 못하던 분이 즉각 나아서 넙죽 허리 숙여 인사를 했었다. 참고로 이분을 1년 뒤에 다시 만났는데 그때도 여전히 허리는 튼튼했다.

동생이 내려간 다음 한 달 정도가 지나서 부산에서 EFT 워크숍을 할 기회가 생겼다. 공교롭게도 그 장소가 김해의 동생 집과 가까웠다. 그래서 나는 강의 전날에 동생 집에서 하루 머물기로 했다.

나는 동생을 만나 맥주를 나누면서 물었다.

"요즘 허리는 어떤데?"

"아직 여전합니다. 힘듭니다."

"그래? 그럼 더 열심히 해봐라."

다음날 워크숍 장소로 나를 태워다준 동생은 뒤에서 강의를 같이 들었다. 일곱 시간의 강의 내내 동생은 열심히 계속 따라서 두드렸다.

강의가 끝나고 저녁 겸 뒤풀이로 참가자들과 강사들이 함께 식사와 술을 하게 되었다. 동생도 동행했다. 그런데 다들 돌아가면서 한마디씩 할 때 동생이 입을 열었다.

"형님, 제 허리가 이제 다 나았습니다."

"어떻게?"

"오전에 강의 들으면서 같이 두드리다 보니, 온갖 생각과 감정이 다 떠올라서 부지런히 무조건 두드렸습니다. 그러다 점심 지나고 나니까, 허리가 편해진 것 같아서 운동장으로 나가서 돌아봤어요(강의 장소가 마침 초등학교였다). 전에는 몇십 미터도 못 걷고 저리고 당겨서 주저앉곤 했는데 한 바퀴를 다 돌아도 괜찮데요. 그래서 열 바퀴나 돌았어요. 더 돌 수도 있을 것 같았는데, 이 정도면 나은 것 같아서 그냥 들어왔습니다."

"EFT를 할 때 무슨 생각들이 떠오르던?"

"10년 전에 디스크로 고생하던 일이 막 생각나던데요. 수술해준 의사도 믿고, 그 병원을 소개해준 택시기사도 믿고, 내 트럭을 싸게 사간 그놈도 믿고…. 하여튼 20~30가지가 넘게 떠오르던데 자꾸 두드리다 보니 이젠 아무 생각도 안 납니다. 마음도 편안하고 허리도 편안합니다."

동생은 EFT로 단순히 허리만 나은 것이 아니었다. 그 뒤 명절에 온 가족이 모였을 때, 제수씨가 나에게 말했다.

"아주버님, 남편이 EFT 하면서 너무 좋아졌는데 실은 제가 더 좋아요. 성격이 많이 부드러워지고, 말도 부드러워지고, 경훈이하고 싸우지도 않습니다."

자초지종을 들어보니 둘째 조카인 경훈이가 불과 세 살인데도 불구하고 아빠와 성격이 똑같아서 아빠에게 마구 고집부리고 화를 내는데, 이런 애를 동생이 도저히 못 참아서 그동안 화를 엄청나게 냈다고 했다. 한마디로 동생은 EFT로 허리를 고치는 과정에서 성격이 바뀌었고, 말투가 바뀌었고, 그 덕분에 가정이 화목해지는 일석삼조의 선물을 얻었던 것이다. 3년이 지난 지금도 동생의 허리는 여전히 멀쩡하다.

바로 이것이 몸 의학이다. 병이 아니라 사람을 고치고, 몸이 아니라 마음을 고쳐서, 더 나아가 인생도 고치는 것이다. 나는 몸 의학을 통해서 질병 앞에 무기력한 의사가 아니라 어떤 병 앞에서도 자신감 있는 의사로 다시 태어났다. 나는 몸 의학을 통해서 몸과 병만 고치는 것이 아니라 인생과 성격과 마음까지 고치는 의사로 거듭났다.

그럼 몸 의학을 다시 정의해보자.

1. 몸과 마음은 구분되지 않는 통합체이다. 이것을 '몸'이라고 한다. 마

음이 바뀔 때 몸이 바뀌고 몸이 바뀐다. 한마디로 '몸=몸+마음(감정 +생각+사건 또는 기억)'이다.

2. 일부 유전적(선천적) 질환을 제외한 대부분의 병은 자연적으로 회복된다. 다시 말해서 모든 병은 마음이 바뀌면 몸이 바뀌어 저절로 나을 수 있다.

3. 마음이 몸의 병을 만든다. 자연적으로 회복되지 않는 만성병이나 만성통증의 원인은 육체 증상과 관련된 사건(기억)과 감정과 생각(믿음, 태도, 의견, 자아상 등)이다. 한마디로 마음에서 풀지 못한 생각과 감정과 기억이 몸의 병을 만든다.

4. 질병과 관련된 사건과 감정과 생각이 지워지고 긍정적으로 바뀌면 어떤 병이라도 좋아지고 나을 수 있다.

5. EFT는 병인이 되는 사건과 감정과 기억을 바꾸는 가장 탁월한 수단이다.

6. 무의식의 믿음이 바뀌면 몸이 바뀐다. 다시 말해서 확언으로 좋아진다는 믿음이 생기면 어떤 병이든 좋아질 수 있다.

7. 몸 의학은 확언과 EFT로 몸과 마음과 병과 사람과 성격과 인생을 동시에 치료한다.

그럼 동생의 사례를 〈육체 증상 / 관련 사건(기억) / 관련 감정 / 관련 생각〉의 4요소 모형에 맞춰 표로 설명해보자. 앞으로 이 4요소는 편의상 '육사감생'으로 줄여 부르기로 한다.

몸맘	몸	육체증상 (질병)	몇 달 동안 허리가 뻣뻣해서 굽히지 못함. 다리가 저리고 터질 것 같아서 몇십 미터도 편하게 걷지 못함.
		관련 기억 (기억)	수술해도 낫지 않았다. 택시기사가 병원을 소개했다. 차를 동료에게 헐값으로 넘겼다. 처음 허리 아플 때의 일 등등.
	마음	관련 감정	의사에 대한 분노. 택시기사에 대한 분노와 원망. 그 동료에 대한 짜증과 분노. 그때처럼 고통스러우면 어떡하나 하는 두려움 등.
		관련 생각	그 의사에게 분풀이라도 하고 싶다. 다시 실패하면 어떡하나. 안 나아서 허리를 못 쓰면 어떡하나. 이제는 안 나을지도 모른다 등등.

동생은 뫔 의학의 패러다임에 맞게 사건과 감정과 생각을 EFT로 지웠고, 그 결과 허리뿐만 아니라 성격과 인생까지 모두 바뀐 것이다.

이해를 돕기 위해 뫔 의학 패러다임의 또다른 적용 사례를 살펴보자.

어느 날 경추에 생긴 종양으로 신경이 눌려 양손이 마비되어 마음대로 움직이기 힘든 데다가 요추에도 협착증이 생겨 잘 걷지 못하는 50대 중반의 기혼 여성이 찾아왔다. 대기실에서 원장실까지 몇 미터 걷는 것도 아들의 부축을 받아야 할 정도로 증상은 심각했다. 본인과 아들에게 종양과 협착증이 있다는 말만 듣고서 나는 대뜸 물었다.

"경추의 혹은 알겠는데, 그럼 내 인생의 혹은 뭘까요?"

"(갑자기 당황하면서) 그런 것 없어요. 이제는 다 잊고 용서했어요."

"그래요? 뭘 잊고 누구를 용서했는데요?"

"(처음에 화들짝 놀라다가 마침내 어쩔 수 없다는 듯) 남편요."

나는 뫔 의학의 4요소 모델을 확립한 뒤에는 이런 식으로 선문답을 하듯 무심코 툭 찔러서 무의식의 정보를 찾아내는 방식을 많이 쓴다. 이 방식이 효율적으로 핵심 정보를 잘 끄집어내기 때문이다.

이윽고 그녀는 다 털어놓기 시작했다.

"결혼할 때부터 남편과 마음이 안 맞았어요. 폭력도 심하고, 가정에 무심하고. 별로 같이 살고 싶지 않았는데 어느새 첫 애가 생겼어요. 또 둘째도 생기고, 그러다 보니 어쩔 수 없이 지금까지 살게 됐죠. '죽고 싶다, 죽고 싶다'고 하면서도 '애들 대학 졸업할 때까지만 살자'는 생각을 많이 했어요."

"병은 언제 생겼나요?"

"2년이 못됐네요."

"둘째가 언제 졸업했나요?"

"이제 졸업한 지 2년 돼서 군생활 하고 있어요."

놀랍게도 이분이 '애들 대학 졸업할 때까지만 살자'고 무심코 했던 다짐은 정확하게 둘째 아들이 졸업하자마자, 기가 막히게 실현되었던 것이다.

그럼 이 여성의 증상과 인생을 다시 앞서의 도표로 정리해보자.

몸	몸	육체증상 (질병)	경추 종양과 척추 협착증이 2년 전에 발병. 협착증은 두 번의 수술을 받았으나 효과 없음. 종양은 위험한 부위라 수술하기가 힘듦.
		관련 기억 (기억)	남편이 가정에 무관심하고 마구 폭력을 휘둘렀던 일들. 2년 전에 둘째까지 대학을 졸업함.
	마음	관련 감정	남편에 대한 분노. 인생에 대한 체념. 억울함 등등.
		관련 생각	아이들이 대학 졸업할 때까지만 살아야지. 살기 싫다.

살고 싶지 않다는 무의식적 결심이 이 여성에게 수술할 수도 없는 종양과 수술해도 낫지 않는 요추 협착증을 만들어주었던 것이다.

만일 이 여성에게 확언과 EFT를 적용한다면 어떻게 해야 할까?

1. 남편과의 사이에서 있었던 부정적 사건의 기억을 모두 찾아서 지운다.
2. 이런 사건을 겪으면서 생긴 감정들을 모두 찾아서 지운다.
3. 이런 사건을 겪으면서 생긴 부정적인 생각(판단, 신념, 태도 등)을 모두 찾아서 지워주거나 확언으로써 긍정적으로 바꿔준다.

한마디로 한 인간의 인생에서 있었던 기억과 느낌과 생각들을 통째로 바꿔주는 것이다. EFT의 효과는 엄청 빠르지만, 이런 큰 병에 '5분의 기적'을 기대해서는 안 된다. 매주 1~2회씩 3~4개월 이상씩 꾸준히 해야 한다. 그러면 그 과정에서 점차 증상이 개선되고, 성격이 바뀌고, 감정이 바뀌게 된다.

이것이 몸 의학 치료이다. 약 20년간 의학 공부를 하고, 수많은 환자를 보고, 책과 상담과 강의와 방송을 통해 수만 명의 사람들에게 EFT와 확언을 전파하면서, 인체에 대해 내가 내린 결론은 다음과 같다.

> # 몸은 나의 기억과 감정과 신념과 생각을 담는 그릇이다. 통증과 질병은 이것들의 한 표현이다.
> # 몸은 의식을 반영하는 거울이다. 거울에 비친 모습이 더러울 때 거울을 닦을 것인가, 아니면 나를 닦을 것인가? 마음이 바뀌어야 몸이 바뀐다.

몸 의학이 보여주는
기적들

이미 앞에서 여러 개의 EFT 사례들을 보여주었다. 여기에서는 특히 일반적인 치료가 듣지 않았지만 확언과 EFT로 기적이 일어난 몇 개의 사례들을 예시로 설명할 것이다. 이 사례들을 보면 EFT로 마음이 바뀔 때 몸도 얼마나 크게 바뀌는지를 절감하게 될 것이다.

당신의 혀와 입술을 칼로 쓱싹쓱싹 도려낸다면

만일 여러분의 혀와 입술을 칼로 쓱싹쓱싹 도려낸다면 얼마나 아플까? 너무 끔찍해서 상상조차 하기 싫을 것이다. 1년 전쯤에 바로 이런 통증을 호소하면서 나에게 50대 중반의 기혼 여성이 찾아왔다. 3~4년 전에 일명 돌팔이에게 입술 성형을 위해 실리콘을 주입받았는데, 그 이후로 입술과 혀와 잇몸 전체가 아프기 시작했고 2년 전부터는 극심할 정도로 아프다고 했다.

"어디가 얼마나 어떻게 아프세요?"

"하루에도 여러 번씩 입술과 잇몸과 혀가 마치 칼로 쓱싹쓱싹 도려내는 듯 아파요. 한 번 아프면 몇 시간씩 지속되는데 도저히 정신을 차릴 수가 없어요. 이렇게 아프지 않으면 얼얼하거나, 빈속에 청양고추를 마구 씹어 먹은 듯 화끈거려서 참을 수가 없어요. 이런 지가 벌써 2년이나 되었어요."

"치료는 어떻게 해보셨나요?"

"치과에도 성형외과에도 가봤는데 다들 답이 없대요. 성형 부작용 같으니 재수술하면 안 되냐고 물었는데, 절대로 그 결과를 장담할 수 없다고 거부했어요. 너무 아파서 온갖 진통제를 먹어도 도저히 해결이 안 돼요."

이렇게 상담을 시작하면서 좀 더 이 여성의 증상의 자초지종을 듣게 되었는데, 내가 본 통증 환자 중에서도 가장 심각하다고 할 만한 수준이었다. 잇몸이 너무 아프다 못해서 일부분이 내려앉아서 부분 틀니를 하고 있었고, 이 외에도 심각한 무기력증으로 살림을 거의 할 수 없을 정도였다.

우울증과 좌절감도 심각한 지경이었다. 얼마나 증상이 심각했던지 이 여성은 1년 전에 이미 유서까지 다 쓰고, 생명 보험도 몇 개나 들어 놓은 상태였다. 한마디로 죽지 못해 살고 있는 산 송장과 같은 상태였다.

이 증상이 요즘 언론에 간간이 특이한 불치병으로 소개되는 '복합 부위 통증 증후군(complex regional pain syndrome)'인 줄은 나도 상당히 치료가 진행된 다음에야 알아차릴 수 있었다. 그녀를 치료했던 여러 의사들이 아무도 진단을 못 내릴 만큼 아직 희귀하고 그 원인과 치료법이 밝혀지지 않은 정체불명의 질병이기 때문이다. 나도 당연히 처음에는 이 병이 어떤 병인 줄 몰랐고, 그녀도 통증의 해결보다는 그저 심리적인 증상이나마 혹 진정이 될까 하여 찾아왔던 터였다.

과연 이 여성에게도 EFT가 효과를 볼 수 있을까? 나는 뇜 의학의 패러다임으로 당연히 치료가 될 것이라고 확신했지만, 환자에게 바로 이런 확신을 말하지는 않았다. 너무 힘든 상태에 빠진 환자에게 때때로 지나친 확신은, 아무리 가능성이 있어도, 받아들여지지 않고 도리어 의심과 거부감을 키워 치료에 방해가 될 수 있기 때문이다. 노숙자에게 진심으로 집과 차를 사주겠다고 한들 받아들여지겠는가. 그래서 나는 첫날의 상담에서는 마음이 편안해지면 통증도 가벼워질 거라고만 가볍게 말했다.

첫날의 상담 주제는 남편의 외도였다. 몇 년 전까지 남편과 사이가 안좋았고, 남편이 수시로 외박을 하고 외도를 했다고 했다. 나는 이와 관련된 사건과 감정과 생각들을 탐색하면서 EFT를 해주었고, 한 시간 반쯤지나서 입과 혀가 어떤지 물었더니 들어올 때보다는 통증이 반 정도 줄어든 느낌이라고 했다.

이런 식으로 통증과 관련된 사건과 감정과 생각들을 찾아가면서 주 1회씩 3~4주째 EFT를 한 후, 그녀는 생글생글 웃는 얼굴로 진료실로 들어왔다. 그리고 얼마 전부터 통증이 거의 사라졌다고 하는 것이 아닌가! 그제야 나는 EFT가 통증을 치료할 수 있다고 확실하게 말했고, 그녀도 그동안의 효과에 힘입어 흔쾌히 내 말에 수긍하는 태세였다.

하지만 몇 회 만에 그녀의 통증이 완전히 다 잡힌 것은 아니었다. 이후에 갑자기 재발이 된 듯 도로 아파져서 좌절에 빠진 그녀를 EFT로 원상태로 되돌려주는 일이 몇 차례 반복되었다. 이렇게 약 넉 달이 지나 치료 16회차가 되자 그녀의 통증은 90퍼센트 이상 잡혔고 통증도 재발하지 않는 안정 상태가 되었다. 나는 마저 치료하고 싶었지만, 그녀가 치료 비용에 부담을 느끼는 것 같아 남은 10퍼센트는 스스로 해결하도록 했다. 이렇게 해서 그렇게 공포스럽던 불치의 통증이 사라진 것이다.

그런데 이 여성은 도대체 얼마나 많은 부정적인 사건과 감정과 생각들이 있기에 이렇게 지옥보다 더한 고통을 겪고 있었을까?

1. 증상과 관련된 사건(기억)

— 중학생 때까지 아버지가 자주 술에 취해서 폭력을 행사하고 사고를 많이 내었다. 아버지가 술에 취해서 행패와 난동을 부릴까 봐 어렸을 때는 항상 불안과 공포에 떨었다.

— 어머니가 남자 형제들만 선호해서 나를 항상 차별했다. 나는 어렸을 때부터 이런 차별에 치를 떨면서 분노했다.

— 결혼해서는 시댁 식구들이 나를 계속 무시했다. 시동생, 시어머니, 시누이 등을 '그년'과 '그놈'이라고밖에 못 부를 정도로 원한이 맺혔다.

— 자주 외도를 한 남편이 죽이고 싶도록 밉다.

— 점쟁이가 얼굴에 손대면 평생 재수가 없다고 했는데, 그 말이 생각나서 죽고 싶을 정도로 두렵다.

사실 이것이 그녀가 말한 사건(기억)의 전부는 아니다. 16회 동안 말했던 것을 다 적는다면 아마 이 책을 다 채워도 모자랄 것이다. 한 회차에 대략 5~10개 정도의 사건만 말했다고 하더라도 적어도 우리는 100여 개 이상의 관련 기억을 다루고 지웠을 것이다.

2. 증상과 관련된 감정

— 아버지의 극심한 술주정 때문에 극심한 공포와 불안을 평생 느끼며 살았다.

— 부모에게 사랑받지 못해서 자기비하가 심하고, 이에 대한 반발로 극

도의 원망감을 느꼈다.

— 시댁의 차별과 무시에 대한 증오와 원망이 하늘을 찌를 정도였다. 특히 시댁에 대해 분노를 느낄 때는 어김없이 입과 입술이 칼로 잘라내는 듯 아팠다. 여기서 증오의 감정이 입술의 통증과 가장 큰 관련이 있음을 알 수 있었다.

— 외도하는 남편에 대한 경멸감과 증오가 하늘을 찌를 정도였다. 역시나 남편에 대한 원망이 느껴지면 어김없이 입이 극심하게 아팠다.

— 점쟁이의 말로 인해 두려움을 많이 느꼈고, 혹시나 '정말로 안 나으면 어떡하나' 하는 불안과 공포가 컸다.

앞서 말한 대로 100여 개의 사건을 지웠으므로 관련된 감정도 이것들이 전부는 아니었다. 다만 생각나는 대로 중요한 것만 몇 가지 적어본 것이다.

3. 증상과 관련된 생각

— **인간관**: '사람들은 믿을 수가 없다. 사람들은 나를 싫어한다.'

— **세계관**: '세상을 믿을 수가 없다. 사람들을 만나는 것은 위험하다.'

— **자아상**: '나는 가치가 없다. 나는 무능하고 무기력하다.'

부정적인 경험을 많이 하면 부정적인 신념을 형성하게 된다. 부모에게 사랑받지 못하고 시댁과 남편에게 사랑받지 못한 그녀는 위와 같은 인간관과 세계관을 자기도 모르게 갖게 되었다. 그녀의 극심한 통증은 이런 면에서 나름의 유용성도 있었다. 그녀는 너무 아파서 최근 몇 년 동안 아무도 만날 수 없었으니, 통증은 그녀를 위험한 세상과 사람으로부터 격리시켜 보호해주는 역할도 하고 있었던 것이다.

그러나 그녀가 만일 계속 이런 인간관과 세계관을 유지한다면 통증에서 벗어나는 것은 불가능하다. 실제로도 그녀는 한 번씩 모임에 나가서도 인간관계의 불편함을 느낄 때면 즉각적으로 입의 통증을 느꼈다. 이에 나는 그녀에게 다음과 같은 긍정적인 확언을 만들어서 무의식에 심어주었다.

— '나는 좋은 사람을 사귄다.'
— '나는 사람을 보는 눈이 있다.'
— '세상은 안전하다.'
— '사람들은 나를 좋아한다.'

이런 긍정적인 가치관이 무의식에 심어지면서 인간관계로 통증이 재발하는 일은 점차 줄어들었다.

한 인간이 가진 생각 중에서도 가장 중요한 것은 자아상이다. 그녀는 사랑받지 못하고 배신당하고 이용당한 경험을 많이 하면서 결국에는 이런 자아상을 자신도 모르게 만들었던 것이다.

자아상이란 법률로 비유하자면 헌법과 같다. 부정적인 자아상의 가장 큰 문제는 자신이 나을 수 있고 좋아질 수 있다는 사실을 도무지 믿지 못한다는 점이다. 너무 고통스러워 치료는 열심히 받고 노력하지만, 정작 무의식에서는 '나는 안 된다'는 신념이 너무 굳건해서 역설적으로 어떤 치료도 효과가 안 난다.

이렇게 의식적인 신념과 무의식적인 신념(자아상)이 충돌하는 상태를 '심리적 역전'이라고 한다. 나는 그녀의 부정적인 자아상을 개선하기 위해서, 다음과 같은 확언을 꾸준히 해서 무의식의 부정적 자아상이 바뀌도록 했다.

- '나는 나를 이해한다.'
- '나는 나 자신을 조금씩 좋아하기로 선택한다.'
- '나는 나를 믿는 것을 선택한다.'

부정적인 자아상이 바뀌지 않은 상태에서는 치료가 잘 되더라도 확 뒤집어지는 경우가 생긴다. '나는 안 돼'라는 신념이 있으면 증상이 요동칠 때마다 '나는 역시 안 돼'라고 생각하면서 자포자기하여 원상태로 돌아가는 경우가 많다. 그 자체가 정상적인 진행 과정임에도 불구하고 말이다.

3년 만에 처음 허리를 굽혀요

EFT 워크숍 2단계에서 있었던 사례이다.

EFT의 중요 기법인 '핵심주제' 찾기를 학습하고 참가자들 간에 상호 실습하는 시간이었다. 40대 후반의 한 여성이 불과 30여 분 정도의 실습이 끝나자 놀라워하면서 앞으로 나와 자신의 사례를 발표했다. 자초지종을 들어보니, 몇 년간 허리가 너무 아파서 아침마다 허리를 굽혀야 하는 세수 대신 샤워를 택할 정도였다. 게다가 허리에 힘이 너무 없어서, 단 2~3일만 요대를 하지 않으면 쓰러질 지경이었다. 그분은 지금도 요대를 차고 있다면서 직접 풀어 보여주었다. 많은 요통 환자들을 보아왔지만 그중에서도 증상이 심각한 편이었다.

그런데 더 놀라운 것은 그런 요통이 불과 30여 분 정도의 상호 실습 시간 만에 사라졌다고 하는 것이 아닌가! 그러면서 요대를 풀고 직접 허리를 굽혀 바닥에 손끝을 대는 모습까지 보여주었다. 그녀는 몇 년 만에 처음으로 통증 없이 허리를 굽혀 바닥을 짚는 기적을 경험하게 된 것이다. 어찌 보면 약장수가 만병통치약을 팔기 위해 연출을 한다고밖에 보이지 않을 듯도 싶었다. 40여 명의 참가자들이 모두 어안이 벙벙해졌고, 본인도 그 이상으로 어안이 벙벙해진 듯했다.

"처음에는 어떻게 EFT를 적용하셨죠?"

"처음에는 시킨 대로 증상 자체에 대해서 적용했죠. '나는 허리가 아프고 힘이 없고 굽힐 수가 없지만, 마음속 깊이 받아들입니다'로 두드리니까 조금 편안해지긴 했는데, 더 이상 진전이 없었어요."

"그럼 그다음에는 어떻게 하셨죠?"

"실습 상대자가 허리 아픈 것에 대해 어떤 생각이 드는지 물어보셔서, 가만히 보니까 그동안 너무 오래 아파서 체념 반 위로 반으로 '병고病苦를 약으로 삼아라'는 생각을 많이 했었어요. 불교를 믿으니까 불경의 말을 되뇌었던 거죠."

"그건 〈보왕삼매론〉에 나오는 얘기죠. 그래서 또 어떻게 하셨죠?"

"그래서 '나는 병고를 약으로 삼으라는 말로 몇 년간 참고 견뎠지만, 마음속 깊이 받아들입니다'로 두드렸더니 그 생각이 사라지고 많이 편안해지는 게 느껴졌어요. 통증은 아직 반 정도 더 남은 것 같았고요."

"그래서요?"

"그러다 허리와 관련된 사건이 하나 생각났어요. 사실 허리가 처음 아프게 된 원인이 교통사고 때문이거든요."

그러면서 그녀는 교통사고에 대한 자초지종을 늘어놓았다. 몇 년 전에 신호를 기다리느라 정차해 있는데, 갑자기 뒤에서 다른 차가 받아서 심한 충격을 받았다. 이 충격으로 그녀는 근 한 달간 업무와 가사도 돌보지 못하고 병원에 입원해 있어야 했다. 그런데 그 사고 가해자는 목사였다. 명색이 성직자란 사람이 피해자인 자신이 이렇게 고통받고 있는데도 단한 번의 사과, 병문안, 심지어는 위로 전화조차 없었다고 했다.

"명색이 목사이고 성직자라는 사람이 이렇게 사람을 다치게 해놓고, 이렇게 큰 고통을 줬으면서도 보험처리만 땡 해놓고 어떻게 나 몰라라 할 수가 있죠? 사과나 위로는커녕 전화 한 통 없었어요. 그게 성직자가 할 짓이에요? 보통 인간으로서도 할 짓이에요? 이런 식으로 엄청난 분노가 치밀었는데, 이것에 대해 EFT를 하고 나니 그 사건이 잘 기억나지도 않고 마음이 편안해지면서 갑자기 허리도 나아버렸어요."

"결국 허리 통증의 중요 원인은 목사에 대한 분노였군요!"

그녀는 이런 사람이 성직자가 되어서 용서와 사랑을 설교한다는 것이 이해도 용납도 되지 않았다는 말도 했었다.

그녀의 사례를 뫔 의학의 육사감생 모델로 정리해보자.

뫔	몸	육체 증상 (질병)	몇 년 동안 아파서 허리를 굽히지 못함. 허리를 버틸 힘도 없음. 항상 요대를 차야 함.
		관련 기억 (기억)	몇년 전에는 목사가 나의 정차된 차를 뒤에서 들이받음.
	마음	관련 감정	낫지 않는 허리에 대한 체념. 가해자에 대한 분노. 아무리 해도 낫지 않아서 느껴지는 좌절과 우울 등.
		관련 생각	그런 인간은 성직자가 되어서는 안 된다. 내 허리는 안 나을 것이다. 병고를 약으로 삼아라.

EFT로 이 4요소를 해결해나가자 그렇게 극심하던 허리 증상이 불과

30여 분만에 사라졌던 것이다.

물론 모든 고질병의 4요소가 이분처럼 간단하게 드러나서 한 번에 없어지는 것은 아니다. 어떤 사람에게는 전 인생의 수십수백 개 사건들이 줄줄이 떠오르기도 한다. 어쨌든 4요소 모델은 거의 모든 통증과 질병에 적용된다. 그리고 이것들을 EFT로 지울 때 그 치료 효과는 그 무엇보다도 막강하다.

참고로 이분을 1년 뒤에 다시 만나게 되었는데, 허리는 여전히 건강했다. 그분이 허리를 꾸벅 숙여 인사하면서 내게 말했다.

"선생님 덕분에 제 허리 아직도 건강합니다. 감사합니다."

삶의 무게로 내려앉은 허리

3년 전에 60대의 한 여성이 보호자인 사위와 함께 왔다. 10여 년 전에 척추협착증으로 수술을 해서 인공뼈를 넣었는데도 허리를 가눌 수가 없어서 지난 1년간 두 번이나 재수술을 했는데도 전혀 효과가 없었다고 했다. 현재는 주업이 농사인데 일을 할 수가 없어서, 몇 년째 거의 누워만 지내는 형편이라고 했다.

참고로 척추협착증이란 척추뼈가 뭉개지면서 척추 간격이 좁아져 신경을 압박하는 병이다. 병원에서는 수술이 잘되었고 사진상으로도 전혀 이상이 없다고만 하는데, 정작 당사자는 그렇지 않으니 참 갑갑하고 절망적인 상황이었다.

이런 병은 의료진이나 환자 모두 당황하기 마련인데, 나는 자신 있게 말할 수 있다.

'몸만 다뤄 치료되지 않는 병에는 반드시 심리적인 요소가 있다.'

그럼 과연 이 여성도 그랬을까? 종합병원에서 최첨단의 수술을 받고도 해결되지 않은 고통이 과연 마음의 문제를 해결한다고 치료될 수 있을까?

나는 그동안의 무수한 경험과 공부를 통해서 인체에 대해서 확신하는 단 한 가지가 있다.

'인체는 어떤 병도 스스로 치료할 수 있다.'

그래서 나는 다시 한 번 이 믿음을 되새기고 자신 있게 상담에 들어갔다. 그녀는 요대를 하고도 허리를 제대로 펴지 못하고, 10미터도 안 되는 대기실도 제대로 걷지 못했다. 몸통이 틀어져서 기우뚱한 채로 허리를 부여잡고 겨우겨우 진료실로 들어왔다. 얼굴은 마치 바둑천재 이창호를 보는 듯 무표정 그 자체였다.

허리의 통증은 0부터 10까지 중에서 8정도라고 했다. 증상과 여러 상황에 대해서 물어도 "좋은 것도 나쁜 것도 없어요"라고만 말했다. 나는 이분이 완전한 체념과 좌절 상태에 있음을 직감했다.

그러자 보고 있던 사위가 몇 마디를 거들었다.

"큰아들이 10년 전에 죽고, 둘째인 딸은 저와 결혼하고, 막내아들은 17년간 불구로 누워서 지내다가 10년 전쯤에 죽었어요."

이 말을 듣고 이분의 삶의 무게와 상처가 너무 크구나, 그 삶의 무게가 허리 통증으로 나타났구나 하는 생각이 들었다. 원래 EFT를 하려면 환자에게서 증상과 관련된 사건과 감정과 생각을 들어야 하는데, 이분은 완전히 절망과 체념의 상태라 그럴 수가 없었다. 병도 병이지만 면담 상황 자체도 그 이상으로 난감했다. 그래서 나는 이분을 대신해서 나의 직관이 시키는 대로 다음과 같이 그분의 인생을 대신 표현해주면서 타점을 20분 정도 두드려주었다.

"너무나 힘들게 살아왔다. 너무나 힘이 들지만 아이들 때문에 죽을 수도 없었다. 산 것이 아니라 버틴 것이었고, 버티고 버티고 버티다 여기까지 왔다. 하지만 이제 아들 둘도 가고, 허리는 병들어 제대로 걸을 수도 없다. 너무나 힘이 들어서 참기만 하다 보니 좋은 것도 좋은 줄 모르겠고, 싫은 것도 싫은 줄 모르겠다. 좋은 것도 나쁜 것도 없다. 사는 것이 아니라 버티는 것이었다. 버티다 버티다 여기까지 왔다."

이렇게 직관에 따라 무당이 한풀이 굿을 하듯 타점을 두드리면서 살아온 날들을 넋두리로 풀어내자, 얼마 후에 마치 돌아앉은 돌부처가 눈물을 흘리며 몸을 돌리듯 이분이 눈물을 죽 흘렸다. 그 순간 '통했구나' 하는 직감이 들었다. 그래서 이제 일어서서 걸어보시라고 하니 훨씬 부드럽게 일어섰고, 통증도 8에서 3으로 떨어졌다. 이에 무표정이던 여성이 갑자기 엷은 미소를 띠면서 소리를 쳤다.

"이게 무슨 일이지? 허리가 어떻게 이렇게 되지? 신기하네."

이렇게 한 시간에 걸친 첫 상담이 끝났고, 나는 교감이 생겼으므로 앞으로 잘 진행되리라는 직감이 들었다.

그다음 2회차 상담은 순조롭게 진행되었다. 그녀는 첫회에서 말하지 못하고 쌓아만 두었던 생각과 감정들을 순조롭게 풀어내기 시작했고 나는 이 모든 것에 EFT를 적용했다.

점차 어느 정도 사건과 생각과 감정이 지워지자, 나는 허리에 대해 새로운 확언을 만들어주었다.

'내 허리는 건강하고 튼튼하고 꼿꼿하다.'

몸에 대한 생각(신념)이 바뀌는 만큼 몸도 바뀌는 법이다. 내 몸은 내 말을 듣는다. 이 확언을 매일 수시로 반복하라고 말하면서 다음과 같은 대화를 나누었다.

"'죽겠다, 죽겠다' 하면 더 죽게 되고, '살 만하다, 살 만하다' 하면 살
만해집니다. 마찬가지로 '좋아진다, 좋아진다'를 계속하면 많든 적든 좋
아집니다. 긍정적인 생각은 어쨌든 남는 장사입니다. 아시겠죠?"

"네, 정말 그렇네요. 매일 '죽겠다, 못 걷는다' 이런 생각만 했는데…."

이렇게 주 1회씩 4회를 치료한 결과는 놀라웠다. 어느 날 내가 밖에서
점심을 먹고 들어오는데, 눈에 익은 사람이 내 앞을 성큼성큼 걸어가는
것이 아닌가! 알고 보니 바로 이분이었다.

처음에 이분은 불과 10미터 정도도 혼자 걷지 못해서, 요대로 허리를
꽉 졸라맨 다음에 사위의 부축을 받고서 겨우 들어오셨다. 그런데 문제
의 그날, 즉 4회째 상담을 받던 날에는 지하철로 한 시간 이상 걸리는 경
기도 외곽에서 혼자 지하철을 타고 서울의 내 상담실로 성큼성큼 걸어
오고 있었던 것이다. 게다가 무표정하던 얼굴에는 엷은 미소까지 비치고
있었다. 허리뿐만 아니라 마음까지 바뀐 것이다.

이분의 낫지 않던 허리 통증은 삶의 사건과 감정과 생각들이 쌓여서
만들어진 병이었고, 그것들을 EFT로 풀어주자 그 결과는 이렇게 극적이
었다. 나는 이렇게 말하기도 한다.

'내 병에는, 내 몸에는 인생의 스토리가 있다.'

우리의 병은 종종 드라마나 영화 이상으로 더 드라마틱하다. 내가 살
아오면서 경험했던 사건들에 대한 희로애락의 스토리가 고스란히 다 기
록되어 있으니까.

1년 동안 복통과 설사 때문에 죽밖에 못 먹었어요

1년 전쯤에 만성 복통과 설사로 고생하는 50세의 남성이 찾아왔다.

4~5년 전부터 매주 한두 번씩 설사를 하기 시작하다가, 1년 전쯤에는 설사를 매일 하게 되어서 한방병원에 한 달간 입원까지 했지만 약간 호전을 보이는 듯하다가 다시 여전해졌다고 했다. 현재는 온갖 병원 치료를 받아도 소용이 없고, 양약에 대한 거부반응이 너무 심해서 양약은 아예 먹을 수도 없고, 무엇을 먹어도 물과 같은 설사를 하기 때문에 겨우 환자용으로 판매되는 죽만 먹는 상태였다. 다른 것을 먹으면 바로 설사가 나왔다. 그나마 죽만 먹는데도 하루에 너덧 번은 계속 설사를 하는 상태였다.

이외에도 그가 가진 증상은 너무 많았다. 평생 추위를 탔는데, 심지어 여름에도 선풍기 바람을 못 쐴 정도이고 약간의 바람만 쏘여도 몸살감기에 걸려 한 달 이상 고생했다. 게다가 배가 항상 얼음장같이 차서 매일 핫팩을 배에 대고 잔다고 했다.

몸이 이렇게 아프니 우울증도 심한 상태였다. 이외에도 평생 온갖 질병에 시달려서 대학을 졸업할 때까지 한 해도 안 아프고 보낸 적이 없고, 그만큼 결석도 잦았다고 했다.

1. 사건

항상 배가 냉해지고 아프면서 설사가 심해진다고 하기에, 나는 먼저 추위와 관련되는 과거의 사건들을 물어보았다. 그러자 온갖 기억들이 다 떠올랐다.

— 어릴 때 가난해서 집이 항상 추웠고, 따뜻한 물이 나오지 않았다.
— 가족과 형제들이 항상 차갑게 대했고, 따뜻하게 사랑받은 기억이 없다.

‒ 친구들과 잘 지내지 못해서 항상 마음이 외롭고 추웠다.
‒ 항상 감기에 걸려 고생했다.

대략 수십 가지의 사건들이 떠올랐지만 여기에는 그중 일부만 적었다. 이런 사건들을 들으면서 설사를 일으키는 사건들의 공통성이 보였다. 한 마디로 몸의 추위에 덧붙은 마음의 추위, 즉 외로움이었다.

2. 감정

이런 사건들과 관련된 감정들을 찾아보기 시작했다. 주로 추워서 고생했던 억울함과 서러움, 추위에 대한 두려움, 사랑받지 못하는 외톨이로서 느꼈던 우울함과 외로움, 사랑보다는 비난을 주었던 가족에 대한 원망, 낫지 않는 병에 대한 짜증 등등.

3. 생각

많은 생각들이 있었지만 그에게 가장 문제가 된 생각(신념)은 다음의 몇 가지였다.

‒ 평생 너무 많은 질병을 오랫동안 앓다 보니 '내 병은 낫지 않을 것이다'라는 무의식적 신념이 대단히 강했다.
‒ 평생 추위에 시달리다 보니 추위에 대한 두려움이 너무 강했고, '바람을 쐬면 나는 즉각 몸살감기에 걸린다'는 패턴화된 신념이 오히려 감기를 자꾸 만들고 있었다.
‒ 어렸을 때부터 가족에게 사랑을 받지 못하고 성장하다 보니, 자기 자신을 좋아하고 사랑하는 법을 익히지 못했다. 그는 무의식적으로

'나는 부족하다, 이런 나 자신이 싫다'는 신념을 갖고 있었다.

나는 그가 가진 이런 사건과 감정과 생각들을 주 1~2회씩 20회에 걸쳐 EFT로 지워나갔다. 그는 마지막 상담에 내게 이렇게 말했다.

"처음 2~3회 때는 잘 못 느꼈는데, 점차 설사가 줄고 감정이 바뀌기 시작했어요. 그저 지푸라기 잡는 심정으로 왔는데 '이게 정말 되는구나' 하고 느꼈어요."

그의 말대로 시간이 지나면서 설사는 줄면서 그쳤고, 식사도 죽만 먹다가 이제는 일상식을 먹어도 끄떡없어졌다. 그토록 심하던 오한도 줄어서 난생처음으로 여름에 반팔 옷도 입게 되었다. 그는 이런 말도 했다.

"처음에는 몸만 치료하는 줄 알았는데, 차츰 성격이 변해서 내가 짜증을 안 내니까 아내가 더 좋아했어요. 심지어는 좀 더 치료받으라고 권하기도 했어요. 몸이 아니라 성격과 마음까지 긍정적으로 바꿔주셔서 정말 감사합니다."

사실 이는 당연한 결과다. 마음이 바뀌지 않을 때는 어떤 만성질환도 낫지 않는다. 몸과 마음을 치료하는 것이 몸 의학의 패러다임이고, 이것이 진정한 치료이며, 이 방법이면 어떤 병이든 치료할 수 있다.

7년 동안 내 왼쪽 무릎을 잘라내고 싶었어요

언젠가 30세가량의 아가씨가 무릎의 통증을 호소하며 나를 찾아왔다. 7년 동안 왼쪽 무릎이 아팠는데, 병원의 검사상으로는 아무 이상도 없고 따라서 치료법도 없었다. 심지어 무당까지 찾아갔는데 척 보자마자 묻지도 않고 신통하게 왼쪽 무릎이 아픈 것을 맞추더란다. 하지만 정작 치료에 관해서는 '날 때부터 악기惡氣가 들어서 어쩔 수 없다'고 하며 그냥 돌려보냈다고 했다.

왼쪽 무릎은 시시때때로 아프다가도 괜찮아지곤 해서 도무지 종잡을 수가 없었는데, 한 번 아프면 너무나 쑤시고 아려서 '무릎을 칼로 그냥 콱 잘라내고 싶다'고 자꾸 생각하게 될 정도였다. 지금 생각해보면 그 악명 높은 '복합 부위 통증 증후군'이었던 것 같다.

그런데 병원도 무당도 포기한 이 환자가 과연 몸 의학과 EFT로 치료가 될까? 어쨌든 그녀는 나와 12회 정도의 상담을 했고, 그 과정을 통해서 통증을 일으키는 육사감생의 요소들을 찾아서 EFT로 지워나갔다.

1. 사건

— 아버지의 심각한 가정폭력 때문에 온 가족이 평생 불안과 공포에 시달렸다.

— 엄마는 이런 아버지 밑에서 사느라 평생 우울증에 시달렸고, 심지어 자살 시도를 한 적도 있었다.

— 그녀 자신은 이런 아버지 밑에서 기가 죽어서 학교에서도 종종 친구와 선배에게 온갖 괴롭힘을 당했다.

— 아버지가 종종 때렸고, 항상 비난하고 비판하고 윽박질렀다.

2. 감정

아버지에 대한 공포와 증오는 상상을 초월할 정도여서, 그녀는 아버지를 마치 철천지원수 보듯 했다. 엄마에 대해서는 불쌍함과 도와주지 못한 데 따른 무기력감을 느꼈는데, 이로 인해 그녀는 심각한 우울증을 겪고 있었다. 학교와 사회에서는 항상 괴롭힘과 따돌림을 당해 대인공포증과 대인기피증이 심각했다. 30세의 나이에도 불구하고 그녀는 연애를 한 번도 한 적이 없었다.

3. 생각

— 과거의 경험으로 인해 '인생은 무의미하고 괴롭다'는 믿음이 너무 강했고, 자살 충동도 보였다.

— '사람들은 모두 나를 싫어한다. 사람들은 모두 나를 비난한다. 나도 사람들이 싫다'는 믿음이 강했다.

— 그녀는 가족에게도 친구나 선배에게도 제대로 된 사랑을 받은 적이 별로 없어 '나는 내가 싫다'는 자아상이 강했다.

이렇게 12회를 상담하는 동안 그녀의 무릎은 일진일퇴가 있기는 했지만 점차 나아갔고, 11회 상담을 하고 거의 두세 달이 지난 후에 마지막 상담을 했을 때 그녀는 이렇게 말했다.

"이제 통증도 없어요. 이제 무릎은 다 나았어요."

드디어 완치된 것이다. 그동안 그녀의 성격도 많이 변화했다. 조금씩 더 웃게 되었고, 직장에서 항상 주위를 의식하던 버릇도 줄어서 상당히 당당해졌다. 그녀는 육사감생 모델로 무릎과 인생을 같이 고쳤던 것이다.

문득 그녀와의 상담 중에 있었던 일이 떠오른다. 그녀는 종종 꿈 이야기를 내게 했는데, 그 꿈이 그녀의 병에 대한 정보를 많이 알려주는 경우가 많았다.

"꿈에 고양이 두 마리를 봤어요. 오랫동안 그 두 마리를 키워온 것 같아요. 한 마리가 다른 한 마리를 오랫동안 너무 괴롭혀서 내가 내보내줬어요. 그 고양이가 뭘까요?"

"(타점을 두드려주면서) 그 고양이가 무얼까? (몇 분간 질문을 반복한다) 그 고양이가 무얼까? 혹시 떠오르는 것이 있나요?"

"나의 비참한 과거네요. 그런데 허전함이 느껴지네요."

"아쉬운가요?"

"네. 고양이의 뒷모습이 아른거리네요."

"과거를 내려놓기 아쉬워하는군요."

"이런 과거를 내려놓으면 그럼 나는 누구죠? 어떻게 살죠? 혼란스러워요."

결국 그 고양이는 평생 우울하게 살아와서 만들어진 우울한 자아의 상징이었고, EFT로 성격이 긍정적으로 변화하면서 과거의 나를 버리는 데서 오는 정체성 혼란을 느꼈던 것이다. 나는 이 정체성의 혼란도 EFT와 확언으로 해결해주었고, 그만큼 그녀는 밝아진 자신을 더 깊이 받아들이게 되었다.

정신분석 사례들에서도 이런 일들이 많이 나타나는데, 이렇게 무의식은 종종 꿈으로 자신의 상태를 표현해주곤 한다. 사실상 통증처럼 꿈도 무의식이 나에게 보내는 신호이다.

나는 종종 이렇게 말한다.

무의식은 나의 친구다. 통증(병)은 고통을 주는 것이 목적이 아니라 뭔가를 알려주는 것이 목적이다. 그 의미를 찾을 때 치유는 저절로 일어난다.

망가진 척추를 단번에 일으켜 세우다

이번 이야기는 치료 사례라고 하기보다는 치료 중단 사례라고 해야겠지만, 그 경과가 너무 극적이어서 여기에 소개하려고 한다.

어느 날 40대 초반의 미혼 남성이 나를 찾아왔다. 상담실에 들어오는 그의 얼굴을 보는데, 순간 흠칫했다. 그동안 수많은 강의와 상담을 해오면서 각양각색의 사람들을 봐왔지만 그중에서도 가장 험상궂은 얼굴이었다. 한 마디로 영화 〈스카페이스〉의 주연 알 파치노보다 열 배는 더 험상궂었다.

그런데 의외로 그는 부드러운 말투로 입을 열었다.

"누구든지 걸리기만 하면 칼로 찔러 죽이고 싶을 정도로 분노의 감정이 강해서, 이러다 충동적으로 범죄를 저지를지도 몰라 찾아왔어요."

그 순간 나는 마음의 분노가 얼굴을 그렇게 험하게 만들었겠구나 하는 생각이 들었다.

그렇게 첫날 그는 엄청난 인생의 이야기들을 털어놓기 시작했는데, 차마 사실이라고는 도저히 믿을 수 없을 정도로 상식 밖의 이야기였다. 그가 태어난 지 몇 년 되지 않아서 아버지가 죽었고, 그의 어머니는 2남 1녀의 자식을 그저 키우기 싫다는 이유로 모두 고아원에 버렸다. 그는 그 고아원에서 초등학생 시절을 보내면서 원장과 원생들에게 매일 구타와 학대를 당했고, 밥도 제대로 먹을 수가 없었다. 한마디로 SBS 방송의 〈긴급출동! SOS 24〉에나 나올 일을 다 경험한 것이다.

그런데 지독하게도 이것이 다가 아니다. 그가 초등학교 3~4학년일 무렵에 어머니가 찾아와서 이해할 수 없는 이유로 자식들을 다시 데려갔고, 그때부터 새로운 학대가 시작되었다. 평소에 아버지와 사이가 좋지 않았던 어머니는 아버지의 얼굴도 모르는 그를 마치 아버지인 것처럼 학대했다. "죽어라!"나 "죽여버리겠다!"는 말은 예사였고, 차마 옮겨적을 수 없는 욕설을 수시로 퍼부어댔다. 그 학대의 정도는 고아원에 비할 바가 아니었다.

그가 받은 학대는 여기에서 그치지 않았다. 그의 형이 어머니에게 학대받은 분풀이를 다시 그에게 해대는 바람에, 그는 생존하기 위해서 사춘기 때부터 격렬한 운동으로 힘을 키울 수밖에 없었다고 했다.

그에게 사춘기가 지날 무렵이면 힘으로도 어머니에게 저항할 수 있었을 텐데 왜 그러지 않았냐고 묻자, 워낙 어릴 때부터 고아원에서 학대받다 보니 그것이 당연한 일인 줄 알았다고 말했다. 〈긴급출동! SOS 24〉 프로그램에서 보듯, 소위 '현대판 노예'라고 불리는 사람들은 학대가 학대인 줄도 모르는 채로 자신의 권리는 물론이고 자신의 존재마저 잊고 살아간다.

그러던 그도 20세가 넘어 사회생활을 하면서 점점 자아를 찾게 되었고, 또한 그만큼 자신을 버리고 학대한 어머니에게 분노가 쌓여갔다. 그러다가 그 분노의 크기를 증명할 만한 일이 일어났다. 갑자기 사고를 당해 경추와 요추의 뼈 몇 개가 부서지고, 서너 개의 추간판(디스크)이 심하게 튀어나와 신경을 너무 압박해서 사지가 마비되고 움직일 수 없는 응급 상황에 빠진 것이다. 그 상황에서 당연히 그는 고통과 충격으로 거의 인사불성이었다.

그때 응급실에서 의사가 외쳤다.

"지금 상황이 너무 심각하니, 빨리 보호자에게 연락해서 바로 수술할 수 있도록 해!"

그 말을 듣자마자 그는 인사불성 상태에서도 갑자기 분노로 인해 온몸에 힘이 꽉 들어가면서 속으로 이렇게 외쳤다.

"뭐, 어머니에게 연락한다고! 절대로 이런 약한 모습으로 어머니를 볼 순 없어. 나는 반드시 일어나서 복수해야 해."

그래서 바로 정신을 차리고 사지를 움직여 곧장 일어섰다. 수술도 치료도 없이 오로지 어머니에 대한 복수심만으로 곧장 일어섰던 것이다. 믿기 어렵겠지만 이것은 그가 한 말을 그대로 옮기는 것이다.

이렇게 그는 분노의 힘으로써 기적적인 치유를 경험한 적이 있었다. 하지만 몸은 나았어도 그 분노의 마음은 도저히 사라지지 않고 있었다. 그는 교육을 많이 받지 못해서 온갖 일을 전전했는데, 자주 분노가 치밀어 인간관계가 어려웠고 이런 분노로 자칫 사람을 다치게 할까 봐 스스로 늘 불안해했다.

몇 년 전에 그가 마지막으로 선택한 직업은 힘들기로 악명 높은 육류 운송업이었다. 이 일은 너무 힘들고 사고가 잦아서 소방관이나 스턴트맨처럼 생명보험이나 상해보험에도 들지 못한다. 전직 씨름선수나 유도선수 정도 되어야 겨우 감당할 수 있는데, 그마저도 몇 년 이상은 못하고 모두 경추나 요추에 디스크가 생겨 그만둘 정도라고 했다.

나는 왜 이런 일을 하느냐고 물었다.

"한 짝이 100킬로그램이 넘는 고깃덩이를 들 때도 어머니만 떠올리면 힘이 확 생겨요. 힘들 때마다 스스로 생각해요. '이것도 못 들면서 어떻게 복수를 해?' 그러면 못 들 것이 없어요."

그렇게 그는 어머니에 대한 분노를 일로 삭이며 풀고 있었고, 덕분에 그 분야에서는 최고로 인정받고 있었다. 일에 대한 자부심도 상당했다.

첫날 이런 대화를 하면서 솔직히 나는 그에게 감동했다. 뼈에 사무치는 분노를 가족과 세상에 되돌리지 않고 성실하게 일로 풀고 있다는 자체가 엄청난 인내와 도덕성을 요구하는 일이기 때문이다. 그는 정말로 성실하게 살았고, 어머니나 형에게서 받은 것을 조금도 되갚지 않았다.

이에 나는 EFT로 어머니에 대한 분노를 지워나갔다. 놀랍게도 바로 첫날에 어머니에 대한 분노가 대부분 지워졌고, 따라서 그의 마음도 아주 편안해졌다. 대부분의 사람들은 이 정도의 분노라면 몇 달 이상을 나에게 치료받는 것이 보통이었다. 그런데 첫날 상담이 끝나갈 무렵 어머니의 얼굴을 떠올리게 했더니, 그렇게 요동치던 마음이 이젠 편안하다고 하는 것이 아닌가!

그렇게 한 주가 지났다. 그런데 두 번째의 상담은 심상찮았다. 그가 근심 어린 얼굴로 들어왔다. 첫 상담을 통해 분노가 사라지고 나자, 사고로 다쳤던 경추와 요추의 통증이 재발했던 것이다.

"그렇게 쉽게 들던 100킬로그램 고깃덩이가 이젠 무겁고, 심지어는 어깨와 목과 허리가 다 아파요."

아마도 경추와 요추가 그때 다 나은 것이 아니라 분노가 증상을 억압하고 있었을 뿐이고, 무의식의 분노가 사라지자 이제는 그 증상이 다시 드러나는 것으로 보였다. 그는 이제는 분노보다는 사고로 망가진 척추 때문에 몸을 못 쓰게 될까 봐 두려워했다.

나는 이 두려움도 몇 회 상담하면서 마저 지우면 본래처럼 건강해질 거라고 말했지만, 그는 결국 다음 상담에 오지 않았다. 안타까운 마음에 직원을 통해서 다시 연락을 시도했지만 도저히 내 말을 믿지 않았다. 그는 너무 오랫동안 학대를 받아서 아무도 믿지 못하는 상태였는데, 분노가 사라진 자리에 두려움이 나타나자 세상에 대한 의심이 커져서 의사인 나조차 믿지 못하는 것이었다.

어쨌든 그는 이렇게 나에게 안타까움을 남기고 갔지만, 마음의 힘은 척추가 다 망가진 사람도 일으킬 정도로 강력하다는 사실을 확실히 일깨워주는 본보기가 되어주었다.

3장

몸 의학의 개척자들

;

　마음이 몸을 고친다는 나의 주장에 아직 많은 독자들은 반신반의
할 것이다. 당연하다. 나도 그랬고, 수많은 의사들도 그렇고, 사회 자
체가 그렇다. 이 사회와 의료계는 심신이원론의 환상에 빠져 눈에
보이는 명백한 사실을 아직 인정하지 못하고 있기 때문이다.

　하지만 그럼에도 용감하게 기존 의료계의 독단과 관행을 넘어서
뫔 의학의 성과를 보여주고 증명하고 있는 많은 개척자들이 있다.
여기에는 그들 중 몇몇을 선별했다. 독자들이 이것으로 뫔 의학이
나만의 독단이 아니라 세계적이고 보편적인 법칙이자 현상임을 이
해하기 바란다.

일본의 심료내과:
마음을 고쳐
온갖 난치병을 고치다

어느 한의사가 이런 임상례를 말했다. 아토피가 무척 심한 20대 유학생이 한 학기를 휴학하고 한국에 와서 그에게서 치료를 받았다. 몇 달 동안 치료해서 거의 다 나아서 한 달 이내에 출국하기로 했는데, 갑자기 다시 확 심해져서 출국을 연기하고 다시 치료를 받게 되었다. 특이하게도 거의 다 나아서 출국해도 된다고 하면 다시 재발하는 일이 몇 번이나 반복되자, 이 한의사는 뭔가 짚이는 게 있어 환자를 심리상담사에게 보냈다. 그리고 몇 달의 심리상담으로 이 환자가 지독한 향수병과 고독감에 시달리고 있음이 밝혀졌고, 이 문제가 상담치료로 해소되자 아토피도 저절로 나아버렸다.

이렇게 의사나 환자가 의식하지는 못해도 마음이 몸의 병을 만드는 경우가 있진 않을까? 있다면 얼마나 될까? 그리고 이런 병은 누가 치료할 수 있을까?

일본에는 우리나라에서는 볼 수 없는 독특한 진료과목이 있다. 정신과와 내과를 합친 듯한 이른바 심료내과心療內科가 그것이다. 큐슈 의학대학의 이케미 유지로 교수가 미국의 심신의학을 연구하고 귀국한 후 1961년 큐슈 대학에서 심료내과라는 명칭을 만들어 정식 진료과목으로 발족시킨 것이 그 시작이었다.

일본에서는 심료내과가 일반인에게도 꽤 알려져 있다. 한 예로 이케미 교수의 저서 《심료내과》는 1963년에 출판되자마자 베스트셀러가 되어 2003년까지 무려 79쇄를 찍었다. 또 1972년에는 도쿄 대학병원에, 1975년에는 토호쿠 대학병원에 심료내과가 개설되었고, 이제는 일반 의원에도 개설되고 있을 정도다.

특히 1997년에는 소설가 나츠키 시즈코가 자신의 낫지 않는 요통을 심료내과에서 완치한 경험을 쓴 《의자가 무서워요》가 출판되어 예상 외의 엄청난 반향이 일었고, 텔레비전과 방송에서 문의가 쇄도했다. 이때부터 심료내과와 심신증心身症이란 말이 일상에서도 회자되기 시작했고, 심지어는 텔레비전 시리즈까지 만들어졌다고 한다.

구체적으로 심료내과에서는 어떤 병을 치료할까? 심료내과에서 다루는 것은 흔히 심신증이라고 부르는 병들로, 육체 증상과 심리적 문제가 함께 결부된 질환들이다. 한 마디로 마음의 문제로 생기는 신체의 모든 병을 치료하는 분야라고 생각하면 된다.

그럼 얼마나 많은 병이 이런 심신증에 해당할까? 2005년 KBS 다큐멘터리 〈마음〉에서 도쿄 대학병원의 심료내과 구마노 히로아키 교수는 "현대인의 질병 중 70~80퍼센트는 마음에서 온다"고 말했는데, 그렇다면 모든 병의 70~80퍼센트는 심리적인 데 원인이 있으니 심료내과의 치료 대상에 해당한다고 볼 수 있을 것이다.

그런데 일본 환자들의 실제 사례를 보면, 주로 기존의 치료가 전혀 듣지 않을 때 의사나 친지의 추천을 받거나 스스로 찾아서 심료내과에 가는 경우가 많은 것 같다. 심료내과는 치과나 정형외과처럼 명확히 구분되는 분야가 아닌 데다가 환자 스스로가 자신의 병이 심리적 원인으로 생겼다는 사실을 처음부터 알기는 힘들기 때문이다.

실제로 열네 명의 심료내과 환자들의 치험례를 기록한 《심료내과를 찾아》(나츠키 시즈코, 시그마 프레스 刊)라는 책을 보면, 거의 모든 환자들의 병이 기존 치료가 듣지 않는 불치병과 난치병과 괴병이고 이들은 앞서 말한 과정을 통해 심료내과를 찾아가고 있다.

그 책에는 열네 개의 증례가 있는데, 독자들의 이해를 위해 여기에 그 증상들을 나열해보겠다. 3년간 원인도 없이 병원 치료로 낫지 않는 요통, 양쪽 귀를 드릴로 뚫는 듯한 통증, 경련과 함께 일어나는 발작성 딸꾹질, 6년 이상 낫지 않는 궤양성 대장염으로 수시로 나오는 혈변과 설사, 신체적 콤플렉스와 턱관절 장애, 고혈압, 거식증, 항문통, 안검하수 (눈꺼풀 처짐), 사경斜頸(머리가 한쪽으로 저절로 돌아가는 증상), 천식, 원형탈모증… 등등.

보시다시피 심료내과에서는 정형외과와 내과 모두에 걸치는 다양한 증상들을 치료하고 있다. 흥미로운 점은 하나같이 기존의 병원 치료로 효과를 보지 못한 증상들이란 사실이다. 원인 파악조차 되지 않았고 발병 기간도 대부분 몇 년 이상 된 오래된 병이었지만, 이 환자들은 심료내과의 치료를 통해 완치나 탁월한 효과를 보게 되었다. 그런 면에서 심료내과는 난치병 환자와 의사 모두에게 새로운 돌파구가 되고 있음이 확실하다.

심료내과에서는 어떤 방법으로 환자를 치료할까? 심료내과에서는 기존의 약물요법에다 심리상담, 단식요법, 확언(자율훈련법), 놀이치료, 그림치료, 바이오피드백 등을 병행한다. 무엇보다도 심료내과에서는 병의 원인을 마음으로 보기 때문에 기존의 약물을 쓰되 점차 줄이고 끊게 한다는 점이 기존 치료와 크게 다른 점이다.

심료내과의 가장 주된 치료법은 뭐니 뭐니 해도 심리상담이다. 상담을 통해 병의 심리적 원인을 밝히고 찾아내어 환자 스스로 깨닫고 개선하게끔 한다. 때로는 가족상담과 집단상담이 병행되기도 하고, 1인실에서 단식을 하면서 무의식 속의 병의 원인과 직면하도록 돕기도 한다.

내가 심료내과에 관해 연구하면서 특히 흥미로웠던 것은, 확언과 비슷한 자율훈련법을 병행한다는 점이었다. 자율훈련법이란 하루에 세 번씩 신체에 자기암시를 거는 것이다. 예를 들어 '심장이 천천히 뛴다, 나는 편안하다, 내 몸이 가벼워진다' 등의 말을 천천히 되뇌는 것이다. 자율훈련법은 내가 주로 쓰는 확언들과도 거의 유사하므로, 나는 심료내과에서 자율훈련법의 효과가 널리 인지되어 자주 사용된다는 사실을 통해 확언의 보편적 치료 효과를 다시금 확인할 수 있었다.

심료내과에서는 자주 '깨달음'이라는 말을 사용한다. 환자 스스로 병의 배후에 숨어 있는 심리적, 성격적 원인을 깨닫는 것이 회복의 첫걸음이다. 환자가 심리적 원인을 깨닫게 되면 바로 그 순간부터 치유가 시작된다. 심료내과 의사들은 환자들의 호소에 장시간 귀를 기울이고, 엉킨 실타래를 풀듯 병의 원인을 찾아 다양한 치료법을 시도한다. 기존의 방식처럼 의사는 치료하고 환자는 그저 치료받는 일방적인 관계가 아니다.

또 심료내과 의사들은 병이란 인생의 표현이라고 생각한다. 실제로 증례의 수만큼 다양한 인생이 병으로 나타나고 있음을 치료 과정을 통해 환자와 의사 모두가 알게 된다. 그래서 《속 심료내과》에서 이케미 유지로 교수는 이렇게 말한다.

"병이라는 것은 각자가 육체적, 사회적으로 살아온 인생 체험의 결정이다. 자신에게도 책임이 있음을 깨달을 때야말로 오랜 난치병에서 해방

되는 길이 열리게 된다."

심료내과에서는 몸의 아픔을 마음으로 고친다. 다른 말로, 괴로운 마음은 병을 만들고 풀어진 마음은 그 병을 고친다. 심료내과의 환자들은 치료 과정에서 '무의식'의 불가사의를 경험하고 밝히게 된다. 무의식에 쌓여 풀어지지 못한 수많은 생각과 감정들이 얼마나 많은 원인불명의 질환들을 만들고, 얼마나 많은 사람들이 이에 시달리는지가 심료내과의 치료를 통해 밝혀진다.

심료내과의 치료 과정에서는 부모와 자식의 갈등, 부부의 불화와 마음의 벽 등이 수없이 드러나게 된다. 여기에서 독자들의 이해를 돕기 위해 앞서 말한 나츠키 시즈코(소설가, 현재 60대 후반의 여성)의 요통 치험례를 간략히 소개해보겠다.

먼저 그녀는 자신의 요통에 대해서 이렇게 적고 있다.

"통증은 침대 안에서 잠이 깬 직후부터 시작되어 느긋하게 침대에 머물러 있는 것조차 허락해주지 않는다. 눈을 뜬 직후부터 생기는 통증은 등 부근으로 점점 퍼져 누워 있기조차 힘든 상태까지 이르기 때문이다. 이런 상태가 거의 3년 동안 지속되었다. 앉기도 눕기도 힘들어서 온갖 치료를 2년 반이나 받았는데 아무런 효과가 없었다. 나는 회복에 대한 희망을 완전히 버리고, 머지않아 죽을 수밖에 없을 것이라는 무기력한 느낌으로 집에 틀어박혀 있게 되었다."

이렇게 좌절하고 있던 그녀는 마침내 지인의 소개로, 의자에 앉을 수도 없어서 눕혀진 채로 심료내과에 실려가게 된다. 의사는 소파에 누워 있는 그녀에게서 성장 과정부터 현재의 상태까지 모든 이야기를 약 두 시간에 걸쳐 듣는다. 그녀가 대학병원에서 온갖 정밀검사를 받았지만 아무런 기질적 이상이 없다는 것까지 확인하고서 의사는 자신 있게 말한다.

"전형적인 심신증이군요. 가장 간단히 말하자면 마음의 문제로 인해 생기는 신체의 병을 일컫는 총칭이지요."

"하지만 마음의 원인 때문에 이 정도까지 극심한 통증이 생긴다고는 생각할 수 없는 걸요."

"아뇨, 심인성이기 때문에 더더욱, 그 어떤 극심한 증상도 나타날 수 있는 것이지요."

그녀는 이후 바로 입원해서 12일간 단식요법을 하게 된다. 그녀는 1972년 토호쿠 대학에서 발표한 단식법을 그대로 따랐는데, 환자는 단식 기간 중에 물 이외의 음식을 금하고 각종 아미노산과 비타민이 든 링거주사만을 맞는다. 그 목적은 환자를 1인실에 격리시켜 어떤 외부의 자극이나 도피처 없이, 몸의 고통과 마음의 원인을 피하지 않고 스스로 직면하게 하는 것이다. 단식을 하면서 그녀는 이제껏 겪어보지 못했던 폭풍우 같은 극심한 통증에 빠지기도 하고, 또 바다가 잔잔해지듯 중간 중간 편안한 시간을 맞기도 했다.

그녀는 아파서 쓰러지기 전까지 새로운 작품을 쓰기 위해 온몸을 혹사시켜왔고, 이에 그동안 그녀가 미처 알아차리지 못했지만 몸은 이미 녹초가 되어서 휴식을 원하고 있었다. 소설가로의 성공을 놓칠 수도 없고 그렇다고 편하게 쉴 수도 없게 되자, 무의식이 요통을 만들어서 그녀가 쉴 수 있도록 해준 것이다. 아파야 겨우 쉬게 될 테니까.

이에 의사가 말했다.

"일에 대한 집착이 당신을 짓누르고 있습니다. 작가로서의 인생을 단념하고 그냥 평범한 주부로 사세요. 나츠키 시즈코의 장례식을 치르세요."

이렇게 허리가 아픈 데도 그녀는 일에 대한 집착을 놓지 못하고 있었으므로 그만큼 요통도 낫기 어려울 것을 직감한 의사의 권고였다.

하지만 그녀는 의사의 이런 권고에 처음에는 완고하게 저항했다. 하지만 단식이 지속되면서 마음이 점차 변하기 시작했다. 단식요법의 또 다른 중요성이 바로 여기에 있다. 변화를 거부하던 마음은 단식이 진행되는 중에 수용적인 자세와 융통성을 갖기 시작한다. 달리 말해 심료내과에서는 EFT 대신에 단식과 상담으로 무의식에 접근하여 그것을 변화시키는 것이다.

처음에는 글을 쓰겠다는 마음 때문에 완강히 거부했던 그녀도 통증 배후의 심리적인 원인을 인정하고 마침내 절필을 선언했다. 그러자 그 후로 그녀는 서서히 회복되기 시작했다. 의자에 앉는 것에 대한 심리적인 부담과 저항도 2주 후에는 거의 해소되었다. 그런 모습에 의사는 절필이 아닌 1년간의 휴필로 처방을 변경해주었다.

입원 후 2개월 만에 그녀는 퇴원했다. 3년간의 참혹한 고통은 흔적도 없이 사라졌다. 눕혀진 채로 실려갔던 그녀는 똑바로 앉아서 차와 비행기를 타고 집으로 오게 되었다. 그동안 갖가지 치료법을 찾아다녔지만 모든 원인은 자기 자신 안에 잠재되어 있었던 것이다. 그녀는 전형적인 심신증 환자였다.

다행히 1년의 휴필 기간이 별일 없이 지나갔고, 그녀는 마침내 작가 활동을 다시 시작할 수 있게 되었다. 그녀는 자신의 치료 경험을 쓴《의자가 무서워요》라는 책까지 발표했다. 그런데 놀랍게도 이 책이 1997년에 출판되자 예상 외의 엄청난 반향이 일었고, 텔레비전과 방송에서 문의가 쇄도하여 심료내과가 일반인에게 널리 알려지는 데 큰 공헌을 하게 되었다고 한다.

　나는 심료내과에 관해 연구하면서 이들의 관점과 방법론이 EFT(또는 나의 봄 의학)와 거의 유사하다는 사실에 놀라움과 동질감을 느꼈다. 모든 만성병과 만성통증이 마음의 문제에서 비롯된다는 점을 이들을 통해 다시 확인할 수 있었다.

　한 가지 아쉬운 점이 있다면, 심료내과에서는 주로 상담만으로 환자의 무의식을 드러내고 바꾸려고 하다 보니 시간 소모도 많고 환자의 심리적 저항도 만만찮다는 것이다. 만약 그들도 EFT를 같이 쓴다면 더욱 탁월한 효과를 얻을 수 있을 것이다.

존 사노:
모든 만성통증은
마음에서 생긴다

앞서 얘기했듯이, 나의 동생이 오래전에 일명 디스크(추간판 탈출증)에 걸렸다. 다리가 당기고 허리가 욱신거려서 편하게 눕지도, 걷지도 못할 지경이었다. 동생은 이에 레이저 수술로 유명한 모 병원에서 즉각 수술을 받았다. 하루 뒤에 움직여 보니 다리가 당기는 것은 사라졌지만 허리가 욱신거리는 지독한 통증은 그대로였다. 그런데 이 병원은 수술 전문 병원으로 유명해서 수술 대기 환자가 밀려 있는지라, 동생의 몸이 이 지경인데도 무조건 퇴원을 권유했다. 또 실제로 이 병원은 "수술 후 바로 다음날에 다 나아서 퇴원할 수 있다"고 광고를 많이 하고 있었다.

어쩔 수 없이 퇴원하기로 한 동생은 퇴원 직전에 수술한 의사에게 물었다.

"다리 당기는 것은 풀어졌는데 허리가 욱신거리는 것은 여전합니다. 확 낫는다고 했는데, 왜 안 낫죠?"

"그러면 일단 그냥 집 근처의 한의원에 가서 침 맞으세요."

이런 어처구니 없는 답변을 듣고 퇴원한 동생은 그 뒤로도 허리의 통증 때문에 몇 달을 고생했다. 너무 아파서 매일 사우나에 가고, 가벼운 운동도 꾸준히 하고, 한약도 조금씩 먹다 보니 몇 달 뒤에는 저절로 많이 풀어졌다. 그간의 경과를 따져보면 이것은 수술 덕분에 나은 것이 아니라 그냥 시간이 지나서 나은 것이다.

그렇다면 추간판 탈출증의 원인은 과연 추간판(디스크)의 탈출이고, 이것만 제거되면 허리가 100퍼센트 낫는다는 게 사실이라고 할 수 있을까? 만약 그게 사실이라면 왜 우리 주변에는 수술해도 안 낫는 허리병 환자가 이렇게도 많은가? 그런데도 수술만이 과연 능사일까?

미국에는 이른바 '읽는 진통제'라고 불리는 책이 있다. 말 그대로 읽기만 해도 통증이 사라진다고 해서 붙은 말이다. 《요통을 이기는 마음의 힘》(Mind Over Back Pain)이 바로 그 책인데, 이 책을 읽고서 15만 명 이상의 독자에게서 등과 허리의 통증이 사라졌다고 한다. 우리나라에서도 《통증혁명》(국일미디어 刊)의 저자로 유명한 존 사노[John Sarno](1923~) 교수가 바로 이 책의 저자이다.

존 사노는 30여 년간 최악의 통증환자들을 치료해왔다. 그의 환자들은 대부분 10~30년간 만성통증에 시달려왔으며 경막하 주사, 수술, 또는 수년 이상 물리치료를 받아본 사람들이었다. 그들 중 상당수는 교통사고나 비행기 추락 등의 심각한 사고를 경험했고 사진상으로도 구조적 이상이 심각했다.

하지만 사노 교수는 이런 심각한 환자들을 대상으로 신체적 기능과 통증 양면에서 70퍼센트 이상의 완치율을 보였고, 나머지 환자들 중 15퍼센트의 사례에서도 40~80퍼센트에 이르는 증상 개선을 이뤄냈다. 그는 30여 년간 무려 1만 2천 명의 환자들에게서 이런 효과를 얻었다.*

———

* 《EFT FOR BACK PAIN》, 41~45쪽, Gary Craig, ENERGY PSYCHOLOGY PRESS.

게다가 그는 약도 수술도 심지어 물리치료도 거의 하지 않는다. 그런데도 어떻게 다른 의사들과 달리 이렇게 탁월한 효과를 내는 것일까?

일단 병의 원인에 대한 진단이 다르고 그에 따라 치료법도 다르다. 한마디로 그의 탁월한 효과는 그만의 진단과 치료법에 의한 것이다. 그는 만성통증의 원인은 대부분 구조적 이상이 아니라 심리적 감정 억압에 있으며, 교육과 상담으로 이것을 풀어줄 때 만성통증이 사라진다고 말한다.

물론 원래는 그도 통증은 척추나 관절, 디스크 구조에 이상이 있거나 잘못된 자세, 운동 부족, 운동 과잉 때문에 발생하며 팔과 다리의 통증은 주로 신경이 눌리기 때문이라고 배웠다. 하지만 1965년부터 뉴욕의대 재활의학과에서 근무하면서, 치료를 하면 할수록 신체 구조의 이상이 통증의 원인이라는 생각이 전혀 근거가 없는 것임을 알게 되었다. 실제 환자들을 치료해보니 통증의 유형과 신체검사 결과는 서로 앞뒤가 맞지 않았다. 예를 들어 척추 퇴행 때문이라고 생각했던 통증이 척추와 전혀 상관없는 신체 부위에서 나타나곤 했던 것이다. 또 디스크는 왼쪽으로 탈출되었지만 통증은 오른쪽 다리에서 느끼는 경우도 있었다.

그는 신체 구조가 통증을 일으킨다는 기존 진단의 타당성에 의문을 갖기 시작했다. 그러다가 통증이 주로 목, 어깨, 등, 허리, 엉덩이 부위에 나타나며, 더 중요하게도 무려 88퍼센트의 환자가 긴장성 두통, 편두통, 속쓰림, 틈새 탈장, 위궤양, 신경성 대장염, 알러지, 천식 등의 심신증心身症을 같이 앓고 있다는 사실을 발견하게 되었다.

그는 통증의 원인에 대한 새로운 시각의 논문과 자료를 찾기 시작했다. 그러다가 한 의학논문(New England Journal of Medicine)에서 흥미로운 사실을 발견했다. 요통이 없는 중년 남성 백 명의 허리 사진을 찍어보면 65명 정도가 추간판 탈출이나 척추 협착증을 보인다는 것이다. 다시 말해서 이들은 검사상으로는 분명 요통 환자이지만 요통을 전혀 느끼지 않다는 것이다. 한마디로 구조적 이상이 요통의 원인이 아님이 분명해진 것이다.*

추간판 탈출이나 퇴행성 변화가 요통을 일으키는 것이 아니라면 무엇이 원인일까? 그가 발견한 바에 따르면, 통증 환자들은 환부의 근육과 신경이 만성적으로 긴장과 경련을 반복하고 있다. 그런데 근육이 만성 긴장 상태에 있으면 이 부분의 혈류가 감소되어 산소 부족으로 심각한 통증을 유발하고, 신경이 긴장 상태에 있으면 저림이나 따끔거림 등의 이상 감각이 발생한다는 것이다.

다시 사노 교수는 자문하게 되었다. 왜 이들의 환부는 만성적으로 긴장하게 되었을까? 그가 깨달은 바는 이렇다. 많은 사람들이 분노를 표현하거나 느끼는 것을 좋지 않다고 배우며 자란다. 그 결과 인생의 많은 경험과 사건 속에서 분노나 걱정이 느껴지더라도 무의식에서는 그것을 자동으로 억제하고 회피하게 된다. 무의식은 근육과 신경을 긴장하고 수축시켜 통증을 만들고 이런 감정에 우리가 노출되지 않게 하는 것이다.

다시 말해서 요통과 같은 육체 증상은 억누른 감정들을 떠오르지 않게 하려는 무의식의 '회피와 억압' 반응임을 발견한 것이다. 그래서 회피와 억압의 대상이 된 감정을 알아차리기만 해도 치료가 된다는 사실을 사노 교수는 발견했다. 그는 이렇게 심리적 문제로 생기는 만성 통증을 TMS^Tension Myositis Syndrome(긴장성 근염 증후군)라고 명명했고, 대부분의 만성통증이 실은 TMS임을 밝혀냈다.

─────────

* 같은 책.

그의 주된 치료법은 강의를 통한 교육과 심리 상담이다. 그는 그저 2회 이상의 강의를 통해 앞서 말한 탁월한 효과를 낸다. 첫 강의에서 그는 이렇게 말한다.

"통증을 일으키는 것은 추간판 탈출이나 협착증이나 그 외의 구조적 이상이 아닙니다. 여러분 나이 정도면 대부분 그런 소견을 보이고, 그것이 원인이라는 진단을 듣습니다. 하지만 진정으로 통증을 일으키는 것은 근육의 만성적 경련이나 긴장입니다."

두 번째 강의에서는 이렇게 말한다.

"통증이 있을 때마다 여러분이 화내고 걱정하는 것이 무엇인지를 알기 바랍니다."

그다음에 그는 환자들이 병상 일기를 적고 집단상담과 심리치료에 참가하도록 한다. 그리고 억압된 감정이 잘 찾아지지 않는 약 20퍼센트의 환자는 심리상담을 실시한다.

그는 1979년부터 환자들을 일종의 강의·토론 프로그램에 초청했다. 환자들이 TMS에 관해 알아야만 통증이 사라진다는 사실을 분명히 알게 되었기 때문이다.

그는 한 시간짜리 강의를 4회에 걸쳐 진행하고, 그 후에는 두 시간짜리 토론을 2회에 걸쳐 실시했다. 처음 두 시간의 강의는 TMS의 생리학과 진단에 대해서, 다음 두 시간 강의는 TMS의 심리학과 치료에 관해서 이야기했다. 그가 17년간 수천 명을 대상으로 이 프로그램을 진행한 결과, 그 효과는 분명한 것이었다. 강의를 듣고 2~6주 정도면 대부분의 통증이 사라졌다.

존 사노는 1983~1986년의 기간 동안 CT 촬영으로 디스크 탈출이 확인된 환자들 가운데 TMS 치료 프로그램을 이수한 109명의 요통 환자들

을 무작위로 뽑아 1987년에 추적조사를 해보았다.[*]

— 96명(88%)은 통증이 거의 없어지고 신체 활동에 어떤 제약도 받지
않았다.
— 11명(10%)은 통증은 많이 없어졌지만, 신체 활동에는 여전히 제약
을 받았다.
— 2명(2%)은 어떤 변화도 없었다.

TMS에 관한 그의 생리학적 설명은 이렇다. TMS는 특정한 감정 상태
가 자율신경계를 통해 특정 근육, 신경, 힘줄, 인대의 혈관 수축과 산소
결핍을 일으킴으로써 발생한다. TMS의 주요 증상인 통증과 감각의 이
상(저림, 콕콕 찌르는 느낌 등등), 운동신경의 이상 역시 산소 결핍 때문에 생
긴다. 신체 증상으로 나타나는 생리적인 변화는 모두 분노와 불안으로부
터 도망치려는 목적을 가진 것으로서, 이러한 신체적 현상에만 너무 집
착하면 오히려 그 증상을 지속시킬 수도 있다.

만성 근골격계 통증 환자들은 병원에 가면 일률적으로 사진을 찍고 대
체로 디스크니 퇴행성이니 하는 진단을 받는다. 의사는 이것이 원인이라
고 진단하고, 환자는 이에 따라 약물치료나 수술을 받는다. 하지만 불행
히도 이런 방법은 장기적으로 별다른 효과가 없는 경우가 많다. 통증은
잠시 사라졌다가 곧 다시 나타나고 때론 더 악화되기 마련이다. 존 사노
의 TMS 이론과 치료 프로그램은 바로 이에 대한 확실한 대답이자 해결
책이다.

---

[*]《통증혁명》, 125쪽, 존 사노 지음, 국일 미디어 刊.

간단히 존 사노 교수의 이론을 정리해보자.

첫째, 대부분의 만성통증의 원인은 구조적 문제가 아닌 심리적 문제이다.

둘째, 약물이나 수술 없이 심리적 문제를 알아차리는 것만으로도 통증은 풀어진다.

여기까지 정리된 것을 보니 어떤가. 일본의 심료내과나 나의 몸 의학과도 별 차이가 없지 않은가. 여기엔 마음이 통증을 만든다는 전제하에 심리상담을 하느냐, 강의를 하느냐, EFT를 하느냐의 차이가 있을 뿐이다.

구조적 이상이 통증의 원인이라는 통념에 대해서도 좀 더 살펴보자. 일본의 쓰카하라 준 교수팀은 근골격계의 문제가 없는 1,508명을 대상으로 뼈와 관절의 연령대에 따른 변화를 조사하여 〈정형외과와 재해외과〉(33권, 1,244쪽)에 그 결과를 발표했다. 이에 따르면 경추 5번과 6번 사이, 요추 4번과 5번 사이의 간격이 좁아지는 현상은 20대부터 시작되고 50대가 되면 절반이 넘는 인구가 이런 증상을 갖게 된다. 70대에 이르러서는 그 비율이 무려 70퍼센트까지 늘어난다.

또한 똑같은 부위의 골극 형성(퇴행성 변화의 일종으로 척추 모양이 변형되는 것)도 30대부터 시작되어 50대가 되면 70퍼센트 이상이, 70대가 되면 무려 90퍼센트가량의 인구가 이런 증상을 가진다는 사실 확인되었다. 즉, 추간판 탈출이나 척추 변형은 흰머리나 주름처럼 정상적인 노화현상임을 알 수 있다.*

근골격계 질환을 무조건 수술로 치료하는 것이 과연 정당한지에 관해서도 논의해보자. 현재 실시되고 있는 치료법의 대부분은 무작위 대조 실험을 통한 유효성 입증 과정을 거치지 못한 것들이 대부분이다. 더 정확히 말해, 효과의 유무도 확인하지 않은 채 치료가 행해지고 있는 것이다.

이와 관련된 논문 한 편을 보자. 웨버 교수는 추간판 탈출이 확인된 환자 126명을 대상으로 물리치료군과 수술군의 무작위 대조 실험을 통해 장기간에 걸친 치료 성과를 비교했다(〈스파인〉 8권, 131쪽) 그 결과 수술군은 단기 성적은 좋지만 4년이 경과한 시점부터 물리치료군과 차이가 없어졌고, 10년 후에는 차이가 거의 없었다. 결국 수술이 물리치료보다 더 뛰어나다고 할 수 없는 것이다.**

그래서 존 사노 교수는 "수술은 결국 플라시보일 뿐"이라고 말한다. 이처럼 검증되지 않은 치료법이 통증 치료에 쓰이고 있는 것이 오늘날의 현실이며, 그래서 당연히 통증 문제는 쉽게 해결되지 않는다. 급성 통증은 어떤 방법을 쓰든, 심지어 치료하지 않아도 80퍼센트가 한 달 이내에 풀어지므로 별다른 문제가 되지 않는다. 임상에서 실제로 문제가 되는 것은 만성 통증이나 반복 재발하는 통증이다.

수많은 만성통증 환자를 치료하면서 내가 알아낸 사실은, 만성통증은 결국 심리적 또는 사회적 요인이 크게 작용하므로 단순히 신체적 접근법만으로 해결하는 것은 불가능하다는 점이다. 사노 교수는 바로 이 점을

---

* 같은 책, 228쪽.
** 같은 책, 223~234쪽.

명확히 밝힌 것이다.

마지막으로 사노 교수의 이론에 대해 아쉬운 점을 밝혀볼까 한다.

첫째, 통증의 심리적 원인에 대한 이해가 협소하고 부족하다. 그는 분노의 억압과 회피를 가장 큰 심리적 원인으로 주장하는데, 나의 경험으론 분노 이외에도 (이미 앞에서 밝힌 대로) 다양한 감정과 생각과 믿음이 통증을 유발한다. 사노 교수는 이에 대한 이해가 조금 부족한데, 아마도 재활의학 전문가여서 심리치료를 직접 해보지 않았기에 무의식에 대한 이해가 부족하기 때문으로 보인다. 이런 점에서 직접 심리상담을 하는 일본 심료내과 의사들이 사노보다는 병에 대한 무의식적 이해가 훨씬 더 깊어 보인다.

둘째, 강의 위주로 심리적 원인을 해소하는 데는 상당한 시간과 노력이 든다. 심리적 문제의 특성상 일단 환자들이 스스로 심리적 원인을 찾기가 쉽지 않고, 찾더라도 쉽게 인정하려 들지 않으며, 그 과정은 무척 시간이 오래 걸리기 마련이다. 이런 점에서 TMS 치료 프로그램에도 EFT가 결합된다면 그 효과가 훨씬 탁월해질 것으로 보인다.

이러한 아쉬움이 있지만, 대부분의 동료의사들이 신체적 접근법에만 집착하고 있는 상황에서 근골격계 질환 전문가로서 30여 년간 만성통증이 심리적 문제의 표현임을 밝히고 탁월한 치료법까지 제시해온 존 사노 교수는 큰 존경을 받을 만한 분임에 틀림없다.

칼 사이몬튼:
마음을 고쳐
암을 고친다

아래는 모 일간지에 의학 전문기자가 썼던 기사의 내용이다.

어느 종합병원의 외과의사가 말기 암환자의 개복수술을 했는데, 암이 온몸에 퍼진 터라 도저히 치료의 가능성이 없어서 다시 덮고서는 보호자에게만 이 사실을 말했다. 그런데 몇 년이 지나서 이 환자가 멀쩡히 살아서 자신에게 인사를 하는 것이 아닌가.

자초지종을 들어보니, 이 환자는 보호자로부터 수술이 잘되었으니 그저 안심하라는 말만 들었다고 했다. 병원에서도 가망이 없어 별다른 약을 처방해주지 않았으므로, 본인은 그저 다 나은 줄로만 알고 살아왔다는 것이 아닌가. 그러다 다른 병으로 치료받으러 온 김에 의사에게 감사 인사를 하러 왔던 것이다. 이에 의사가 놀라 실제로 다시 검진해보니 정말로 암이 다 사라진 상태였다! 과연 믿음만으로도 이렇게 치료될 수 있는 것일까?

칼 사이몬튼Carl Simonton (1942~2009)은 방사선 종양학 전문의로 1970년대 이후 암에 대한 새로운 접근법을 발표하여 미국의 암치료 분야에서 선두주자로 등장하였다. 그는 질병을 신체의 어느 한 부분의 문제로만 취급해온 종래의 의학적 시각에서 탈피하여 고대의 동양의학처럼 환자의 정신, 신체, 주변 환경 등을 종합적으로 파악하여 치료하는 심신의학의 개척자다. 사이몬튼 암센터를 개설하여 연구에 몰두하는 한편으로 미국과 유럽의 수많은 병원과 의대의 전문강사로, 다양한 암치료 상담 프로그램의 고문으로 활약하고 있으며, 우리 나라에서 방영된 텔레비전 다큐멘터리에서도 몇 번 소개될 정도로 국제적으로 유명한 인물이다.

칼 사이몬튼은 일찍이 유사한 암을 가진 환자들에게 동일한 양의 방사선을 쬐어도 모두 그 결과가 다르다는 사실에 주목했다. 연구를 거듭할수록 그는 긍정적 태도를 가진 환자들이 더 오래 살고 치료의 부작용도 적게 경험한다는 결론을 내릴 수밖에 없었다. 그러다가 1970년대 당시로서는 정말 충격적이고 획기적인 일이었지만 명상이나 심상화 기법을 암치료에 직접 적용해보기로 결심한다.

1971년에 그는 오레곤 의대 병원에서 61세 중증 인후암 환자를 맡는다. 이 환자는 체중이 59킬로그램에서 45킬로그램으로 줄고, 침도 겨우 삼키고, 숨을 들이쉬기조차 힘들어할 정도로 위독한 상태였다. 기존의 의학적 판단으로는 5년간 생존 가능성이 5퍼센트 미만이었고, 치료 자체가 도리어 고통이며 무의미하다고 느껴질 정도였다.

그는 이 환자에게 심상화 기법을 적용하기로 했다. 그는 환자에게 긍정적인 상상이 치료에 도움이 된다는 것을 설명하고, 하루 세 번 5~15분간 상상을 하게 했다. 상상의 내용은 주로 방사선이 탄환처럼 암세포를 파괴하는 모습을 그려보는 것이었다. 물론 방사선 치료도 병행했다. 다행히 이 환자는 심상화 기법에 거부감이 없고 적극적이어서 오히려 상상을 한 번이라도 빼먹으면 방사선 치료를 거른 것만큼이나 불안해할 정도였다.

그런데 장난처럼 보이는 상상의 효과가 뚜렷하게 나타나기 시작했다.

특이하게도 일단 방사선 치료의 부작용이 거의 보이지 않았고, 체중과 체력도 증가하기 시작했다. 마침내 2개월 후에는 검사상으로 암세포가 완전 소멸되기까지 했다.

이후 이 환자는 사이몬튼의 도움 없이도 혼자서 심상화 기법을 응용하게 되었다. 그는 오랜 관절염으로 고생을 많이 했는데, 팔다리 관절의 거친 면이 백혈구에 의해 매끄러워지는 모습을 마음속으로 그렸고 실제로 얼마 뒤에는 개울에 들어가 낚시를 할 수 있을 만큼 좋아졌다. 또한 20년 된 성기능 장애에도 심상화 기법을 응용하여 2~3주 후부터 정상적인 성생활을 하게 되었다.

사이몬튼이 6년이 지난 뒤에 확인한 결과, 그 환자는 계속 건강을 유지하고 있었다.*

이 첫 환자의 놀라운 회복에 자극을 받은 사이몬튼은 본격적인 조사에 착수한다. 우선 의학적으로 보아 불치라고 판단되는 환자들을 모았다. 그가 모은 환자들의 생존 가능 기간은 평균 12개월이었다. 이런 불치의 환자 159명을 4년간에 걸쳐서 그의 프로그램으로 치료한 결과 그 가운데서 63명의 평균 수명은 24.4개월이었다. 이에 비하여 대조군에 속하는 일반 환자들의 평균 수명은 사이몬튼의 환자들보다 절반 이하로 짧았다. 또 그의 집단 가운데서 사망한 환자의 평균 수명도 20.3개월에 달했다. 바꿔 말하면 생존하고 있는 환자의 생존 기간은 보통의 신체적 치료만을 받은 환자의 약 두 배였고, 이미 사망한 환자들도 평균보다는 약 1.5배 이상 오래 살았던 것이다.

---

*《마음의 의학》, 53~56쪽, 칼 사이몬튼, 정신세계사 刊.

그가 치료한 집단의 환자 가운데서 1978년 1월까지 여전히 생존하고 있는 환자를 분류해보니 그 결과는 다음과 같았다. 이들이 모두 의학적으로 불치라고 진단받았던 환자라는 사실을 감안하면 정말 놀라운 결과였다.

	환자수(명)	퍼센트(%)
암이 소멸된 사람	14	22.2
암이 약화된 사람	12	19.1
안정 상태에 있는 사람	17	27.1
새로이 암세포가 발생한 사람	20	31.8

환자들의 삶의 질도 현저히 개선되었다. 이들 중 51퍼센트는 암 진단 이전과 비슷한 활동 능력을 유지하고 있었다. 발병 이전과 비교해서 70~80퍼센트 이상의 활동 능력을 유지하고 있는 환자들까지 다 포함하면 무려 76퍼센트에 달했다.

사이몬튼이 임상 경험으로 판단할 때, 말기 암환자가 이만큼의 활동 능력을 유지한다는 것 자체가 완전히 기적적인 현상이었다. 이상의 결과를 통해 사이몬튼은 심상화 기법을 포함한 심리요법이 암치료에 절대적으로 효과가 있음을 밝혔고, 이 사실은 미국 의학계 전체에 큰 충격을 주었다.*

많은 사람들이 발암물질을 암의 주원인으로 생각한다. 요컨대 담배를

---

* 같은 책, 58~59쪽.

많이 피면 폐암에 걸린다고 생각한다. 하지만 실제로는 담배를 피워도 암에 안 걸리고, 안 피워도 암에 걸리는 사람이 많은 게 사실이다.

이와 관련해서 로날드 그라사Ronald Glasser 박사의 저서 《인체는 영웅이다》(The Body Is the Hero)에 아주 흥미로운 사례가 실려 있다. 한 신부전증 환자가 신장이식 수술을 받았다. 그런데 이식 전에 철저하게 검사를 했음에도 며칠 뒤에 이 신장에 암세포가 있음이 밝혀졌다. 이식 후에 환자의 신장이 갑자기 커져서 검사해보니 암이었고, 동시에 깨끗했던 양 흉부에도 암 덩어리가 발생했기 때문이다. 종합적 검토 후에 의사들은 이 모든 암이 이식된 신장에서 온 것이라고 결론을 내렸다.

그런데 놀라운 점은 보통이라면 자라는 데 몇 개월에서 몇 년이 걸릴 크기의 암 덩어리가 불과 며칠 만에 온몸에 생겼다는 사실이었다. 그 원인은, 이 환자가 새 신장을 면역세포들이 공격하지 않도록 거부반응 억제제를 복용하고 있었다는 데 있었다. 의사들은 암세포가 너무 커져서 생명을 위협하는 상황이었으므로 어쩔 수 없이 면역억제제를 끊게 하고 이식된 신장을 들어냈다. 그러자 그렇게 커졌던 흉부의 암 덩어리가 바로 줄어들었고, 혈액투석을 하자 곧 완전히 사라졌다.

요약하자면, 암세포 자체보다도 암세포를 방어하는 면역계의 기능이 암의 발생과 치료에 더 중요하다는 사실이 밝혀진 것이다.* 이처럼 면역계가 암세포를 억제한다고 보는 이론을 '면역감시설'이라고 하는데, 사이몬튼은 암의 발생에 관해 이 이론을 지지하고 있다.

노화로 죽은 사람을 해부해보면 많은 사람들의 몸에서 암세포가 발견된다고 하는데, 이런 점들을 종합해보면 우리 몸에는 여러 가지 원인으

---

* 같은 책, 92~93쪽.

로 이상세포(장차 암이 될 수 있는 비정상 세포)가 수시로 생겨나고 있지만 면역계가 이들을 적절히 억제하고 제거한다고 볼 수 있다. 그런 점에서 암의 발생과 치료에서 면역력은 거의 절대적 역할을 한다고 할 수 있다.

면역력은 또한 스트레스와도 밀접한 관련이 있다. 한마디로 스트레스는 면역 기능을 크게 약화시킨다. 정신과 의사들은 오래전부터 암과 스트레스의 관련성을 조사해봤다. 이와 관련해서 사이몬튼은 그의 저서 《마음의 의학》에서 1893년에 발표된 스노우[Snow] 교수의 〈암의 경과〉(Cancer Process)의 내용을 인용하고 있다.

"런던 암센터에서 치료한 250명의 유방암과 자궁암 환자 가운데서 43명은 과거에 심각한 기계 부상을 겪었고, 15명은 여전히 그로 인해 힘들어하고 있다. 35명은 매우 가난해서 중노동을 하고 있다. 가족의 죽음과 같은 슬픈 사건을 경험한 사람이 156명에 달했다. 불행한 사건이 전혀 없는 사람은 겨우 19명밖에 없었다. 모든 형태의 암에 있어서, 그 원인으로는 정신적 요소가 가장 유력하다. 정신박약자와 정신병자에게는 이상하게도 어떤 종류의 암도 발병하지 않는다."*

면역과 암의 관계에 대해 사이몬튼은 다음과 같이 요약하고 있다.

첫째, 강렬한 심리적 스트레스는 병에 걸릴 가능성을 높인다.

둘째, 만성적이고 심리적인 스트레스는 면역기능을 억제하는데 그로 인해 특히 암에 걸릴 가능성이 높아진다.

셋째, 만성적이고 심리적인 스트레스는 호르몬 분비의 균형을 깨뜨려서 이상세포(암이 될 가능성이 있는 세포)의 증식을 촉진시킨다.

사이몬튼의 견해에 의하면, 모든 병은 단순히 하나의 몸의 문제가 아

---

* 같은 책, 110쪽.

니라 인간 전체의 문제로 받아들여져야 한다. 몸과 함께 정신과 감정도 치료되어야 한다. 인간의 정신과 감정이 병의 유발과 회복에 중요한 역할을 하기 때문이다. 암은 해결되지 못한 인생의 문제가 표출된 것이다. 특히 발병하기 약 6개월에서 1년 반 이전에 일어난 인생의 위기들, 예를 들면 실직이나 이혼 등의 문제들이 암으로 표출되는 경우가 많다.

사이몬튼 치료법의 전제와 특징은 간단하게 다음과 같이 정리할 수 있다.

첫째, 대체로 암의 원인은 발암물질이나 유전적 요인보다는 면역기능이 약화되어 암을 억제하지 못하기 때문이다.

둘째, 다양한 심리적 문제가 만성 스트레스로 작용하여 면역기능을 약화시킨다.

셋째, 심리상담을 통하여 심리적 문제를 풀고 해결한다.

넷째, 심상화 기법을 활용하여 암세포를 줄인다.

내가 보기에, 사이몬튼의 가장 큰 업적은 암치료 전문가로서 암이 단순히 육체의 질병이 아니라 심리적 문제의 육체적 표현임을 밝히고, 마음(상상)이 암을 치료할 수 있음을 실증적 연구를 통해 밝혔다는 점이다. 해외에서는 EFT로 암을 치유하는 사례가 많이 올라오는데, EFT의 암치료 기전을 사이몬튼이 잘 밝혀주었다고 볼 수 있을 것이다.

모든 병을 만드는
심리적 패턴을 밝히다

어느 날 30대 후반의 미혼 여성이 생식기 부위의 끔찍한 통증 때문에 나를 찾아왔다. 수시로 생식기 쪽이 수세미로 팍팍 긁듯 쓰라리고 불이 나는 듯 화끈거려서, 일을 할 수 없어 3년째 휴직 중이라고 했다. 밤에 잠도 자지 못하고, 편하게 의자에 앉을 수도 없었다. 첫 상담을 누워서 진행해야 할 정도였다.

그녀는 몇 년 동안 그 어디서도 이 통증을 해결하지 못했는데, 몇 달 전에 인터넷 검색을 통해 이것이 '복합 부위 통증 증후군'이라는 사실을 알게 되었다고 했다. 이렇게 그녀가 통증 부위와 증상에 대해 설명을 마치자 나는 문득 떠오르는 것이 있어 물었다.

"내 경험상 통증 부위마다 아픈 의미가 있어요. 여성들의 생식기 통증은 성적인 억압과 관련이 많습니다. 어떻게 생각하세요?"

"(잠시 뜸을 들이다) 사실은 중학교 때부터 자위행위를 했는데, 어쩌다 엄마가 알게 됐어요. 제 부모님은 아주 보수적이세요. 전 엄마에게도 친밀감을 별로 느껴보지 못했어요."

"아마도 그 부위의 통증은 자위행위에 대한 창피함, 그리고 자위행위를 못하게 하려는 억압과 관련 있는 것 같군요."

이처럼 우리가 그저 무의미하게 받아들이는 몸의 증상의 이면에는 어떤 의도와 의미가 숨겨져 있는 경우가 많다. 나는 사실상 대부분의 증상이 그렇다고 생각하는데, 일찍이 의사들보다 먼저 이에 관해 연구하고 발표한 사람이 있으니 그녀가 바로 루이스 헤이^{Louise Hay}(1926년~)이다.

이해를 돕기 위해 먼저 그녀 본인의 치료 경험담을 한 번 읽어보자.

1980년대에 그녀는 질암 진단을 받았다. 일곱 살이란 나이에 성폭력을 당하고 이후로도 수많은 학대와 성폭력을 경험했던 그녀에게 질암이 생겼다는 것은 별로 놀랄 일이 아니었다. 이미 오랫동안 마음과 질병의 상관관계에 대해 강의해온 강사로서, 이것은 이제 그녀 스스로 마음이 병을 만들고 병을 치료한다는 것을 증명할 기회였다.

처음 암 진단을 받는 모든 사람이 그러하듯 그녀도 처음에는 공황 상태에 빠졌지만, 그럼에도 그녀는 마음이 병을 치료한다는 것을 굳게 알고 믿고 있었다. 그녀는 또한 암이란 깊이 잠재되어 있던 분노가 만드는 병이니만큼 그녀가 마음속에서 풀어야 할 것들이 많다는 사실도 깨달았다.

"나를 다 도려낸다 하더라도 수술이 이 분노를 해결할 수는 없다. 하지만 내가 스스로 암을 만드는 분노의 생각 패턴을 찾아서 지운다면 암은 곧 사라질 것이다."

그녀는 병이 생기고 재발하는 이유가 그 병을 만드는 사고 패턴이 바뀌지 않았기 때문이라고 믿었다. 그녀는 이런 생각을 전하며 의사에게 시간을 달라고 청했고, 의사는 마지못해서 석 달의 기한을 주었지만 위험을 자초하고 있다는 경고를 잊지 않았다.

그녀는 즉각 해묵은 분노의 사고 패턴을 지우기 시작했다. 그때까지 그녀는 자신에게 이렇게 깊이 잠재된 분노가 있는지 모르고 살았다. 많은 사람들이 이렇게 자신들의 사고 패턴에 너무나 무지하다.

그녀는 건강식과 해독 요법을 병행하면서, 분노를 일으키는 모든 것을 용서하는 내면의 작업을 계속해나갔다. 6개월이 지나자 드디어 그녀는 암이 사라졌다는 확진을 받았고, 그 검사 결과를 마음의 힘에 대한 증표로 여전히 간직하고 있다.*

그녀는 또한 종종 목이 뻑뻑해서 고생했지만 그 이유를 찾지 못했었다. 그러다 어느 날 목이 뻑뻑한 이유는 그녀의 관절이 너무 경직되어서 그런 것이고, 그녀가 사물의 다양한 면을 융통성 있게 볼 필요가 있음을 알려주기 위해 나타난 증상이란 사실을 깨달았다. 사실 그녀는 그때까지 너무 융통성이 없어 타인의 의견을 잘 받아들이지 못했다. 하지만 그녀가 점차 타인의 의견에 융통성과 포용력이 생기자 목의 통증은 저절로 줄어들고 사라졌다. 그녀는 이제는 목이 뻑뻑하다고 느낄 때마다 자신의 어떤 생각이 경직되어 있는지를 살펴본다고 한다.**

호주의 한 언론에서 '살아 있는 성인에 가장 가까운 사람'이라는 평가를 받기도 한 루이스 헤이는 확언을 기반으로 한 자기계발과 영적 치유의 선구자로 영미권에 널리 알려져 있는 유명인사이다. 그녀의 첫 책인 《당신의 몸을 치유하라》(Heal Your Body)는 1976년에 나오자마자 순식간에 베스트셀러가 되었고, 마음과 몸의 일체성을 많은 사람들에게 인식시키는 데 기여했다. 이 책은 개정과 증보를 거듭하여 현재는 전 세계 40여 개 국가에 번역되어 있으며 무려 4천만 부가량 판매되었다고 한다. 우리나라에도 그녀의 책이 여러 권 번역되어 있다.

---

* 《치유, 있는 그대로의 나를 사랑하라》, 249~252쪽, 루이스 헤이, 나들목 刊.
** 《HEAL YOUR BODY》, Louise Hay, Specialist Publication.

폭력과 학대로 얼룩진 어린 시절을 보낸 루이스 헤이는 갖은 고생 끝에 삶의 새로운 전기를 맞는다. 1970년에 신사고 운동 단체에 속하는 한 단체(Church of Religious Science, 물질과 몸이 마음의 표현임을 믿는 미국의 철학적 종교적 단체)에 참가하면서 열성적인 교육과 훈련을 받게 된 것이다. 그녀는 얼마 후에 그 단체의 명강사이자 탁월한 상담가가 되었다.

그녀는 상담과 강의를 통해 대부분의 병을 만드는 심리적 원인들을 상세하게 밝히고, 더불어 이를 치료하는 데 도움이 되는 확언들을 만들고 알리는 작업을 꾸준히 해왔다. 이런 연구와 정리 작업이 마침내 《당신의 몸을 치유하라》(Heal Your Body)라는 베스트셀러의 토대가 되었고, 많은 사람들은 이 책이 주는 통찰과 영감에 깊이 감동받았다.

구체적으로 그녀는 어떻게 질병의 심리적 원인을 찾아내는가? 먼저 그녀의 책에서 인용한 다음의 도표를 보자.*

증상	원인이 되는 사고(감정) 패턴	치유 확언(새로운 사고 패턴)
복부 경련	두려움.	나는 삶을 믿고 내맡긴다. 나는 안전하다.
알러지	뭔가를 끔찍히 거부하고 싫어함.	나는 삶을 조화롭게 산다.
무월경	여성성의 거부, 나에 대한 혐오.	나는 나를 좋아한다.
동맥경화	저항, 긴장, 편협성.	나는 삶과 기쁨에 온전히 마음을 연다.
시력 문제	삶에서 보기 싫은 것들이 많다.	나는 아름답게 볼 수 있는 것들을 내 삶에서 창조한다.

《당신의 몸을 치유하라》(Heal Your Body)에는 이런 식으로 거의 모든 신

---

* 《HEAL YOUR BODY》

체 증상과 질병을 총망라한 천 개 정도의 증상이 나열되어 있다. 먼저 증상을 적고, 이것을 일으킨 만한 심리적인 생각과 감정들을 알려주고, 마지막으로 이런 생각과 감정을 바꾸어줄 확언을 제시하는 것이다.

이 책의 독자는 먼저 자신이 앓았던 증상들을 목록으로 만들고, 그 증상들을 이 책의 목록에서 찾아보게 된다. 그리고 증상은 각각 다르지만 자신에게 반복되어 나타나고 있는 몇 가지 심리적 원인, 즉 사고 패턴을 발견한다. 그런 패턴을 찾고 나서는 그것을 바꿔줄 확언 몇 개를 선택하여 한 달 이상 꾸준히 반복한다. 그러다 보면 오랫동안 지녀왔던 낡은 사고 패턴이 바뀌면서 성격이 바뀌고 몸이 바뀌게 된다. 언론보도에 따르면 이런 방법으로 효과를 본 사람들이 수백만 명 이상이라고 한다.

그녀의 작업은 몸 의학의 패러다임과 거의 동일하다. 나는 심신의 상관성에 대한 그녀의 선구적 작업에 존경을 표하고 싶다. 무려 천 개의 증상과 질병에서 심리적 원인을 찾아내는 일은 제인 구달이 평생 동안 침팬지를 연구한 것만큼이나 시간과 노력이 필요한 작업이었을 것이다. 만약 그녀의 치료법에 EFT가 결합된다면 부정적 사고 패턴을 지우기가 훨씬 더 수월해질 것이다.

마지막으로 그녀가 자기 책의 서문에 쓴 말을 소개하며 이 단락을 마치고 싶다.

「내담자가 나에게 올 때마다, 그의 상태가 얼마나 심각하든, 나는 그 사람이 기꺼이 용서하고 내려놓는 내면의 작업을 한다면 거의 모든 병이 나을 수 있음을 확신한다. '불치'라는 말은 많은 사람들에게 끔찍하게 무서운 말로 들리지만, 그 말이 실제로 의미하는 바는 그저 이런 특수한 병은 '외부적 방법'이 듣지 않을 뿐이며 치료를 위해서는 반드시 '내면으로' 들어가야 한다는 뜻에 지나지 않는다. 본래 무^無에서 나온 병이라면 다시 무로 돌아갈 수밖에 없다.

에밀 쿠에:

자기암시로 모든 병과 습관과 성격까지 치료한다

이 장을 마치기 전에 확언과 관련하여 결코 놓칠 수 없는 중요한 인물이 있다. 바로 에밀 쿠에^{Emile Coué}(1857~1926)이다. 그는 프랑스의 심리학자이자 약사로서, 확언의 원조격에 해당하는 자기암시법(autosuggestion)을 계발하고 유행시킨 장본인이다.

쿠에는 처음에는 심리요법과는 전혀 무관한 평범한 약사였는데, 자신이 해주는 설명에 따라 같은 약의 효과가 매번 달라지고 심지어 약효가 없는 약조차 효과를 내는 모습을 보면서 약보다는 환자가 약에 대해 갖는 기대가 약효를 낸다는 결론에 도달했다. 어찌 보면 그는 플라시보 효과를 맨 처음 인식하고 응용한 사람이라고 볼 수도 있다. 이에 그는 점차 약을 쓰지 않고 환자의 마음을 바꿔주어 치료하는 자기암시법을 개발하게 되었다.

쿠에 암시법(Couéism, the Coué method)이라고도 불리는 그의 방법을 잠시 설명해보자. 그는 다음과 같은 확언문을 환자들이 하루에 두 번, 아침과 저녁에 정해진 방식에 따라 반복하게 했다.

— "나는 매일 모든 면에서 꾸준히 좋아지고 있다."

아마도 이 문장은 세계 최초의 확언이자 지금까지 가장 널리 알려진 확언들 중 하나일 것이다. 많은 사람들이 의식적인 노력이나 의지가 치료의 필수 조건이라고 생각했지만, 쿠에는 의식이 아닌 무의식의 변화가 치료를 일으키며 자기암시에 의해 그 무의식을 변화시킬 수 있다고 주장했다.

그의 방법은 1920년대에 미국과 영국에서 크게 유행했고 온갖 종류의 환자들이 그에게 밀려들었다. 그들은 신장병, 당뇨병, 기억 상실, 결핵, 천식, 말더듬, 전신 쇠약, 근육 마비, 자궁 하수 등을 포함한 온갖 심리적, 육체적 문제를 갖고 쿠에를 찾았다. 그래서 쿠에는 한창때는 하루에 백 명씩, 한 해에 무려 만 명의 환자들을 치료했다고 한다.

쿠에에 관해 여러 권의 책을 쓴 해리 브룩스^{Harry Brooks}(1890~1951)에 따르면, 쿠에의 치료율은 무려 93퍼센트에 이르렀는데 나머지 7퍼센트는 쿠에의 방법을 불신하거나 인정하지 않으려는 사람들이었다. 쿠에는 자기암시법으로 질병만 치료한 것이 아니라 습관이나 성격까지 고치게 해서, 이후에 긍정의 힘을 강조하는 미국의 자기계발 기법들의 원천이 되기도 했다.

쿠에는 (의식적) 의지가 아니라 (무의식적) 상상이 우리 몸의 기능과 행동을 모두 지배한다고 주장했다. 일부 독자는 이에 강하게 이의를 제기할 것이다.

"신 오렌지를 먹는다고 생생하게 상상하면 저절로 침이 나오는 것으로 보아 상상이 몸의 기능을 조절한다는 것은 우선 인정하겠지만, 어찌 내 팔과 다리가 내 의지가 아닌 상상에 따른다고 주장하는가! 이것은 도저히 말이 되지 않는다."

이런 이의에 쿠에는 다음과 같이 말한다.

"길이 10미터, 폭 30센티미터의 널판이 땅바닥에 있다고 하자. 그러면 누구든 널판을 벗어나지 않고 끝까지 잘 건너갈 것이다. 하지만 조건을 바꿔서 이 널판이 교회 첨탑 꼭대기에 걸쳐 있다고 하자. 그러면 이 좁은 통로를 불과 1미터라도 제대로 갈 수 있을까? 내가 옆에서 말한들 그게 들리기나 할까? 아닐 것이다. 두 걸음도 못 가서 벌벌 떨고, 아무리 의지력을 발휘해도 반드시 땅으로 떨어질 것이다.

그럼 왜 널판이 땅에 있으면 잘만 걷는데 저렇게 높이 두면 떨어지고야 마는 걸까? 그것은 전자의 경우에는 누구나 쉽게 갈 수 있다고 상상하지만, 후자의 경우에는 누구나 할 수 없다고 상상하기 때문이다."

쿠에가 제시한 실험을 하나 해보기로 하자. 이 실험에는 두 사람이 필요하다. 한 사람은 실험자이고 다른 사람은 피실험자이다. 먼저 피실험자가 기도하듯 양손바닥을 꼭 붙인다. 실험자와 피실험자는 서로의 시선을 상대방의 코에 고정한다. 이제 실험자가 피실험자에게 "나는 손을 떼고 싶지만 결코 뗄 수가 없다"를 20~30번 정도 소리 내어 말하면서 같이 따라하게 한다. 이때 실험자는 피실험자가 편안하게 집중하고 딴생각을 하지 않게 이끄는 것이 중요하다.

말하기가 끝나면 실험자는 피실험자에게 "이제 손을 떼세요"라고 명령한다. 그러면 재미있는 상황이 벌어질 것이다. 어떤 사람은 몇 분 동안 손이 떨어지지 않아서 쩔쩔매기도 하고, 어떤 사람은 잠시 후 비교적 빨리 손을 떼기도 할 것이다. 어쨌든 대부분의 사람들이 명령이 떨어져도 바로 손을 떼지는 못할 것이다. 만일 바로 손을 떼는 사람이 있다면 그는 실험 중에 딴생각을 했거나 '분명히 나중에 떼라고 할 거야'라고 미리 생각한 사람임에 틀림 없다. 심지어 어떤 사람은 10여 분 동안이나 자기 손을 어찌지 못해 쩔쩔매는 경우도 있다. 이런 때는 피실험자에게 "나는 이제 손을 뗄 수 있다"라는 말을 큰 소리로 몇 번 따라하게 하면 금방 손이 떨어진다.

쿠에는 이런 실험을 '예비 실험'이라고 불렀는데, 그의 책에는 이것과 비슷한 몇 개의 예비 실험이 더 있다. 예비 실험의 목적은 크게 다음의 두 가지를 일깨워주기 위한 것이다.

첫째로, 우리가 하는 모든 생각은 그것이 무엇이든 상관없이, 언제나 바로 우리 자신에게 반드시 영향을 준다.

둘째로, 의식적인 노력(여기서는 손을 떼려고 의식적으로 노력하는 것)은 도리어 무의식의 상상을 강화시켜 반대되는 결과(여기서는 손을 떼지 못함)를 일으킨다.

쿠에는 이런 예비 실험으로 생각의 힘을 일깨운 다음에 위에 제시한 확언 — "나는 매일 모든 면에서 꾸준히 좋아지고 있다" — 을 반복하게 해서 온갖 병을 치료했다. 예비 실험으로 무의식의 힘을 이해한 환자들은 보다 쉽게 자기암시법을 믿고 받아들여 쓰게 된다.

쿠에의 암시법이 얼마나 강력한지 실제 사례를 한 번 보자. 어느 날 쿠에에게 8년 된 천식을 고친 아가씨가 이를 뽑는 문제로 찾아왔다. 쿠에는 몹시 예민한 그녀에게 전혀 어떤 불편감도 느끼지 않게 해주겠다고 약속하고는 함께 치과의사에게로 갔다. 쿠에는 치과의 의자에 앉은 그녀에게 시선을 고정한 채로 "당신은 아무것도 느끼지 않는다, 당신은 아무것도 느끼지 않는다…"를 반복하면서 그녀가 눈치 채지 못하도록 치과의사에게 눈짓을 보냈다. 그때 치과의사는 순식간에 이를 뽑았고, 놀랍게도 그녀는 눈 하나 꿈쩍하지 않았다.

그런데 이를 뽑고 나니 곧 출혈이 생겼다. 이에 쿠에가 지혈제 대신 암시법으로 치료해보겠다고 말하고는, 그녀로 하여금 자신에게 시선을 고정하게 한 다음 "2분이 지나면 피가 저절로 그친다"는 말을 반복했다. 그러자 입에 고인 핏물을 불과 한두 번 뱉고 나니 출혈이 멎어버렸다.*

쿠에는 암시법으로 나쁜 행동까지 고쳤다. 한 11세 소년은 유아기부터 밤낮으로 말썽을 부렸고 도벽도 심각했다. 쿠에는 엄마의 요청에 따라 그 소년을 암시법으로 치료했다. 첫 치료 이후 그 소년은 낮에 말썽을 부리지 않게 되었다. 밤에는 여전히 말썽을 부렸지만 그것도 몇 달이 지나면서 점차 줄다가 없어졌다. 그리고 도둑질도 줄어서 6개월 뒤에는 완전히 딴사람이 되었다.

그 소년에게는 열여덟 살짜리 형이 있었는데, 그는 다른 형제 하나에게 엄청난 증오심이 있어서 술만 취하면 그를 칼로 찌르고 싶은 충동을 느꼈다. 그 역시 언젠가는 이런 끔찍한 일이 일어나고야 말 것만 같아서 쿠에의 치료를 받게 되었다. 그런데 놀랍게도 한 번의 치료로 깨끗이 나았고 심지어 증오의 대상이었던 형제와 둘도 없는 동기간이 되었다고 한다. 이후로 쿠에는 그를 오랫동안 관찰했는데 조금도 재발하지 않았다고 한다.**

참고로 쿠에는 시술자가 내담자의 무의식에 생각을 심는 것을 암시(suggestion)라고 하고, 스스로 자신의 무의식에 생각을 심는 것을 자기암

---

* 《Suggestion and Autosuggestion》, Emile Coué and C. Harry Brooks, Samuel Weiser Inc.
** 같은 책.

시(autosuggestion)라고 명명했다.

쿠에는 처음에 환자가 오면 예비 실험을 통해 생각의 힘을 일깨우고 받아들이게 하고, 그다음에는 증상을 치료하는 암시를 걸었다. 그리고 환자가 스스로 집에서 자기암시를 반복하도록 시켰다.

여기서 가장 중요한 것은 암시가 아니라 자기암시다. 쿠에의 주장에 의하면, 암시가 자기암시로 바뀌어야만, 다시 말해 환자가 암시를 받아들이려고 할 때만 그것이 진정한 효과를 낸다고 한다. 그래서 나을 때까지 환자는 자기암시를 반복해야 한다. 심지어 어떤 환자들은 쿠에의 책만 보거나 그의 강의만 듣고서도 자기암시법을 써서 병이 낫기도 했다. 쿠에는 "궁극적인 치료의 힘은 치료자가 아니라 환자 자신에게 있다"고 거듭 주장했다.

일부 독자들은 "쿠에의 암시는 그냥 최면 아냐?"라고 할지도 모르겠다. 최면은 암시가 아니라 암시를 거는 한 형태일 뿐이다. 암시를 거는 형태는 너무나 다양하고, 사실 우리는 일상생활에서 무수한 암시에 걸리고 이에 반응하며 살아간다. 예를 들어 광고, 의사의 지시, 설교, 텔레비전, 라디오, 엄마의 잔소리, 상사의 질책 등등 사실상 우리가 보고 듣는 모든 것들이 암시로 작용하고 있다. 플라시보나 최면은 그중에서도 강한 형태의 암시에 들어간다고 볼 수 있겠다.

암시의 강력한 작용을 말해주는 사례를 몇 가지 더 살펴보자. 1952년, 영국의 퀸 빅토리아 병원에 15세 소년이 치료를 받으러 왔다. 그 소년의 증상은 심상치 않았다. 온몸이 수많은 사마귀로 뒤덮여서 성한 곳이라고는 겨우 가슴과 그 외의 몇 군데뿐이었고, 특히 팔과 다리는 마치 코끼리 피부 같았다. 설상가상으로 피부가 온통 다 갈라져서 피와 진물이 줄줄

흐르고 있었다.

이에 성형 전문의 무어는 소년의 손가락에 자가피부 이식술을 시도하고 있었다. 그런데 마침 지나가다 치료 광경을 본 마취 전문의 메이슨이 "그냥 최면을 시도해보면 어때요?"라고 말했고, 무어는 건성으로 "그럼 해봐"라고 답했다.

메이슨은 소년의 병이 그저 좀 심한 사마귀라고 생각했다. 당시에 사마귀는 기전은 잘 모르지만 최면으로 잘 치료된다고 알려져 있었고, 메이슨도 최면으로 사마귀를 치료해본 경험이 있었다. 그는 일단 한쪽 팔부터 치료하기로 마음먹고 다음날에 소년에게 최면을 걸어 말했다.

"자, 이제 이 팔은 나아서 붉은 새 살이 돋아난다."

그는 최면을 마치고 일주일 뒤에 소년을 다시 오도록 했다. 소년이 다시 왔을 때 한쪽 팔은 깨끗해진 상태였고, 의기양양해진 메이슨은 당시 수술 중이던 무어에게 소년을 데려갔다. 수술방이 다 보이는 유리창에서 소년의 두 팔을 번쩍 들어 보이자, 멀쩡히 나은 팔과 아직 여전한 팔은 빛과 그림자처럼 확실히 대조되었다. 수술 중에 그 모습을 본 무어는 갑자기 비틀거리며 신음을 질렀다.

"하느님, 이럴 수가!"

이에 당연하다는 듯 메이슨이 말했다.

"봐요, 사마귀는 최면으로 잘 치료돼요."

"사마귀라고? 이건 사마귀가 아냐. 선천성 어린선형 홍피증(congenital ichthyosiform erythrodermia of brocq)이라고 하는 불치병이야."

메이슨이 그저 심한 사마귀로 보았던 이 병은 사실 선천성 유전 질환이었고, 온몸이 사마귀로 뒤덮이고 그 틈 사이로 전신 출혈과 세균 감염이 일어나 대부분 소년기를 못 넘기고 사망하게 되는 무서운 희귀병이었다.

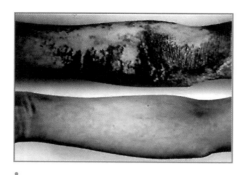
다큐멘터리에 소개된 홍피증 치료 전과 후의 사진

어쨌든 메이슨은 최면으로 꾸준히 이 소년을 완치시켜서 그 결과를 그해 한 의학 저널에 발표했고 온갖 대중 매체의 관심을 받게 되었다. 수많은 신문과 방송이 그를 보도했고, 심지어 〈타임〉지의 표지에 캐서린 헵번과 나란히 실릴 정도였다.

이후에 메이슨에게는 비슷한 불치병을 앓는 환자들이 수없이 몰려왔다. 하지만 안타깝게도 더 이상의 기적은 일어나지 않았다. 어떻게 된 일일까? 메이슨은 이에 관해 한 다큐멘터리*에서 이렇게 말했다.

"사실 첫 사례 이후로 나는 연기를 한 거예요. 나는 이제 그게 불치병이라는 것을 알았고, 내가 치료할 자격도 능력도 없다고 생각했죠. 아마 이런 속마음이 전달되었을 거예요."

다큐멘터리의 제작팀은 40년 전의 그 소년을 수소문 끝에 찾았는데, 그는 여전히 건강하게 생존하고 있었다. 한 의사의 순진한 무지가 오히려 유전성 질환을 완치시킨 이 사례는 마음의 힘이 유전자에도 영향을 미칠 수 있음을 보여주는 분명한 증거가 되어주었다.

약 30년 전 영국 버밍햄의 한 병원에서는 위암 환자들을 두 집단으로 나누어 한 집단은 화학요법(chemotherapy)을 실시했고, 다른 집단은 같이

---

* 〈Placebo: Cracking the Code〉, Health Discovery Channel, 2003.

화학요법을 받는다고 하면서 실제로는 효과 없는 약(플라시보)을 투여했다. 그런데 놀랍게도 플라시보 집단의 3분의 1에게서 화학요법의 실제 부작용, 즉 탈모와 구토 등의 증상이 나타났다. 화학요법을 받고 있다는 암시(플라시보)가 실제로 화학요법의 부작용을 일으킨 것이다.[*]

1974년에 미국 테네시 주 내쉬빌에서 소화기 암 전문의 클립톤 메도 Clifton Meador는 샘 론디 Sam Londe라는 70대 노인의 식도암을 수술했다. 하지만 얼마 뒤에 다시 증상이 나타났고, 메도는 론디의 식도암이 재발하여 심각한 상태라고 진단했다. 당연히 론디는 몇 주 뒤에 사망했다.

그런데 우연히 메도가 론디를 부검해보니 그 결과가 충격적이었다. 론디는 간과 폐에 미세한 암세포가 있었지만 목숨에 지장을 줄 정도는 전혀 아니었고, 결정적인 사망의 원인으로 여겼던 식도에는 암이 아예 없었다. 그런데 론디는 도대체 왜 죽었을까? 이 일에 관해 메도는 30년 뒤에 이렇게 말한다.

"그 당시에 식도암의 사망률은 백 퍼센트였어요. 전혀 생존 가능성이 없었죠. 그래서 나도 환자도 주변 사람들도 모두 그렇게 믿고 생각했어요."

결국 론디에게는 자신이 식도암에 걸렸다는 믿음이 실제 암세포보다 더 치명적이었던 셈이다. 메도는 이 일 이후로 30년 내내 자신이 론디를 죽게 했다는 자책감에 시달렸다.

"내가 그의 희망을 꺾지 않았더라면 그는 결코 죽지 않았을 거예요."[**]

나는 몇 년 전부터 에밀 쿠에를 연구하면서 그의 방법론의 타당성과

---

[*] 같은 다큐멘터리.
[**] 같은 다큐멘터리.

효과에 큰 감명을 받았고 이후로 그의 방법을 치료와 강의에 자주 사용하고 있다. 물론 상황과 조건이 바뀌고 다양한 기법들이 많이 개발되었기 때문에 그의 방법을 나름대로 응용한다면 더욱 효과를 높일 수 있는데, EFT와 확언과 상상을 결합하는 것도 그 좋은 방법이다. 뒷부분에서 그 방법을 더욱 자세히 설명할 것이다.

확언 또는 자기암시법을 쓸 때마다 나는 그 효과에 계속 놀라게 된다. 한의사로서 온갖 방법을 다 써본 후에 나는 비로소 이런 결론에 도달했다.

> # 확언은 인류 역사상 가장 강력하고 오래되고 효과적인 치료법이며, 도저히 어떤 방법도 듣지 않는 병에 걸렸어도 여전히 믿고 의지할 수 있다.

에밀 쿠에와 개리 크레이그는 내가 이런 결론에 도달하는 데 가장 큰 도움을 준 사람들이다. 에밀 쿠에의 가장 큰 업적은 무의식이 치료와 행동에 미치는 영향과 그 무의식을 바꾸는 자기암시법을 분명하게 밝히고 알린 일이라고 할 수 있다. 나도 한국 최초의 확언 전문서인 《나는 왜 하는 일마다 잘 되지?》를 쓸 때 그의 덕을 많이 보았다.

4장

과학,
마음을
증명하다

;

앞서 우리는 마음과 몸의 관련성과 그 법칙을 살펴보았다. 하지만 몸 의학의 분명한 사례와 증거들을 보면서도 여전히 한편으로는 어떻게 마음이 몸을 바꿀 수 있을까 하는 의심이 들 것이다. 여기서는 이를 증명하는 다양한 사례와 공신력 있는 문헌들을 토대로 마음과 의식이 몸과 물질에 미치는 영향을 객관적, 과학적으로 조명해보기로 하자.

마음이
몸을 바꾼다

믿음과 상상

1920년대에 프랑스에서 한 죄수가 사형선고를 받았다. 그런데 이 죄수의 사형집행일에 진행된 모종의 실험이 생각의 힘을 여실히 증명해주는 결과를 낳게 된다.

집행인들은 단두대에 끌려나온 죄수의 머리를 칼날 아래에 놓고 나서 죄수의 눈을 가렸다. 그리고 실제 칼날 대신에 무거운 널판이 마치 칼날인 듯한 소리를 내면서 목 위로 쿵 떨어지게 하였다. 이어서 마치 핏물이 흐르는 느낌이 들도록 뜨뜻한 물을 죄수의 목 위로부터 척추를 따라 흘려주었다. 그런데 놀랍게도 불과 7분 만에 의사는 그 죄수의 사망을 확인했다. 자신의 목이 잘렸다는 죄수의 생생한 자기암시가 실제 칼날이 아닌 널판이 떨어졌음에도 결국 스스로를 죽인 것이다.*

과연 생각의 힘이 이처럼 강력하다면 그 반대도 가능하지 않을까? 예컨대 생각의 힘으로 불 위를 건너고 칼날을 튕겨낼 수도 있지 않을까?

우리나라에서도 베스트셀러였고 세계적으로는 천만 부 이상 팔린《무한 능력》,《네 안에 잠든 거인을 깨워라》의 저자 앤서니 라빈스(1960년생)

---

* 《The Law of Success in Sixteen Lessons》, Napolleon Hill.

는 미국 최정상의 동기유발 강사로서 전 세계에서 가장 유명하고 인기 있는 자기계발 워크숍을 운영하고 있다. 그의 워크숍에는 1회에 평균 3천 명 이상, 지금까지 3백만 명이 넘는 사람들이 직접 참가한 것으로 알려져 있다.

그는 나흘짜리 워크숍의 첫날 저녁에 모든 참가자로 하여금 맨발로 시뻘건 숯불 위를 걸어가게 한다. 그 숯불의 온도는 자그마치 1,000~2,000도로 삼겹살이 지글지글 탈 정도이며, 숯불 더미의 길이도 10여 미터가 족히 넘는다.

그의 워크숍은 참가자들이 워낙 많은 데다 '숯불 걷기'가 그중 가장 인상적인 경험이어서 그런지 많은 참가자들이 유튜브(youtube.com)에 자신들이 숯불 위를 걷는 장면을 올려놓고 있다. 'fire walking'이란 검색어로 찾으면 언뜻 보아도 백 개 이상의 동영상이 뜬다.

그중의 한 동영상을 보자. 숯불 주위에 수백 명 이상의 사람들이 모여 있고, 강렬한 비트의 음악이 꽝꽝 울려 퍼지는 속에서 사람들이 몸을 흔들고 있다. 연단에 선 라빈스가 이들에게 반복적으로 외친다.

"내 몸은 스스로를 보호하기 위해 필요한 것은 무엇이든 할 것이다."

이 말이 모두의 마음에 어느 정도 젖어들 무렵 주최자가 제일 먼저 숯불 위를 건너가고, 이윽고 참가자들도 그 말이 진실인 듯 숯불 위를 성큼성큼 걸어간다. 그런데 놀랍게도 아무도 발을 데지 않는다. 간혹 두려움을 다 떨치지 못한 사람에게 물집이 약간 생기기도 하지만, 그게 전부이다.

어떻게 이런 일이 가능할까? 안전하다고 믿으면 불조차도 그냥 밟고 건널 수 있단 말인가?

더욱 놀랍게도 이것이 전부가 아니다. 원래 '숯불 걷기'의 창시자는 톨리 불칸Tolly Burkan(1948년생)이라는 사람이다. 라빈스는 1983년에 톨리 불칸으로부터 숯불 걷기를 배웠다. 70년대에 불칸은 세계 최초로 숯불 걷기 행사를 주최했고 일반 대중에게 이것을 교육하면서 명성을 얻기 시작했다. 80년대에는 '숯불 걷기' 교육 연구소(Firewalking Institute of Research and Education)를 설립해서 강사도 배출하고 기업의 교육 프로그램으로 보급하기 시작했다. 90년대에 그의 숯불 걷기는 기업의 교육 프로그램으로서 대유행을 일으켜 마이크로소프트, 아메리칸 익스프레스, 메트라이프 등의 유명한 회사들까지 다투어 숯불 걷기를 통해 임직원의 자신감을 고양시키게 되었다.

그는 세미나에서 '숯불 걷기' 이외에도 '깨진 유리 조각

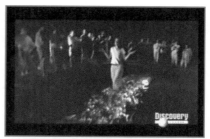

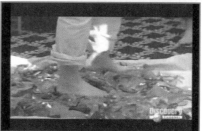

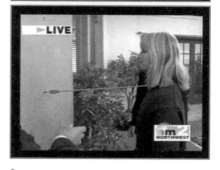

톨리 불칸의 세미나에서 일반인들이 난생처음으로 숯불과 유리 조각 위를 걷고 화살촉을 목에 대고 부러뜨리는 모습을 찍은 것이다. 일반인 누구나 그의 세미나에 참가하면 특별한 기술이나 경험 없이 바로 이렇게 될 수 있다. 그래서 이런 경험을 한 많은 참가자들이 무엇이든 할 수 있는 마음의 힘을 깨달아 사업이나 일에서 많은 성과를 낸다고 한다. tollyburkan.com에서 보여주는 동영상 장면을 포착한 것들이다.

더미 걷기', '철봉 휘기', '맨손으로 벽돌 깨기', '목 울대로 화살 부러뜨리기' 등의 기술까지 일반 참가자들에게 가르쳐주고 직접 경험하게 해주는

것으로 유명해서 미국의 방송에 자주 등장하기도 했다. 그는 의식意識이 변성된 상태에서만 가능하거나 소수에게만 전승되어온 종교 의식儀式의 비기秘技들이 누구나 일상의식 상태에서 간단하게 신념만 바꾸어도 가능하다는 사실을 직접 경험하게 함으로써 많은 사람들에게 무엇이든 할 수 있다는 자신감을 불어넣었다. 실제로 참가자들은 체험 이후에 상당한 변화를 경험한다고 한다.*

도대체 마음의 힘은 어디까지 발휘될 수 있는 것일까? 혹 과학계에서는 이에 대해 더 연구해보지 않았을까?

미국 클리블랜드 병원의 러너 연구소에서는 국립보건원(NIH)의 지원을 받아서 생각이 몸에 미치는 영향에 대한 대규모 연구를 실시했다.** 이 연구의 목적은 생각(상상)만으로 근육의 힘을 키울 수 있는지를 알아보는 것이었다.

총 30명의 건강한 청년들이 이 실험에 참가했다. 갑 집단(8명)은 저항이 걸린 새끼손가락을 편다고 상상했고, 을 집단(8명)은 저항이 걸린 팔꿈치를 굽힌다고 상상했고, 병 집단(8명)은 대조군으로 아무것도 하지 않았고, 정 집단(6명)은 실제로 새끼손가락 운동을 했다. 훈련은 주 5일, 하루에 15분씩 12주 동안 실시되었다.

그 결과는 놀라웠다. 훈련이 끝났을 때 갑 집단은 새끼손가락의 근력이 35퍼센트 늘었고, 을 집단은 팔 근력이 13.5퍼센트 늘었고, 정 집단은 새끼손가락 근력이 53퍼센트 늘었고, 병 집단은 근력의 변화가 전혀 없

---

* 웹사이트 tollyburkan.com에 접속하면 손에 땀이 날 듯한 아슬아슬한 장면들을 동영상으로 직접 볼 수 있다.
** 〈From Mental Power to Muscle Power-Gaining Strength by Using the Mind〉, Vinoth K. Ranganathan, Vlodek Siemionow Et al, 《Neuropsychologia》 42(2004), 944~956쪽.

었다. 한마디로 운동한다고 상상한 사람들의 해당 근육이 실제로 강해진 것이다.

근력이 강해지는 기전에 대해서는 이들이 상상할 때 대뇌 운동피질의 뇌파가 아주 활성화되는 모습이 검사기에 측정되었는데, 상상을 통해 대뇌 운동피질에서 해당 근육으로 가는 신호가 강해져서 근육 또한 강화되었다고 연구자들은 결론내렸다.

이 실험은 마음이 몸과 근육에 막강한 힘을 발휘함을 보여준다. 몸이 너무 약해서 근력 운동이 힘든 사람일지라도 누워서 운동하는 상상을 하는 것만으로 몸을 단련할 수 있음을 이 실험은 증명해주었다.

그렇다면 상상과 믿음은 어디까지 병을 치료할 수 있을까?

미국의 마릴린 킹Marylin King(1949년생)*은 1976년 베를린 올림픽의 여자 근대 5종 경기에서 3등을 했고, 다음번 몬트리올 올림픽에서는 금메달을 따기로 결심했었다. 그래서 그녀는 훈련에만 전념할 각오였는데, 아뿔싸, 자동차 사고로 심각한 척추 부상을 당하게 되었다. 그녀는 걷기는커녕 돌아눕기도 어려워서 침대에 묶여 있어야만 하는 처지가 되었다.

그러나 그녀는 이렇게 결심했다.

'누워서 내 인생을 끝낼 수 없어, 반드시 올림픽에서 3등 안에 들 거야.'

이 결심이 바로 전설의 시작이 되었다. 보통 선수라면 경기를 위해 예닐곱 시간의 훈련을 매일 해야 하지만, 그녀는 그럴 수 없는 처지여서 대신에 상상 훈련을 했다. 그녀는 매일 몇 시간씩 집에서 세계기록 보유자들의 경기 장면을 보고서는 자신이 이것들을 직접 해내는 것처럼 상상했

---

* 웹사이트 Waybeyond sports.com 참고. 그녀의 실화는 EBS의 다큐멘터리 〈상상에 빠지다〉에도 소개되었다.

다. 시간이 지나 어느 정도 걸을 수 있게 되자, 그녀는 경기장으로 직접 나가 힘들게 겨우 걸으면서도 최선의 경기를 펼치는 모습을 상상했다.

마침내 그녀는 정말로 몬트리올 올림픽에서 상상 훈련만으로 은메달을 땄다. 그녀의 경험은 상상의 효과에 대한 연구를 촉진시켰고, 상상이 실제와 마찬가지로 온몸의 모든 세포에 영향을 준다는 사실이 밝혀졌다.

1995년에 미 국립 정신건강연구원에서 그녀를 연구한 결과에 따르면, 상상에 의해 뇌에서 실제로 생리적인 변화가 일어났음이 밝혀졌다. 그녀는 상상 훈련의 경험을 살려 현재 IBM, 제록스, 아메리칸 익스프레스 등의 기업들에서 상상을 통해 성과를 올리는 법을 강의하고 있다.

이보다 더 놀라운 사례도 있다. 미국의 모리스 굿맨^{Morris Goodman}*은 서른다섯 살에 이미 상당한 성공을 거두고 있었다. 생명보험 영업사원으로 이 분야에서는 최고의 실적을 올려서 이미 부와 명성을 얻고 새 자가용 비행기까지 갖고 있었다.

그러다 1981년 3월의 어느 날 오후, 그가 타고 있던 자가용 비행기가 추락했다. 굿맨의 경추 1, 2번이 완전히 망가졌고, 척추 전체가 심하게 뭉개지고 온몸의 근육마저도 다 파괴되었다. 그는 횡격막을 움직여 숨을 쉴 수도, 대소변을 볼 수도, 음식을 삼킬 수도 없었다. 그가 움직일 수 있는 유일한 근육은 겨우 눈꺼풀 정도였고 의사는 살 가망이 없다고 말했다.

하지만 그는 아랑곳하지 않고 유명한 동기유발 강사이자 저술가인 지그 지글러의 강의 테이프를 매일 들으면서 상상 훈련을 했다. 공기 튜브를 목에 꽂고 생활하던 그는 스스로 숨을 쉬는 상상을 거듭한 끝에 결국

---

* 웹사이트 themiracleman.org에서 더 자세한 정보와 그의 사례를 다룬 영화를 볼 수 있다.

다시 스스로 숨을 쉬게 되었다. 곧이어 그는 걷는 상상을 계속하였고 마침내 12월에는 제 발로 걸어서 퇴원하게 되었다.

이 이야기는 영화로 만들어질 만큼 유명해졌고, 그는 현재 가장 인기 있는 동기부여 및 자기계발 강사로 활동하고 있다. 의사들은 의학적으로 도저히 믿을 수 없는 결과를 만들어 낸 그를 '기적 인간(Miracle Man)'이라고 불렀고, 이 별명은 이후 그의 본명보다 더욱 유명해졌다.

그가 강조하는 한 마디는 바로 이것이다.

"사람은 그가 생각하는 대로 된다."

이렇게 믿음이 우리에게 미치는 영향은 엄청나다.

2007년 하버드 대학의 심리학자들이 재미있는 실험을 해보았다.* 그들은 호텔 청소원 44명을 모아 두 집단으로 나눴다. 한 집단에게는 그들의 청소일이 상당한 양의 운동이 된다고 설명하며 포스터와 유인물 등으로 이를 확실하게 설명하고 보여주었다. 다른 집단에게는 아무 말도 하지 않았다.

4주 뒤에 나타난 결과는 충격적이었다. 업무가 곧 운동이 된다고 믿은 집단은 평균 1킬로그램의 체중이 빠지고, 혈압이 10퍼센트 떨어지고, 체지방과 체질량 지수와 허리 치수도 줄었다. 물론 이런 설명을 듣지 않은 집단은 당연히 아무런 변화가 없었다. 결국 동일한 일을 했음에도 생각의 차이만으로 이런 생리적 변화가 일어난 것이다.

'예일 대학의 건강-노화 연구 계획(the Yale Health and Aging Project)'에서

---

* 〈Mind Over Muscle: Placebo Boosts Health Benefits of Exercise〉, Bower, Bruce(2007, January 27, Science News Online, 171, (4).

2,812명의 노인을 4년간 추적 조사한 결과를 아이들러(Idler EL) 등이 분석한 내용에 따르면 질병, 신체 능력, 부정적인 생활 습관(음주, 흡연 등)보다도 자신의 건강에 대한 평가 수준이 수명을 결정하는 데는 더욱 주요한 인자이다.* 간단히 말해서 본인의 건강 상태를 나쁘게 생각하는 남성 노인은 좋게 생각하는 남성 노인보다 무려 6.75배나 사망률이 높았고, 나쁘게 생각하는 여성 노인도 좋게 생각하는 여성 노인보다 3.12배나 사망률이 높았다.

물론 나이가 가장 확실한 사망률의 지표였지만, 그것을 제외한다면 남성의 경우엔 스스로 평가하는 건강 수준, 로스코우 점수**, 흡연, 당뇨의 순으로 수명과의 상관관계가 높았다. 여성의 경우엔 스스로 평가하는 건강 수준, 로스코우 점수, 당뇨, 체질량 지수, 흡연의 순이었다. 다시 말해서 담배를 피지 않거나 병이 없거나 신체 능력이 좋은 것 등의 객관적 지표보다는 본인이 주관적으로 '나는 건강하다'고 믿는 것이 훨씬 더 중요한 장수의 요건이라는 것이다.

플라시보 효과

플라시보 효과란 가짜 약을 진짜인 것처럼 주었을 때 실제로 약효가 나는 현상을 말한다. 얼마 전까지 많은 전문가들은 플라시보 효과가 단순히 기분상의 일시적인 효과일 뿐이라고 치부해버렸는데, 한 실험이 플라시보가 심리학의 대상을 넘어서 생리학의 대상이 되어야 한다는 사실

---

* 〈Health Perceptions and Survival: Do Global Evaluations of Health Status Really Predict Mortality?〉, Idler EL, Kasl S., 《Journal of Gerontology》(1991 March), 6(2): 55~5.
** the Roscow Score: 노인들의 건강 수준을 객관적으로 측정하는 척도 중 하나.

을 밝혀 놀라움을 주었다.*

미국의 정신과 및 방사선과 전문의인 주비에타 박사는 플라시보를 투여했을 때 과연 실제적 효과가 있는지, 또한 구체적으로 뇌에서는 어떤 일이 일어나는지를 연구했다. 그는 생리 식염수로 턱 근육에 통증을 유발한 뒤에 진통제인 것처럼 플라시보를 주고 그 통증의 변화 정도를 정밀하게 기록하면서 뇌의 영상(PET)을 찍어 분석했다.

그가 플라시보를 투여한 열네 명의 피험자들은 그 정도는 10~90퍼센트로 각각 달랐지만 모두가 통증이 줄어들었다고 보고했다. 이것으로 플라시보의 효과는 확실하게 증명되었다.

이어 뇌의 영상촬영 결과에서도 놀라운 사실이 밝혀졌다. 플라시보를 복용한 실험자들은 뇌의 여러 부위가 활성화되면서 체내 분비 오피오이드(endogenous opioid, 아편과 유사하게 진통 효과를 내는 물질)의 생산이 늘고 있었다. 즉, 플라시보 효과는 단순히 심리적인 기분전환이 아니라 실제로 대뇌의 생리적 변화 - 신경세포의 활동과 신경전달물질의 변화 - 를 동반했다. 한마디로 좋아진다고 믿으면 실제로 몸도 좋아진다는 사실을 보여준 것이다.

그럼 좋아진다고 믿으면 어떤 병이든 정말 좋아질 수 있을까?

플라시보 효과는 단순히 약에서만 나타나는 것은 아니다. 미국의 정형외과의사인 브루스 모슬리Bruce Mosley는 2000년 무렵에 슬관절 수술의 효과를 검증하기 위한 대규모 실험을 실시하고 그 결과를 논문으로 발표했

---

* 〈Placebo Effects Mediated by Endogenous Opioid Activity on Opioid Receptors〉, Jon-Kar Zubieta Et al, 《The Journal of Neuroscience》, August 24, 2005 / 25(34): 7754~7762.

다.* 모슬리는 정형외과 의사로서 수술이 당연히 효과가 있다고 생각했고, 슬관절 수술에 플라시보 효과 같은 것이 영향을 미치리라고는 상상조차 하지 못했다.

하지만 당시 그는 퇴행성 슬관절의 주 치료술인 연골 절제술과 연골 세척술 중 어느 것이 더 효과가 있는지를 검증하고 싶었다. 그래서 180명의 환자들을 세 집단으로 나누어서 한 집단에는 상처 난 연골의 거친 표면을 긁어내는 수술(절제술)을 했고, 다른 집단에는 상처 난 연골의 거친 표면을 식염수로 세척하는 수술(세척술)을 했다. 이 수술법들은 지금까지도 퇴행성 무릎 관절통에 가장 많이 사용되는 치료법이다. 그리고 남은 집단, 이른바 대조군에게는 이른바 플라시보(가짜) 수술을 했다.

모슬리는 환자들을 마취한 채로 세 군데의 절개 자국을 냈고, 무릎 표면에 실제 식염수를 뿌리는 등의 방법으로 거의 진짜인 듯한 느낌이 들도록 했다. 이후 세 집단은 모두 동일한 수술 후 처치를 받았다.

그 결과는 예상과 달리 충격적이었다. 수술을 받은 집단은 당연히 좋아졌지만 가짜 수술을 받은 집단도 그들만큼, 심지어 경우에 따라서는 그 이상으로 좋아진 것이다!

모슬리는 수술 이후에 24개월 동안 일정 간격으로 통증의 정도와 활동성(걷기와 계단 오르기)을 평가했는데, 결과적으로 세 집단 환자들 사이에 통증의 감소와 활동성의 증가 수준은 차이가 없었다. 오히려 활동성 면에서 수술을 받은 환자들이 플라시보 수술 집단보다 좀 더 떨어지는 경우도 나타났다.

---

* 〈A Controlled Trial of Arthroscopic Surgery for Osteoarthritis of the Knee〉, J. Bruce Moseley, M.D., Et al, 《The New England Journal of Medicine》 July 11, 2002, volume 347, number 2.

결론적으로, 모슬리가 그동안 수술의 효과라고 믿어왔던 변화들이 실은 플라시보 효과였던 것이다. 건당 5,000달러(약 550만 원)가 소요되는 이 수술은 미국에서만 매년 650,000건(총 3조 6천억 원의 규모) 이상 행해지고 있다.

모슬리에게 이 실험의 의미는 명백했고, 그는 외과의사임에도 단호히 이렇게 말했다.

"퇴행성 슬관절에 대한 수술의 효과는 분명히 플라시보 효과입니다."

사실 그전까지 대조군(플라시보 집단)이 없었던 임상실험에서는 이 수술 이후에 절반 이상은 통증이 감소된다고 보고되어왔다. 따라서 모든 의사가 당연히 이 수술의 효과를 믿고 있었다.

이 결과는 텔레비전 프로그램(Health Discovery Channel, BBC)에도 생생하게 소개되었다. 플라시보 수술을 받은 환자들은 이전엔 엄두도 못 냈던 거리를 걸어다니고 심지어 농구까지 즐겼다. 이 집단의 환자들은 2년 후에 사실을 알려줄 때까지 자기들이 가짜 수술을 받았다는 사실조차 알아차리지 못했고, 심지어는 그 사실을 듣고 나서도 자신이 실제 수술을 받은 게 틀림없다고 우기는 사람들도 있었다.

그중의 한 명인 팀 페레즈Tim Perez는 수술 전에는 지팡이를 짚고 겨우 걸었는데, 이제는 손자와 농구를 하면서 심지어 점프도 할 수 있었다. 그는 촬영진에게 이렇게 말했다.

"마음만 먹으면 이 세상에 불가능은 없어요. 마음은 기적을 만들 수 있다는 것을 나는 알아요."

나는 이런 실험 논문과 관련 자료들을 꼼꼼하게 보면서 여러 가지 의문이 들었다. 우리나라에서도 척추 레이저 수술이나 로봇 수술처럼 많은 수술법들이 홍보되고 있는데, 이것들은 과연 대조군을 포함하는 엄격한 임상실험을 얼마나 거친 것일까? 정말로 환자는 수술 때문에 낫는 것일까, 아니면 수술받았다고 생각하니 낫는 것일까?

정형외과 의사인 모슬리는 이렇게 말했다.

"대부분의 척추 수술도 엄격한 대조 실험을 해보기만 한다면, 나의 실험처럼 그 효과가 플라시보와 동일한 것임이 밝혀지리라 생각합니다."

우울증은 '마음의 감기'라고 표현될 만큼 살면서 누구나 한 번쯤은 겪게 되는 문제이다. 특히 미국의 연간 항우울제 판매액은 수조 원을 넘는다는 보고가 있을 정도로 제약회사에겐 황금알을 낳는 거위와 같다.

많은 신경정신과 의사들이 이렇게 말한다.

'우울증은 신경전달물질의 분비 장애에 의해 생기는 것이므로, 약물 없이 단순히 마음만 고쳐먹어서는 절대로 치료될 수가 없어요.'

그런데 그들이 이렇게 확신하는 항우울제에 대해 최근 또 다른 소식이 들리고 있다. 전 세계적으로 수천 건의 연구가 쌓이고 수억 개의 처방전과 수백억 달러어치의 판매가 이루어진 지금에 와서야 프로작[Prozac], 팍실[Paxil], 졸로프트[Zoloft]와 같은 대표적 항우울제들의 진실이 드러난 것이다.

'이들 약은 분명 효과가 있다. 하지만 플라시보도 그만큼이나 효과가 있다!'

제약회사들이 최근 수십 년간 해온 임상실험들을 새롭게 분석해보니, 플라시보도 진짜 약만큼이나 때로는 그 이상으로 효과가 있음이 연구자들에 의해 밝혀진 것이다.

모든 약은 플라시보 효과를 가지므로 FDA의 신약 승인을 얻기 위해서는 최소한 두 건 이상의 실험에서 그것이 플라시보보다 효과적이라는 것을 임상실험으로 증명해야 한다. 그래서 신약을 개발하는 제약회사들은 수많은 임상실험을 한다.

2002년 4월, 우울증에 허브 요법으로 흔히 쓰는 세인트존스워트와 졸로프트의 효과를 비교하는 실험이 진행되었다. 세인트존스워트는 24퍼센트의 치료 효과를 냈고, 졸로프트는 25퍼센트의 효과를 냈다. 반면에 플라시보는 무려 32퍼센트의 효과를 냈다.

1979년부터 1996년까지의 항우울제 임상실험을 분석해본 한 연구자는 그중 52퍼센트 정도는 약효와 플라시보의 효과가 구분되지 않는다는 결론을 내렸다. 가장 유명한 항우울제인 프로작은 다섯 번의 실험 끝에 겨우 두 번만 유효한 결과를 얻었고, 팍실이나 졸로프트는 더 많은 실험을 해야 했다. 그의 분석에 따르면, 제약회사들은 유효한 결과를 나타내는 실험만 발표하고 불리한 결과를 나타낸 실험은 발표하지 않는다.*

프로작의 제조사 릴리는 열 번의 임상실험을 하고서야 FDA 승인을 얻을 수 있었는데, 그중에서 여섯 번은 플라시보와 프로작의 효과 사이에 실질적 차이가 없었다. 프로작이 약간 앞서기는 했지만 확률적으로는 우연 이상의 의미가 없었다.

문제는 임상실험을 몇 번 하든, 심지어 수천수만 번을 하더라도 신약이 플라시보보다 좋은 효과를 보인 두 건의 결과만 보고하면 신약의 효과를 인정받는다는 점이다. 제약회사들은 FDA의 이런 기준을 철저히 악용하고 있다. 그래서 FDA에 보고된 자료들을 엄밀하게 다 검토해본다면 프로작이 내는 효과의 90퍼센트 정도는 플라시보를 먹어도 낫는다

---

* 〈Against Depression, a Sugar Pill Is Hard to Beat. Placebos Improve Mood, Change Brain Chemistry in Majority of Trials of Antidepressants〉, By Shankar Vedantam Washington, 《Post Tuesday》, May 7, 2002; Page A01.

는 결론을 내릴 수 있다.*

이 모든 것이 의미하는 바는 무엇인가? 다른 약은 몰라도 최소한 항우울제에 관한 한, 그 약효는 모두 플라시보 효과다. 물론 더 나아가 쥐약이나 농약의 효과도 플라시보라고 주장할 수는 없겠지만, 항우울제 이외에 얼마나 많은 약들이 값비싼 플라시보에 불과한지는 제약회사를 빼곤 아무도 모를 일이다.

플라시보 효과란 기본적으로 환자가 약이나 치료에 대해 갖는 믿음에 기인하는데, 때로는 약에 대한 의사의 믿음이 그 약효를 좌우하기도 한다.

제리 솔프빈은 의사의 무의식적 신념이 환자에게 어떤 영향을 주는지 알기 위해 광범위한 연구를 했다. 그는 협심증이나 관상동맥질환에 수반되는 통증을 치료하는 데 비타민E가 나타내는 효과를 알기 위해서 세 번의 이중맹검 실험(의사도 환자도 어떤 것이 약이고 어떤 것이 플라시보인지 모르게 하는 실험)을 했다. 이중 비타민E의 효과를 신봉하는 열성적인 의사들이 실시한 실험은 비타민E가 플라시보보다 월등히 높은 효과를 보인 반면에, 회의적인 의사들이 시행한 두 개의 실험은 그 어떤 효과도 증명하지 못했다.**

미국에서 초기 신경안정제로 나왔던 메프로바이트에 관련된 실험은 더욱 흥미롭다. 1950년대에 이 약에 대해서 많은 연구가 이뤄졌는데, 당혹스럽게도 서로 모순되는 보고가 이어졌다. 열성론자들의 실험 결과에서는 꾸준히 효과적이라는 증거가 쏟아졌지만, 회의론자들의 실험 결과

---

* ⟨No Prescription for Happiness. Could It Be That Antidepressants Do Little More Than Placebos⟩, By Thomas J. Moore, page E01 of the ⟪Boston Globe⟫ on 10/17/99.
** ⟪치료하는 기도⟫, 261쪽, 래리 도시, 바람 출판사 刊.

는 플라시보 효과 이상을 보여주지 못했다.

이런 모순을 해결하기 위해 연구자들은 이중맹검 실험을 실시했다. 의사도 환자도 처방된 약이 메프로바이트인지 플라시보인지인지 몰랐고, 심지어 환자들은 자신이 실험에 참여하고 있다는 사실조차 몰랐다. 어쨌든 결과적으로는 메프로바이트가 플라시보에 비해 상당히 강력한 효과가 있다는 사실이 밝혀졌다.

하지만 이 결과는 오직 약효를 믿는 의사들에만 해당하는 이야기였다. 회의적인 의사들에게서는 전혀 효과가 발견되지 않았다. 이 실험은 반복됐고, 세 개의 대도시에 위치한 정신병동에서 동시에 실시되었다. 세 곳 중 두 곳에서 같은 결과가 나왔다. 네 번의 실험 중 세 번은 이 약이 플라시보보다 효과적인 이유가 의사가 이 약에 대해 가진 믿음과 관련이 있음을 보여주었다.*

이들 실험의 총체적인 의미는 무엇인가? 의사도 환자도 누구에게 어떤 약이 가는지를 모르는데도 의사의 의식(믿음)이 어떤 미지의 방식으로 플라시보와 약을 정확하게 구분하여 그 효과에 영향을 주었던 것이다.

원래 이중맹검 실험의 의도는 환자와 의사의 믿음이 약효에 영향을 주는 것, 즉 플라시보 효과를 방지함으로써 순수한 약효만을 확인하는 것이다. 즉 약효에 대한 양측의 심리적 영향을 최대한 배제하는 것인데, 의사의 무의식(믿음)은 이 모든 객관적 조건을 다 뚫고서 영향력을 발휘했다. 그러니 이들 실험의 진정한 의미는 다음과 같이 말할 수도 있을 것이다.

 # 인간의 보이지 않는 마음은 인간이 이해할 수 없는 방식으

---

* 같은 책, 261~263쪽.

로 객관적, 물리적 세계에 실제로 영향을 줄 수 있다.

그렇다면 여기서 이런 의문이 든다. 약의 객관적 효과란 도대체 무엇이고 약은 어떻게 그 효과를 발휘하는가?

크게 두 가지로 생각해볼 수 있다.

첫째, 대체로 약이란 기본적인 효과의 방향성이 있고 특히 어떤 약은 그 효과를 부정할 수 없을 정도로 확실히 강력하다. 여기에는 페니실린, 인슐린 등과 독극물 등이 해당한다.

둘째, 이를 제외한 대부분의 약물은 약효의 많은 부분이 약에 대한 의사와 환자나 그들이 속한 집단의 마음(또는 의식)에 의존한다.

대표적으로 모든 약물이나 치료법에는 '초기 효과'라는 것이 있다. 처음에는 의사나 환자 모두 신약과 신기술에 대한 제약회사의 과장 광고에 현혹되어 환상과 믿음을 갖게 되고, 이에 부응하여 한동안 환자들은 기적처럼 잘 낫는다. 그러다 시간이 지나면서 처음의 열광이 줄고 점차 부작용이 드러나면서 의사들은 조금씩 회의를 느끼기 시작하고 결국 신약이나 신기술의 효과도 감소한다. 비유하자면 분위기에 취하면 낫고, 그 분위기가 깨지면 안 낫는 것이다. 그래서 이런 현상에 대해 19세기의 저명한 한 프랑스 의사는 이런 말을 하기도 했다.

"우리는 신약이 치료 효과를 가지고 있는 동안 가능한 한 자주 사용해야만 한다."

나는 모든 치료의 효과는 다음과 같이 정리할 수 있다고 본다.

C(=A+B)	A (객관적이고 물질적이고 가시적인 치료 영역의 효과)	B (객관적이고 물질적이고 가시적인 치료 영역의 효과)
치료의 총체적인 효과	약, 수술, 침, 물리치료, 부항, 기타 처치 등.	나는 나를 좋아한다. 환자의 의식, 치료자의 의식, 그들이 속한 집단의 의식이나 관습이나 믿음, 광고, 병원의 분위기 등등.

분명 'C=A'가 아니라 'C=A+B'이다. 그런데 많은 사람들이 특정 치료를 받아서 나으면 눈에 보이는 A 때문에 나았다고 믿는다. 사람들은 항상 눈에 보이는 것에서만 원인을 찾으려 하기 때문이다. 하지만 내가 보기에, 그들을 낫게 한 많은 부분은 눈에 보이지 않는 B에 있다.

나는 다년간 임상을 하면서 다양한 명의들이 치료하는 방법을 연구해 보았다. 그런데 당혹스러운 것은 많은 의사들이 그들의 치료법을 똑같이 따라 써도 그 효과가 같지 않다는 점이었다. 이 문제가 한동안 나를 몹시 괴롭혔다. 하지만 이제는 안다. A가 같아도 B가 다르기 때문이다.

얼마 전에 시중에 유행하는 글루코사민이 퇴행성 슬관절통에 효과가 전혀 없다는 논문이 발표되었다. 과연 그럴까? 나는 상당한 수의 통증 환자를 보아왔는데, 그들 중 많은 수가 글루코사민의 효과를 보았다고 내게 말했다. 지금까지 글루코사민은 약이 아닌 식품임에도 불구하고 무릎 통증에 관한 특효약으로 널리 알려져서 심지어 의사들도 기꺼이 권하곤 했다. 바로 이런 집단적인 기대와 믿음 속에서 글루코사민을 먹었던 사람들은 정말로 다수가 효과를 보았을 것이다. 글루코사민의 효과도 A라기보다는 B에 있었던 것이다.

때로 B가 강해지면 A의 효과를 무력화시키거나 심지어 뒤집기도 한다. 언젠가 사상의학을 전문으로 하는 한의사 후배가 내게 재미있는 실험을 말해주었다. 체질에 맞지 않는 약을 먹어서 부작용이 생긴 환자에게 EFT를 해준 뒤에 다시 그 약을 먹였더니 부작용이 사라졌다고 했다.

이것은 정말 사상의학 자체를 뒤집는 충격적인 현상이다. 왜냐하면 사상의학의 원리에 의하면 사람마다 체질이 정해져 있고, 체질에 맞지 않는 약을 먹으면 부작용이 반드시 생기기 때문이다. 그런데 EFT로 B(의식)가 바뀌자 A(약효)도 바뀐 것이다.

B가 얼마나 강력하게 작용하는지를 잘 보여주는 사례를 하나 더 들어보자. 1950년에 미국에 라이트라는 남자 환자가 있었다. 그는 림프절에 악성 종양이 있었는데, 일반적인 치료법은 다 해보았지만 차도가 없었고 상태가 너무 심각해서 얼마 살지 못할 처지였다. 목, 겨드랑이, 가슴, 복부, 사타구니에는 오렌지 크기의 암 덩어리가 튀어나와 있었고, 산소마스크를 낀 채로 날마다 2리터 이상의 복수를 빼내야 할 정도였다.

그럼에도 그의 생존 의지는 대단했다. 그는 크레비오젠이라는 획기적인 항암제가 개발되었다는 소문을 듣고 의사에게 간청했다. 처음에 담당 의사는 그의 요청을 거절했다. 그 약은 최소한 3개월 이상의 기대수명을 가진 환자에게만 투약하고 있었기 때문이었다. 하지만 끈질긴 요청에 마지못해 의사는 금요일에 이 약을 주사해주었다. 그리고 속으로 라이트가 주말을 넘기진 못하리라고 생각하면서 퇴근했다.

그런데 다음주 월요일에 보니 놀랍게도 라이트가 병상에서 일어나 걸어다니고 있는 것이 아닌가! 그뿐만 아니라 종양도 마치 난로 위에 놓인 눈덩이처럼 반 이하로 줄어버렸는데, 이것은 가장 강한 X선으로도 불가능한 엄청난 효과였다. 라이트는 열흘 만에 퇴원했다. 의사는 암이 깨끗이 나았다고 진단했고, 라이트는 스스로 자가용 비행기를 운전해서 고향으로 돌아갈 정도로 원기를 회복했다.

그런데 건강하게 두 달을 보낸 후에 크레비오젠이 임파절 암에 아무런 효과가 없다는 기사가 신문에 실리기 시작했다. 너무나 완고하고 과학적이고 합리적인 사고를 가졌던 라이트는 이 사실을 알고 증상이 재발했다. 암은 전처럼 다시 심각해졌고, 담당의사는 고민 끝에 플라시보를 쓰기로 결정했다. 의사는 라이트에게 새로 개발되어 두 배 이상으로 강력해진 새 크레비오젠을 주사하겠다고 하면서 사실은 증류수를 주사했다.

이번에도 결과는 극적이었다. 종양이 녹아내리고 복수도 사라졌다. 그는 이후로 다시 두 달 동안 아무 증세 없이 잘 살았는데, 어느 날 미국 의사협회가 크레비오젠이 암에 아무런 효과가 없음이 최종적으로 밝혀졌다고 발표를 해버렸다. 라이트는 또다시 암이 재발했고 이틀 후에 사망했다. 이 사례는 극적인 만큼이나 너무나 유명해져서 여러 책에서 자주 인용되고 있다.*

한 환자를 넘어서서 일반 다수가 관련된 비슷한 예도 있다.

시스플래티넘$^{cis-platinum}$은 암환자에 대한 화학요법에 쓰이는 약물로서 1978년에 미국 FDA의 승인을 얻었고 현재까지도 항암제로 다용되고 있다. 이것은 처음 나왔을 때 '기적의 약'이라고 불릴 만큼 대단한 반응을 얻었고 무려 95퍼센트의 치료율을 보였다. 하지만 최초의 흥분된 물결이 지나가고 더 널리 쓰이게 되면서 그 효과는 25~30퍼센트로 떨어졌다. 대체로 플라시보 효과의 일반적인 비율이 30~40퍼센트인 것을 생각하면, 이 역시 대부분이 플라시보 효과에 기인했던 것이다.**

---

* 《홀로그램 우주》, 137~139쪽, 마이클 탤보트, 정신세계사 刊.
** 같은 책, 139쪽.

사실상 플라시보 효과는 인류 역사만큼이나 오래된 것이고, 이제 그 효과에 대한 연구도 이루 셀 수 없을 만큼 많기 때문에 굳이 플라시보 효과를 재론한다는 것 자체가 이제는 무의미할 정도이다. 한마디로 의학의 역사는 플라시보의 역사라고 할 수 있다.

나는 이런 사실을 접하면서 양자역학에서 유명한 '관찰자 효과'를 떠올렸다. 관찰자 효과란, 전자를 입자로 관측하는 장치를 놓으면 입자로 관측되고 파동으로 관측하는 장치를 놓으면 파동으로 관측되는 현상을 말한다. 즉, 관찰자의 의도에 따라 물질(전자)의 상태가 변화되는 것이다.

결국 관찰자와 분리된 대상은 없다. 이를 다르게 표현하면 이렇게 될 것이다.

"C에서 A와 B를 구분할 방법은 없다."

도대체 어디까지가 A의 범위인지, 즉 객관적인 약효가 어느 정도인지를 따로 구분해낼 방법은 존재하지 않는다는 말이다. 관찰자의 의도(또는 마음)에 따라 A의 범위가 정해질 뿐이기 때문이다. 어찌 보면 우리의 몸을 포함한 이 우주 전체는 객관적이라기보다는 주관적이고 가변적이다. 그 속성이 의학의 영역에서도 이렇게 드러나는 것이리라.

때로는 기억 또는 기억으로 인해 조건화된 몸의 반응이 B로서 작용하여 A와 C에 영향을 주기도 한다. 로체스터 대학의 심리학 교수인 로버트 에이더Robert Ader는 실험쥐에게 사카린에 대해 구역질 반응이 나오게 하는 화학물질을 주사했다. 당연히 그 쥐들은 사카린을 탄 물을 마실 때마다 구역질을 했는데, 그 당시 에이더는 알지 못했지만, 그 화학물질은 쥐의 면역계를 교란시키는 작용도 했다.

몇 차례 사카린에 대해 구토 반응을 보인 쥐들은 나중에는 화학물질을 투약받지 않고서도 사카린 물만 먹으면 구토를 했다. 또한 화학물질의 효과가 사라질 때가 지났음에도 계속 면역계가 교란된 상태에 있었다. 마치 파블로프의 개처럼, 쥐들이 사카린에 대한 구토 반응과 면역계의 교란 상태를 반복 경험을 통해 몸의 조건화된 반응으로 각인해버린 것이었다.

더 나아가 해당 실험쥐 중 몇 마리는 원래 자가면역 질환이 있었는데 그 증상이 호전되었다는 사실이 발견되었다. 류마티스, 당뇨병, 다발성경화증, 아토피, 신염 등의 병은 자가면역 질환에 속하는데, 이것들은 신체 내부의 면역 반응이 과도해져서 외부 침입자가 아닌 자기 자신의 몸을 공격하는 병이다. 그런데 이 쥐들은 면역 기능이 교란되어 자신의 몸을 더 이상 공격할 수 없게 되어서 상태가 좋아졌던 것이다. 즉, 약 자체가 아니라 약에 대한 기억이 불치의 자가면역 질환을 호전시켰던 것이다.*

이 실험이 의미하는 바를 한마디로 정리한다면 이렇게 될 것이다.

> # 마음(무의식)은 적당한 암시를 받으면, 그것이 어떤 형태이든 간에, 이에 상응하는 어떠한 생화학 반응도 만들어낼 수 있다.

우리는 노화란 어쩔 수 없는 현상이라는 집단적인 믿음을 갖고 있다. 그런데 노화도 이처럼 의식에 의해 역전될 수 있을까?

1979년 하버드 대학의 심리학자 엘렌 랭거Elen Langer가 바로 이에 관한 실험을 했다. 랭거는 75세 이상의 노인들을 휴양지에 일주일 동안 머물

---

*《통증혁명》, 200~201쪽, 존 사노, 국일미디어 刊.

게 했는데, 특이한 점은 이 휴양지가 20년 전의 모습을 재현하고 있다는 것이었다. 거기엔 1959년도의 잡지와 신문이 책상에 놓여 있었고, 음악도 20년 전의 것이었고, 심지어 사람들도 지금이 마치 1959년인 것처럼 행동하도록 지시받았다. 즉, 이 노인들은 20년 전으로 돌아가서 지금 마치 50대 중반의 나이인 것처럼 느끼고, 보고, 말하고, 행동하게 되었다.

일주일이 지나고 판정관들이 그들의 신체 변화를 객관적으로 측정하자 놀라운 결과가 드러나기 시작했다. 노인들은 평균 3년 이상 젊어 보였고, 관절이 유연해지고, 자세도 펴지고, 근력과 청력과 시력도 개선되고, 가족의 시중만 받다가 스스로 활동을 하게 되었고, 지능도 개선되었다. 반면에 비슷한 휴양지로 갔지만 이런 경험을 하지 못한 대조군의 노인들은 변화가 전혀 없었고 심지어 4분의 1은 지능이 감퇴하기까지 했다. 결국 마음이 노화를 역전시켰던 것이다.[*]

나는 이런 생각도 해본다.

'노화란 어쩌면 사실이 아니라 우리가 가진 집단적 믿음의 반영일 것이다.'

나는 오래전에 방송에서 직업별 평균 수명을 발표한 내용을 본 적이 있는데, 거기서 제일 오래 사는 직업군은 초등학교 교사였다. 왜 그럴까? 애들하고 사니까 애들처럼 안 늙는 것이다. 그래서 나는 종종 이런 확언을 한다.

'나의 생리적 연령은 26세이다.'

그 덕분인지 만나는 사람들은 내게 너무나 동안이고 나이가 안 들었다고 감탄한다.

---

[*] 《사람은 왜 늙는가》, 디팩 초프라, 휴 출판사 刊.

그럼 이 모든 실험과 현상들이 의미하는 바는 무엇일까?

일단 이렇게 정리해볼 수 있을 것이다. 우리가 흔히 경험하는 객관적이고 물질적인 세계, 요컨대 '몸'은 확고불변한 것이 아니라 주관적이고 심리적인 요소에 의해 언제나 변화될 수 있다. 한마디로 마음은 몸을, 의식은 물질을 변화시킬 수 있다. 우리는 일상적으로 B(주관적, 심리적 영역의 효과)는 미약하게, A(객관적, 물질적 영역의 효과)는 강렬하게 경험하고 있기 때문에 대체로 큰 범위에서 엇비슷하게 일치하는 경험을 한다. 그러나 특정한 순간에는 B가 폭발적으로 강해져서 A를 완전히 압도하게 된다. 이럴 때 일어나는 일들을 사람들은 상식으로 이해할 수 없으므로 그저 '기적'이라고 말하고 지나치곤 한다.

그처럼 B가 폭발적으로 강해지는 순간은 언제인가? 열렬한 종교적 믿음, 종교 의식, 확언과 상상, 군중 심리, 강력한 생존 의지, 명상, EFT, 사랑, 믿음, 용서, 최면, 기도, 그 외 다양한 형태의 수련을 통해 환자의 무의식적 믿음이 변화되면 B가 폭발적으로 강해진다. 그래서 숯불이나 유리 조각, 칼날 위를 걷기도 하고 암이 낫기도 하는 것이다.

도대체 B의 한계는 어디일까? 나도 모른다. 그것은 기적의 한계가 어디까지냐고 묻는 것과 같다.

감정과 스트레스

오래전, 개업 초기에 나는 지인들로부터 20~30개 이상의 축하 화분을 받았다. 그런데 그냥 직원들에게 관리를 맡겼더니 물을 정기적으로 주었어도 대부분 말라죽고 서너 개만 겨우 살아남았다. 그러다 한의원을 옮기면서 미안한 마음이 들어 나는 남은 화분들을 직접 관리하기로 마음먹었다. 그리고 일주일에 한 번씩 물을 주면서 속으로 이렇게 말했다.

'이젠 정성껏 가꿔줄 테니 잘 살아보렴.'

나는 이것이 효과가 있으리라고 기대하지는 않았지만 말라죽기 직전이었던 화분들은 정말로 되살아나기 시작했다. 그 후로 몇 년이 지난 지금도 이 화분들은 여전히 생생하게 살아 있다. 사랑과 관심이 정말 이렇게 생명을 살릴 수도 있는 것일까?

1998년, 하버드 대학의 심리학자인 데이비드 매클런드David McClelland는 사랑의 생리학적 효과를 보여주는 실험을 했다. 그는 실험 대상자들에게 테레사 수녀가 캘커타의 고아와 버려진 환자들을 돌보는 모습을 담은 동영상을 보여주었다. 그리고 시청 전후에 그들의 타액 표본을 채취하여 비교분석했다.

그 결과, 시청 후 그들의 타액에서는 항체의 일종인 면역글로브린 에이(Immunnoglobulin A, IgA)의 분비가 현저히 증가했음이 밝혀졌다. 이 항체는 특히 호흡기 감염을 방어하는 데 작용하는 면역물질이다. 서양 속담에는 "감기에 걸리지 않으려거든 사랑에 빠져라"라는 말이 있는데, 이 말이 문자 그대로 사실임을 증명한 것이다. 매클런드는 이것을 '테레사 효과(The Mother Teresa Effect)'라고 불렀고, 이후로 사랑의 열렬한 전도사가 되었다.*

현재까지도 이 실험은 여러 매체에서 자주 소개되고 언급되고 있다. 그런데 테레사 효과는 보통 시청 후 한두 시간이 지나면 서서히 사라진다. 하지만 가족 또는 친구 간의 사랑과 유대가 강하거나 스스로 사랑받

---

* 같은 책.

고 있다는 믿음이 강한 사람일수록 그 효과가 오래 지속되었다고 한다.

실제로 우리는 노부부 중 한쪽이 먼저 사망하면 남은 한쪽도 곧이어 사망하는 경우를 주변에서 자주 보게 되는데, 이런 작용과 관련이 있을 것이다. 그러니 사랑은 어쩌면 그 자체로 가장 좋은 약이라고 할 수 있지 않을까!

2005년 미국 심신의학회(American Psychosomatic Society)의 학술대회에서는 감정(또는 애정)과 몸의 관계에 관한 아주 흥미로운 실험 결과가 발표되었다.* 연구자들은 42쌍의 부부를 대상으로 하여, 두 달 간격으로 2회에 걸쳐 공기흡입기로 피부에 작은 물집을 만들었다. 그리고 부부들로 하여금 한 번은 의견 차이가 없는 주제에 관해 일정 시간 동안 논의하도록 했고, 다른 한 번은 의견 차이가 있는 주제에 관해 일정 시간 논의하도록 했다. 연구자들은 참가자들의 상처 모습과 상처가 회복될 때 생성되는 세 가지 단백질을 점검해보았다.

결과는 놀라웠다. 모든 부부가 갈등 거리를 논의할 때 상처가 회복되는 속도가 더 느렸다. 사소한 의견 차이가 있을 뿐이었지만 상처의 회복이 늦어졌던 것이다. 특히 비판과 비아냥이 많았던 부부일수록 회복 속도가 더욱 늦어졌다. 수치상으로 40퍼센트 이상, 날짜상으로는 이틀이나 더 지나서야 회복되었고, 당연히 상처를 회복시키는 단백질도 적게 생성되었다. 이 실험에 이용된 물집은 그저 미약한 수준이었지만, 만약 이들이 암이나 당뇨 등의 심각한 병에 걸린 사람들이었다면 그것이 과연 사소한 차이였을까?

---

* 〈Happy marriage heals〉,《USA TODAY》, March. 8, 2005.

이 실험의 연구자인 키에콜트[Kiecolt-Glaser]가 했던 또 다른 실험에 의하면, 사이가 안 좋은 부부들은 사이가 좋은 부부들보다 다툼 이후에 면역 기능이 떨어지고 장기적으로 호흡기 감염도 잦은 편이었다.

반대로 부부의 화합은 직장에서 받은 스트레스까지 완화시켜줄 수 있다. 토론토 대학의 심리학자인 브라이언 베이커[Brian Baker]는 이와 관련한 흥미로운 연구결과를 발표했다.* 그는 스트레스 수준이 몹시 높은 직장에서 일하는 201명의 기혼자들을 뽑아서 혈압을 재보았는데, 그들의 혈압은 당연히 높았다. 그리고 1년이 지나서 다시 재보았더니, 부부 사이가 좋은 기혼자들은 혈압 수치가 3 정도 떨어진 반면에 사이가 안 좋은 기혼자들은 도리어 3 정도 더 올랐다. 부부간의 애정이 상처회복력과 면역력과 이완 능력을 높여준다는 사실이 확인된 것이다.

2005년 전국적인 화제가 되었던 KBS 다큐멘터리 〈마음〉에는 사랑과 스트레스가 몸에 어떤 영향을 주는지를 잘 보여주는 충격적인 실험이 나온다.

먼저 실험용 토끼들을 구해서 5주 동안 콜레스테롤 함량이 2퍼센트나 되는 먹이를 주는데, 이것은 사람에게는 매일 계란 10개, 삼겹살 4킬로그램, 닭 다섯 마리를 먹이는 것과 같은 분량이다.

그런데 토끼들은 똑같은 먹이를 먹지만 친밀군과 스트레스군의 두 무리로 나뉘어서 서로 다른 취급을 받는다. 스트레스군은 몸만 겨우 들어가는 우리에 넣어서 못 움직이게 하고, 호랑이 울음소리를 들려주고, 먹이를 줄 때도 우리를 탁탁 쳐서 놀라게 한다. 반면에 친밀군은 자주 안아주고 쓰다듬는 등 애정을 준다.

---

* 같은 기사.

실험이 4주 동안 진행되자 스트레스군의 토끼 여덟 마리 중 네 마리가 콜레스테롤이 안구의 혈관을 막아 겉보기에도 흰 페인트칠을 한 듯 각막이 희뿌옇게 변했다. 그중 두 마리는 녹내장 상태인데 이대로 한두 달이 지나면 안구가 파열될 정도로 심각하다. 반면에 친밀군은 여전히 식욕도 왕성하고 별다른 이상의 징후가 보이지 않는다.

연구진은 총 5주의 실험이 끝나고 나서 이 두 무리의 토끼들을 해부하여 간과 혈관을 비교해보았다. 그 결과 스트레스군 토끼들의 간은 지방간이 되어 뿌옇게 보이고, 혈관도 콜레스테롤이 침착되어 군데군데 울퉁불퉁하며 두 배 이상 두터웠다. 반면에 친밀군 토끼들의 간과 혈관은 색도 선홍색이고 깨끗해서 정상 토끼와 비교해도 별 이상이 없을 정도였다. 결국 정서적 안정감이 객관적으로는 병을 일으킬 수밖에 없는 고농도 콜레스테롤조차 혈관에 침착하지 못하도록 막았던 것이다.

이렇듯, 분명히 사랑은 가장 좋은 약이고 스트레스는 가장 큰 독이다. 물론 이 말을 아무것이나 먹어도 사랑만 충분하면 건강할 것이라는 뜻으로 오해하진 말라. 다만 이렇게는 말할 수 있을 것이다.

"좋은 것을 먹는 편보다는 좋은 마음을 먹는 편이 훨씬 더 낫다."

사랑은 이외에도 다양한 생리적 작용을 하는 듯하다. 나는 1989년 12월에 전 세계에 생중계되었던, 악명 높던 루마니아의 독재자 차우세스쿠의 총살 장면을 아직도 생생하게 기억한다. 그는 루마니아 인구를 한 세대 만에 두 배로 늘리겠다는 무리한 목표를 세워서 피임 자체를 혹독하게 금지했고, 그렇게 태어나서 보살핌을 받을 수 없게 된 아기들은 모두 고아원에 수용했다. 그가 처형될 당시, 약 15만 명의 고아들이 열악한 고아원에 수용되어 있었다고 한다. 그 시설은 보모 한 명이 무려 20명 정도 아이들을 맡아야 할 정도로 열악해서, 보모들은 겨우 젖병 물리고 기저

귀 가는 일밖에 할 수 없었다.

차우세스쿠의 처형 직후에 파견된 의사들이 고아원을 찾아가 관찰해 보니 아이들의 상태는 한마디로 처참했다. 하버드의 신경생물학자 매리 칼슨^{Mary Carlson}이 생후 수개월에서 3세까지의 아기 60명을 관찰하여 보고한 바에 따르면, 그 아이들은 정신적으로나 육체적으로나 심각한 발달장애 상태였다. 심지어 육체적 발달 정도가 또래의 3~10퍼센트 정도밖에 되지 않아서 거의 성장이 진행되지 못했다고 말해도 될 정도였다.

이는 두말할 것 없이 사랑과 관심의 결핍이 성장 호르몬의 분비에 장애를 일으킨 대표적인 사례이다. "아이들은 밥이 아니라 사랑을 먹고 자란다"는 말이 문자 그대로 증명된 것이다.

병을 일으키는 또 다른 감정으로 대표적인 것은 바로 좌절감이다. 〈사이언스〉지의 1982년 4월호에는 긍정 심리학으로 유명한 셀리그만 등이 발표한 논문이 실렸다. 그들은 암에 걸린 쥐를 두 무리로 나누어 전기자극을 주는 실험을 했다. 한 무리는 전기자극을 받으면 우리를 탈출할 수 있었지만, 다른 무리는 전기자극을 받아도 우리를 빠져나갈 수 없었다. 두 무리는 같은 양의 전기자극을 받았고 그 유일한 차이는 탈출 여부뿐이었다.

일정 시간의 실험이 끝난 뒤에 결과를 분석해보니, 탈출할 수 없었던 쥐는 탈출할 수 있었던 쥐에 비해 암에 대한 면역력이 절반밖에 되지 않았고 사망률도 두 배 높았다. 또 탈출이 가능했던 쥐들은 63퍼센트가 암에서 회복된 반면에 탈출이 불가능했던 쥐들은 겨우 27퍼센트만이 회복되었다. 대조군으로 전기자극을 받지 않은 쥐들은 54퍼센트가 암에서 회복되었다. 즉, 좌절감이 암에 대한 면역력에 큰 영향을 미쳤던 것이다.*

내가 살펴본 여러 자료에 의하면, 억압된 분노와 좌절감은 암을 만드는 주요인으로 작용한다. 내가 직접 만난 여러 암환자들도 공통적으로 분노와 좌절감을 보였다. 그들은 배우자의 외도, 배우자의 무관심과 무책임, 또는 자기를 인정하지 않는 가족과 동료들에 대한 분노를 갖고 있지만 성격상 표출하지 못하고 꾹 억압하고 있었다.

기름 유출 사고가 났던 충남 태안의 경우, 마을마다 암환자가 10명 이상씩 생겨날 정도로 상황이 심각해서 해당 지역 국회의원이 2011년 국가 예산으로 태안에 암검진센터를 세우려 한다는 보도가 있었다. 보도에서는 태안 주민들이 원유 제거 작업을 하느라고 유해물질에 많이 노출되어서 그렇다고 추측했지만, 나는 좌절감이야말로 그 직접적인 원인이라고 생각한다.

방송에 보도된 태안 주민들의 생활은 한마디로 좌절 그 자체였다. 매달 몇백만 원씩 남부럽지 않은 소득을 안겨주던 어장과 갯벌이 황폐화되었고 관광객도 다 끊어졌다. 지역 경제가 완전히 파탄 나면서 암이 아니라 자살로 목숨을 끊는 사람도 여럿 나오고 있었다. 어쩌면 그들의 암은 스스로 극복할 수 없는 상황에 대한 또 다른 형태의 자살(심리적·생물학적 자살)이라고 할 수도 있을 것이다.

병을 만드는 감정 중에서 현대인에게 가장 문제가 되는 것으로 스트레스 반응을 빼놓을 수 없다. 원래 생리학적으로 스트레스 반응이란 천적

---

* 《통증혁명》, 202~203쪽, 존 사노, 국일미디어 刊.

의 공격이나 굶주림 같은 외부의 위협과 위기 상황에 대응하기 위해 인체가 생리적으로 나타내는 반응을 뜻한다. 스트레스 상황에 빠지면 인체는 부신에서 글루코코르티코이드를 분비하는데, 이것은 인체의 단백질(대표적으로 근육)을 분해하여 혈당으로 만든다. 그 결과 혈당이 오르고 근육은 소모된다.

연어는 민물에서 태어나 바다에서 몇 해를 보낸 후에 수천 킬로미터를 헤엄쳐서 다시 태어난 호수로 돌아와 산란하고 바로 그 자리에서 죽는다. 그런데 이처럼 거친 여행을 해낸 힘찬 연어가 단 하루 만에 쇠약해져서 죽는 것은 탈진 때문만이 아니라 산란 후에 대량의 글루코코르티코이드 호르몬이 일시에 분비되기 때문이다. 한마디로 연어에게는 이 호르몬이 죽음과 노화의 스위치인 것이다. 이 호르몬의 역할을 간단히 말하자면, 생체의 모든 조직을 분해시켜서 에너지원으로 만드는 것이라고 할 수도 있다.

그럼 왜 현대인에게 특히 스트레스가 문제가 되는가? 문명사회가 되기 전의 인류에게 스트레스 원인은 주로 야수의 공격이나 침입자처럼 외부적이고 일시적인 것들이었다. 그러나 문명사회가 되자 스트레스의 원인이 점차 내부적(심리적)이고 지속적인 것으로 바뀌었다. 시험, 승진, 조직 내 복잡한 인간관계, 끝없는 경쟁, 실업의 위기 등등. 이 모든 것들은 원시인에게는 없던 것들이었다. 원시인들은 그저 적이 나타나면 도망가고, 추우면 잠시 떨면 되었다. 그들은 스트레스의 원인이 지속되거나 심리적, 잠재적 위험에 짓눌리지 않았다.

현대인의 스트레스 상황을 비유하자면, 출발 신호가 언제 떨어질지 알 수 없기 때문에 출발선에 서서 몇 시간, 심지어는 몇 년씩 준비 자세를 취하고 있는 육상선수의 심정과 같다고 할 수 있다. 외부적으로 아무 일도 없지만 내부적으로는 엄청난 긴장과 두려움이 늘 도사리고 있는 것이다.

이런 스트레스에 처할 때마다 우리 몸에서는 꾸준히 스트레스 호르몬이 분비되고 다양한 생리적 반응이 나타난다. 다음은 스트레스의 생리적 반응과 그것이 지속될 때 어떤 질환이 나타날 수 있는지를 정리한 것이다.

- **근육 소모:** 근육의 단백질을 분해하여 에너지원으로 쓰거나 지방으로 축적한다. 장기적으로 근력이 약화되고 복부 지방이 축적되어 배가 나온다.
- **근육 긴장과 경직:** 항상 긴장하게 되므로 근육 곳곳에 경결점과 압통점이 생겨 다양한 근골격계 통증을 유발한다.
- **혈당 상승:** 혈당을 올려 근육의 힘을 올리려는 반응이지만 장기적으로는 당뇨병의 원인이 된다.
- **골 소모:** 장기적으로 골다공증의 원인이 된다.
- **지방 축적:** 위기 대처를 위해 모든 에너지원을 지방으로 축적하기 때문에 팔다리는 근육이 없어 마르고 복부만 살이 찌는 비만 체형이 된다.
- **면역 억제:** 스트레스 호르몬을 만드느라 면역 호르몬과 단백질을 만들지 못한다. 장기적으로는 면역력을 약화시켜 잦은 감염성 질환과 암 등을 유발한다.
- **정신기능 장애:** 복잡한 사고를 주관하는 대뇌피질보다는 즉각적이고 감정적인 대응을 위주로 하는 대뇌 변연계로만 혈류가 집중됨으로써 판단력과 기억력이 감소하고 심하면 대뇌 피질이 파괴된다. 그 결과로 건망증이나 치매 같은 뇌질환이 생기기 쉬워진다.
- **소화기능 억제:** 혈류가 사지의 근육으로만 집중하여 장기적으로 만

성 위염이나 위무력증 같은 소화기 질환이 생기게 된다.

— **호흡수와 심박수 증가**: 에너지를 많이 내기 위해 산소를 대량 공급하려는 작용으로 장기적으로 심장 질환을 일으킬 수 있다.

— **말초혈관 수축**: 혈압을 올려 각 근육 조직에 피를 많이 보내기 위한 작용으로 장기적으로 고혈압을 유발할 수 있다.

— **비뇨기 괄약근 수축**: 대소변을 보느라 위협에 대응하지 못하는 일이 방지하기 위한 작용이나 장기적으로 신경성 대장증상이나 배뇨 장애를 만든다.

— **생식기 혈류 및 기능 감소**: 위기 상황에서는 새끼를 낳아서 기를 수 없으므로 생식기 기능을 억제하려는 작용이 나타나고 장기적으로 발기 장애, 생리 장애, 불임을 유발한다.

이 모든 증상을 가진 사람을 그려보라고 한다면 아마도 치매기가 있고, 등이 굽고, 팔다리가 가늘어 제대로 걷지 못하는 병약한 노인의 모습이 될 것이다. 한마디로 장기적인 스트레스는 '급속한 노화'와 다르지 않다. 자세히 보면 현대인의 거의 모든 만성질환이 바로 스트레스 반응에서 비롯됨을 알 수 있다. 흔히 말하듯 스트레스는 만병의 근원이다.

지금까지 감정이 어떻게 병을 고치고 어떻게 병을 만드는지를 살펴보았다. 그 증거는 이미 명백하다. 하지만 현대의학은 아직도 감정(마음)을 제외한 몸에서만 병의 원인을 찾고 있다. 그래서 병이 잘 낫지 않는다.

감정이 일으키는 병이 정확히 얼마나 될까? 나의 견해로는, 만성질환과 난치병은 그 대부분이 마음의 병이다. 또한 병의 원인이 마음에 있진 않다 하더라도 최소한 그 병의 예후에 마음이 미치고 있는 영향력은 결코 배제할 수 없을 것이다.

의식이 물질을
움직이다

르네 푀크 : 로봇을 끌어당긴 병아리

여러분은 이른바 '염력(psychokinesis)'이라고 하는 것을 들어본 적이 있는가. 많은 독자들이 무협지나 만화 속에서나 재밋거리로 보고 넘겼을 이 현상을 20년 이상 실험을 통해 연구하고 증명해온 사람들이 있다.

구미에서는 1970년대부터 의식이 외부 세계에 미치는 영향을 확인하는 실험을 해왔다. 예를 들어 0, 1, 2, 3 중 하나의 숫자를 무작위로 균등히 선택하는 기계 장치를 만든 쉬미트[H. Schmidt] 박사는 실험자가 특정 숫자를 더 원할 때는 실제로 기계에 의해 그 숫자가 더 빈번하게 선택된다는 사실을 밝혔다. 이후로 이와 유사한 많은 실험들이 유럽과 미국에서 행해졌다.

쉬미트의 실험에 자극받은 프랑스 의사 르네 푀크[Rene Peoc'h]는 1986년에 아주 획기적인 실험을 고안하여 그 결과를 발표한다.

먼저 생후 1주일이 안 된 병아리들을 골라서 '움직이는 로봇'과 일정 시간을 같이 둔다. 그러면 이들 병아리들은 각인효과(imprinting effect)에 의해 이 로봇을 어미로 인식하게 된다. 이 로봇은 난수 생성기(random number generator)의 통제에 의해 임의의 경로를 지정받아 이리저리 무작위로 움직인다.

이제 이 로봇을 테두리가 있는 사각 틀 안에 넣고 이리저리 마구 움직이게 한다. 그리고 사각 틀 밖에 이 로봇을 어미로 인식하는 병아리를 투명한 새장에 가두고 로봇이 움직인 궤적을 기록한다.

실험 결과는 놀라웠다. 사각 틀 안의 너비를 병아리와 인접한 쪽과 먼 쪽으로 나누어 로봇의 궤적을 계산해본 결과, 로봇은 병아리가 없는 쪽의 이분면보다 병아리가 있는 쪽의 이분면 위에서 2.5배 이상 오래 머물렀다. 반면에 대조 실험으로서 로봇을 어미로 인식하지 않는 병아리를 두었더니 로봇은 두 이분면 위를 균등하게 움직였다. 즉, 로봇을 어미로 인식한 병아리의 의식이 로봇의 움직임에 뚜렷한 영향을 미쳤던 것이다.

푀크는 1994년에 이 실험을 변용하여 새로운 시도를 한다.* 푀크는 열다섯 마리의 병아리를 준비하고, 촛불이 달린 무작위 작동 로봇을 준비했다. 그리고 앞선 실험과 마찬가지로 사각 틀 새장을 준비했다. 다만 이번 실험에서는 병아리에게 로봇을 어미로 각인시키는 대신에 실험실을 어둡게 하여 촛불 달린 로봇이 유일한 광원이 되도록 했다. 낮 동안 어둠 속에 있는 것을 무척 싫어하는 병아리의 본능을 이용하여, 그러한 병아리의 의식이 로봇의 움직임에 영향을 주는지를 평가해보려는 것이었다.

그는 로봇을 20분 동안 움직이게 하고 컴퓨터로 그 궤적을 정확하게 기록하였다. 푀크는 총 열다섯 마리의 병아리로 실험을 80회 반복했고, 대조 실험을 위해 병아리가 없는 상태에서 같은 과정을 100회 반복했다. 그 결과, 총 80회의 본 실험 중 57회(71퍼센트)의 경우에 로봇이 병아리가 있는 이분면 위에서 더 많은 시간을 보낸 것으로 측정되었다. 반면에 대

---

* ⟨Psychokinetic Action of Young Chicks on the Path of An Illuminated Source⟩, RENE' PEOC'H, ⟨Journal of Scientific Exploration⟩, Vol. 9, No 2, pp. 223-229, 1995.

조 실험에서는 로봇의 움직임이 어느 쪽으로도 치우치지 않았다.

푀크는 2001년에 이 실험을 또다시 변용한 실험을 계획한다.* 거의 대부분의 조건은 1994년의 실험과 동일했는데, 단 한 가지의 차이라면 로봇의 경로를 무작위로 지정해주는 난수 생성기가 23킬로미터 떨어진 곳에 있다는 점이었다. 즉, 로봇은 전화선을 통해 움직임을 명령받았다.

푀크는 일곱 마리의 병아리로 80회의 실험을 했고, 대조 실험으로서 병아리가 없는 상태에서 100회의 실험을 반복했다. 그 결과, 80회의 본실험 중에서 53회(66.25퍼센트)의 경우에 로봇이 병아리가 있는 이분면 위에서 더 많이 머물렀다. 대조 실험의 결과는 오히려 로봇이 병아리가 없는 이분면 위에서 머무는 시간이 길었던 경우가 근소하게 더 많았다. 역시나 병아리는 로봇의 이동 경로에 영향을 주었던 것이다.

이 실험에서 가장 흥미로운 사실은, 난수 생성기가 로봇으로부터 23킬로미터 떨어져 있었고 병아리들은 그것의 위치를 전혀 몰랐다는 점이다. 병아리의 의식은 눈앞에 있는 로봇뿐만 아니라 멀리 떨어져 있는 난수 생성기에까지 영향을 줄 수 있었던 것이다. 이 결과는 아주 중요한 생각거리를 제공한다. 의식이 목표물의 거리나 위치에 상관없이 작용한다는 점이다. 의식은 우리의 예상보다 훨씬 더 광범위하게 작용하는 듯 보인다. 어떻게 의식은 정확한 목표물을 인식하지 않고도 원하는 결과를 만들어내는 것일까?

이처럼 푀크의 실험은 염력의 실재에 관한 부인할 수 없는 확고한 증거로 유명해졌다. 구글에서 'Tychoscope(무작위 작동 로봇의 이름)'라는 검색어로 찾으면 여러 논문, 사진, 동영상을 볼 수 있다.

---

* 〈Chicks' Diatant Psychokinesis(23kilometers)〉, RENE' PEOC'H, 《Extrait de RFP》, Volume 2, nume'ro 1-2001.

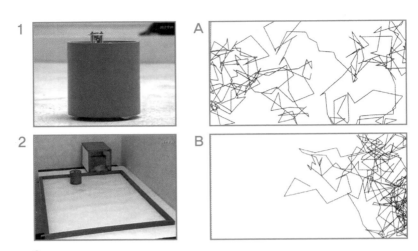

1번은 무작위 작동 로봇의 모습이다. 2번은 로봇과 병아리를 두고 실험하는 모습이다. 인터넷에 공개된 뫼크의 실험 동영상 장면을 포착한 것이다. A와 B는 병아리가 로봇을 끌어당기지 않을 때와 당길 때의 궤적을 비교해서 보여주는 사진이다. 뫼크가 2002년 9월에 발표한 논문에 실린 사진이다.

로버트 잔 : 한쪽 면만 나오는 동전

우주공학자로서 로켓 추진체의 연구로 유명한 과학자였던 로버트 잔은 1979년에 자신이 학장으로 재직하고 있던 프린스턴 대학에서 '프린스턴 초상현상 연구소(The Princeton Anomalies Research Lab, PEAR)'를 설립했다. 그리고 이후로 29년 동안 의식이 물질에 영향을 줄 수 있는지를 엄밀한 과학적 방법으로 연구해왔다.

특히 마음이 무작위로 일어나는 물리 현상에 영향을 줄 수 있는지가 주된 연구과제였는데, 이를 위해 이 연구소에서는 '무작위 사건 생성기(Random Event Genertator, REG)'라는 것을 많이 고안해냈다. 이것은 전자의 터널 효과(tunneling effect)나 방사성 원소의 자연 붕괴처럼 무작위로 발생하는 물리 현상을 포착하여 전기신호로 변환시켜 컴퓨터로 보여주는 장치이다.

　보통의 상황에서 생성기를 가동시키면 이 장치는 그저 무작위로 결과를 보여주므로 그 누적치는 자연히 기존의 통계적 물리 법칙을 따르게 된다. 그런데 실험자들이 이 장치 앞에 앉아서 특정 결과를 선호하는 의념을 보내면, 놀랍게도 그 누적치가 우연이나 무작위적 통계의 결과로는 볼 수 없는 유의성有意性을 띠게 된다.

　이 장치는 기본적으로 예측 불가능한 양자역학적 우연에 의해 작동한다. 좀 더 쉽게 표현하자면 일종의 '동전 던지기' 장치라고 볼 수도 있다. 동전 던지기와 같이 이 장치의 출력 결과는 기본적으로 앞면과 뒷면밖에 없다. 앞면이 나올 때 1점이라 하고 뒷면이 나올 때 −1점이라고 한다면, 각각의 출현 확률은 반반이므로 아무리 많은 횟수를 거듭해도 그 총점은 0점 근처에 머물게 될 것이다.

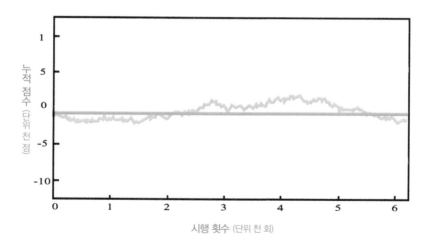

　앞의 그래프는 실험자의 의념이 투사되지 않은 보통 상황에서 생성

기가 보여준 결과를 나타낸 것이다. 그림의 선은 시행횟수에 따른 누적점수를 표현하고 있다. 매회의 실험은 20분간 진행되며, 생성기는 초당 200건의 사건을 생성한다. 쉽게 말해서 초당 200번의 동전 던지기를 하는 것이다. 무려 6천 회까지 실험을 반복했지만 누적점수는 한눈에 보아도 0점 근처에 머무르고 있다.[*]

   그런데 이 장치 앞에서 실험자가 1 또는 -1 중 하나의 결과만을 원한다는 의념을 품는다면 어떻게 될까?

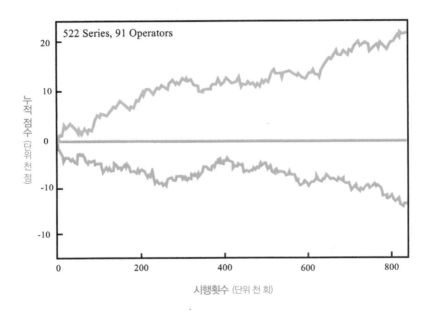

이 그래프는 몇 년간 약 백 명의 실험자들이 240만 회에 걸쳐 실험한

---

* 《Mind Lamp Owner's Handbook》, (Version 0.9).

결과를 누적하여 나타낸 것이다.* 위의 선은 실험자들이 1점을 원했을 때의 결과이고, 아래의 선은 -1점을 원했을 때의 결과이다. 놀랍게도 분명히 이 두 곡선은 평균점 0점으로부터 지속적으로 멀어지고 있다. 당연히 이런 결과가 나올 확률은 자연 상태에서는 불가능에 가까울 정도로 희박하다. 통계학적으로 1조 분의 1에 해당하는 확률이라고 하니 로또에 당첨될 확률보다도 더 적은 것이다. 이 연구소에서는 본 실험 전에 반드시 대조 실험으로서 실험자 없이 장치를 가동했는데, 이처럼 편향된 결과는 단 한 번도 나오지 않았다.

설명할 수도 없고 무시할 수도 없는 이 분명한 증거를 앞에 두고서 연구자들은 당혹감과 의혹에 휩싸였다. 의식은 어떻게 물리적 세계와 연결되는 것일까? 의식의 효과는 어떤 물리 법칙의 지배를 받는 것일까? 과연 물리학의 기본 범주인 시간과 공간의 영향을 동일하게 받는 것일까?

연구자들은 이에 관해서도 실험을 해보기로 했다. 연구자들은 실험자들을 장치에서 먼 곳, 심지어는 수천 킬로미터 떨어진 곳에 두고서 실험을 반복했다. 그 결과는 실험자가 장치 앞에 있을 때와 유사했다. 또 다른 실험에서는 시간적 편차를 보았다. 장치가 자동으로 가동되도록 한 다음, 그 결과를 확인하지 않은 채로 사후에 실험자가 그 결과에 의념을 보내도록 했다. 또는 반대로 미리 실험자가 의념을 보낸 다음에 장치를 따로 가동시켜 보기도 했다. 놀랍게도 두 경우에서도 실시간의 실험과 비슷한 결과가 나왔다.

시간과 공간은 물리적 세계의 엄격한 기본 범주이며 어떤 것도 이를

---

* 같은 책

벗어날 수는 없다. 하지만 의식은 분명히 이렇게 시공을 초월한 또 다른 법칙을 따르고 있음이 분명해졌다.

이처럼 '무작위 사건 생성기'를 이용한 실험은 양자역학적 범주에 드는 전자나 광자 같은 소립자에 우리의 의식이 영향을 미칠 수 있음을 밝혀주었다. 그런데 의식은 소립자보다 큰, 즉 눈으로 볼 수 있는 크기의 물질에도 영향을 줄 수 있을까?

물론 이런 의문에 답을 주는 실험도 이미 시행되었다. 초상현상 연구소는 의식이 거시 세계에 미치는 영향을 탐구하기 위해 재미있는 장치를 하나 만들었다.

아래 그림에서 보듯, 2센티미터 크기의 나일론 공 약 9천 개가 천장 가운데에서 작은 말뚝 사이로 한꺼번에 떨어져서 아래에 위치한 열아홉 개

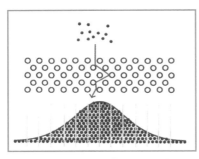

《Mind Lamp Owner's Handbook》

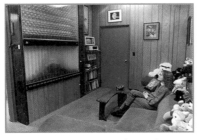

www.princeton.edu/~pear/

의 수집 용기에 담기게 된다. 이때 각 용기에 담기는 공의 개수는 통계학적으로 가우스의 정규 분포를 따르는 것으로 알려져 있는데, 그 분포도는 좌우 대칭인 종 모양으로 나타난다.

그런데 실험자가 좌나 우의 한 방향으로 치우치게 하겠다는 의도를 품으면, 실제로 분포도가 그 방향으로 치우치는 모양으로 변화되었다. 통계적으로 유의미한 결과였다. 이 실험은 의식이 미시적 소립자뿐만 아니라 거시

적 세계에도 충분히 영향을 준다는 사실을 확실하게 밝혀주었다. 더 나아가, 거시적이고 무작위적인 시스템이나 일상생활(날씨나 기계장치 등)에도 영향을 줄 가능성이 있음도 증명했다.

이 연구소의 주축 연구자들은 2007년에 실러론^{Psyleron}이라는 회사를 세웠다. 그리고 무작위 사건 생성기를 응용한 '마인드 램프$^{Mind Lamp}$'라는 제품을 내놓았다. 마인드 램프는 무작위로 생성되는 결과물을 여덟 가지 종류의 색깔로 표현하므로 당연히 각각의 색이 나타날 확률은 8분의 1이다. 그런데 관찰자가 특정 색을 원하면 점차 그 색이 더 자주 나타난다.

실러론의 홈페이지(psyleron.com)에는 아래와 같은 사용 후기가 올라와 있다.

"우리 사무실에는 마인드 램프가 있는데, 어느 날 몇 명이 램프 옆에 가서 말했다. '우리 빨간색을 만들어보자.' 그러자 곧 등이 파란색에서 불과 30초 만에 짙은 빨강이 되더니 한참을 그렇게 있었다. 전에는 보지 못한 일이었다."

독자들도 원한다면 누구나 이 상품을 사서 마음의 힘을 직접 실험해볼 수 있다. 나의 책상에도 마인드 램프가 하나 있는데, 평소에는 얌전하다가도 환자와 상담을 할 때 여러 색으로 깜빡이는 것이 마치 나의 말을 듣는 듯하다.

이 실험과 관련하여 한 가지 더 주목할 것이 있다. 실험자들의 의도가 물리적 현상에 영향을 준다는 사실은 많은 실험으로 명백해졌지만, 단순한 의도를 넘어선 실험자들의 감정이나 의식 같은 주관적 상태도 실험 결과와 밀접한 관련이 있음이 밝혀졌기 때문이다.

첫째, 실험자들의 감정이 열렬할수록 뚜렷한 결과가 나왔다. 특히 한

명보다는 단체가 더 높은 결과를 냈는데, 사랑에 빠진 커플이 같이 참여할 때는 월등히 높은 결과가 나타났다. 이것으로써 의도가 실현되는 데 있어 감정의 세기가 중요하단 사실을 알 수 있다.

둘째, 명상가나 요가 수행자 같은 실험자들은 정도의 차이는 있지만 보통 사람에 비해 두드러진 결과를 가져왔다. 아마도 의식을 훈련해온 사람들은 의도를 더 쉽게 실현하는 듯 보인다.

셋째, 일종의 '초기 효과'가 나타났다. 요컨대, 많은 실험자들이 공통적으로 최초 실험에서 가장 두드러진 결과를 보이다 갈수록 다소 약한 결과를 나타냈다. 아마도 초보자들이 처음에 가지는 순진하고 순수한 기대 때문으로 보이는데, 이 역시 의도의 효과가 감정 상태와 밀접히 관련되어 있다는 증거일 것이다.

영어 속담에는 '초짜의 운(beginner's luck)'이란 말이 있는데, 이는 실제로 도박이나 게임에서 많이 경험되는 현상이다.

현대의학은 정신이란 신경세포와 신경전달물질이 만들어내는 부가적 현상이라고 말한다. 정신이란 몸이라는 '실체'가 만드는 그림자나 허깨비에 불과하므로 몸에 아무런 작용도 할 수 없다는 말이다. 그래서 정신을 바꾸기 위해서는 외부 물질을 복용하거나 수술을 해야 한다는 것이다.

하지만 지금까지 본 대로 의식은 물질세계에 엄연히 영향을 미치며 심지어 물리적 시공간을 초월하기까지 한다. 마음이나 의식은 단순히 뇌세포의 부산물이 아니라 그 이상의 무엇이다.

이중 슬릿 실험: 물질이 본질인가, 의식이 본질인가

마음과 물질의 관계에 대해서 가장 먼저 인식하고 실험한 분야는 양자물리학이다. 양자물리학의 불가사의를 보여주는 '이중 슬릿 실험(double slit experiment)'이 바로 그 대표적 연구결과이다.

이 실험을 이해하려면 먼저 물질 또는 입자가 어떻게 운동하는지를 이해해야 한다. 예를 들어, 세로로 틈이 나 있는 어떤 벽을 겨냥해서 구슬을 쏘아댄다면 대부분의 구슬들은 튕겨 나오겠지만 몇몇 구슬들은 그 틈을 통과할 것이다. 그리고 만약 그 뒤편에 하나의 온전한 벽이 세워져 있다면, 거기에 구슬들이 남긴 흔적들은 앞 벽의 틈새 모양처럼 세로로 길게 배열될 것이다. 만일 앞 벽의 틈새가 두 개라면 뒤의 벽에도 두 줄의 구슬 흔적이 남게 될 것이다. 바로 이것이 입자가 운동하는 방식이다.

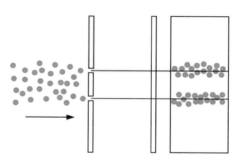

입자가 이중 슬릿을 통과하여 만들어내는 흔적

반면에 파동은 어떻게 운동할까? 물결이 위와 같은 벽의 틈새를 만나게 된다면, 그것은 틈새를 통과하면서 부채 모양처럼 퍼져 나가기 시작한다. 그리고 뒤의 벽에 가서 부딪히는데, 이때 각도가 꺾이지 않고(아무 저항 없이) 틈새를 일직선으로 통과한 물결이 가장 강하게 부딪힌다. 따라서 구슬이 만든 흔적들보다는 조금 뚜렷함이 덜하지만 어쨌든 물결 역시 구슬과 비슷한 흔적을 뒤의 벽에 남긴다. 여기까지는 파동이나 입자나 결과가 비슷하다.

그런데 틈을 하나 더 추가한다면 어떻게 될까? 양 틈을 통과한 물결은 뒤의 벽에 닿기 전에 서로 만나서 간섭 파동을 만들어낸다. +(플러스) 파가 +파와 만나면 더욱 강해지고, +파가 −(마이너스) 파와 만나면 서로 상쇄된다. 결과적으로 상쇄되지 않고 강해진 파동들만 그림과 같이 간섭무늬를 남긴다. 이것이 이중 슬릿 실험에서 파동이 흔적을 남기는 방식이다.

정리해보자. 입자를 두 개의 틈으로 통과시키면 두 줄의 흔적이 생기고, 파동을 두 개의 틈으로 통과시키면 여러 줄의 간섭무늬가 생긴다. 바로 이것이 입자와 파동이 운동하는 방식의 차이다.

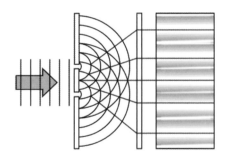

파동이 이중슬릿을 통과하여 만들어내는 흔적

그런데 가장 작은 물질 입자라고 할 수 있는 전자를 하나의 틈을 향해 쏘아댄다면 어떻게 될까? 당연히 한 줄의 흔적이 뒤의 벽에 생긴다. 전자를 두 개의 틈을 향해 쏘아대면 어떻게 될까? 당연히 두 줄 흔적이 생겨야 할 것이다.

그런데 실제 실험의 결과는 충격이었다. 파동과 같은 간섭무늬가 생긴 것이다. 어떻게 입자인 전자가 파동과 같은 흔적을 남긴다는 말인가? 양자물리학자들은 이 결과에 할 말을 잃었다. 하지만 물리학자들은 좌절하지 않고 혹시 많은 전자들을 쏘는 과정에서 파동처럼 서로 간섭을 일으켰을지 모른다는 생각에 이번엔 한 번에 전자를 하나씩만 쏘아보았다.

그런데 한 시간이 지나자 다시 똑같은 간섭무늬가 생겼다. 이제 명확해졌다. 출발할 때는 입자였던 전자가 틈을 통과할 때는 파동으로 변해서 두 개의 틈을 동시에 통과하며 간섭을 일으키고 결국 뒤의 벽에 간섭무늬를 남긴 것이다. 이것은 마치 손오공이 털을 뽑아서 여러 개의 손오공을 만든 뒤에 동서남북의 사대문에 동시에 출몰하는 것과 같다고 볼 수 있다. 도저히 납득되지 않는 현상이었다. 어떻게 하나의 공간만을 차지할 수 있는 입자가 동시에 양 틈을 통과하고 게다가 파동처럼 간섭까지 일으킨단 말인가?

이에 물리학자들은 입자가 어느 틈을 통과하는지를 관측할 수 있는 장치를 양 틈에 설치하고 다시 전자 하나를 쏘아보았다. 물리학자들은 과연 전자가 양 틈을 동시에 지나가는지 아니면 한 틈만을 지나가는지 확인하려 한 것이다.

그러자 다시 놀라운 일이 일어났다. 전자는 마치 아무 일도 없었던 것

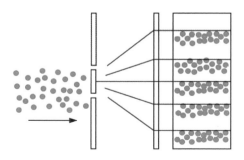

전자가 이중슬릿을 통과하여 만들어내는 흔적

처럼 시치미 뚝 떼고 둘 중 하나의 틈만 통과하는 것이 아닌가! 결국 뒤의 벽에는 두 줄의 흔적만 남았다. 즉, 관찰자가 전자의 운동 경로를 확인하려는 '의도'를 갖는 순간 전자는 파동성을 버리고 입자의 움직임만을 보여주었던 것이다.*

이 실험의 의미는 무엇인가? 관찰자의 의도가 전자의 상태 ─ 파동이냐, 입자냐 ─ 를 결정한 것이다. 달리 말하면, 전자는 온 공간에 퍼진 파동으로서 존재하다가 관찰자가 개입하는 순간 한 점에서만 존재하는 입자로 변환되는 것이다. 이 모든 것을 한마디로 정리하면, 관찰자의 마음이 물질(전자 또는 소립자)의 상태를 결정한다는 것이다. 대체 물질인 입자가 어떻게 관찰자의 마음을 귀신같이 알고 이렇게 행동하는 것일까?

이중 슬릿 실험은 양자물리학을 태동시킨 가장 유명한 실험이다. 한 세기 동안 비슷한 실험이 반복되어왔지만 그 결과는 늘 똑같았다. 언제나 소립자는 사람들이 어떤 마음으로 자기를 바라보는지를 귀신처럼 정확하게 읽고 거기에 맞게 변화했다.

물론 거시적 세계에서 관찰자(또는 마음)가 직접적으로 물질에 미치는 영향은 그리 크지 않다. 내가 보지 않는다고 내가 사는 아파트가 사라지지는 않는 것이니까. 그렇다면 이 실험도 그저 재미있는 얘깃거리에 지나지 않는 것일까?

여러분은 혹 언론 등에서 활성산소가 만병의 주범이라는 말을 들어본 적이 없는가? 사실상 현대인의 질병 중 약 90퍼센트가 활성산소와 관련이 있다고 알려져 있다. 구체적으로 암, 동맥경화, 아토피, 중풍, 심근경

---

* 이상의 실험 내용은 2004년 제작된 다큐멘터리 영화 〈What the bleep do we know!?〉를 참고했다. 국내에는 《블립》이란 제목으로 동명의 도서가 번역되어 있다.

색, 당뇨병, 신장병, 파킨슨병 등이 그러하다.

그럼 구체적으로 활성산소란 대체 무엇인가? 활성산소란 환경오염물질과 화학물질, 자외선, 방사선, 스트레스 등에 의해서 내 몸을 구성하는 정상 산소 원자가 전자 하나를 더 갖게 되는 것이다. 활성 산소는 반응성이 지나쳐서 사람 몸속에서 온갖 산화작용을 일으킨다. 특히 세포막, DNA, 그 외의 모든 세포 구조를 손상시킨다. 이와 함께 몸속의 여러 아미노산을 산화시켜 단백질의 기능도 저하시킨다. 핵산을 손상시켜 핵산 염기의 변형과 유리, 결합의 절단, 당의 산화 분해 등을 일으켜 돌연변이나 암의 원인이 되기도 한다.

한마디로 활성산소는 온갖 생리적 기능과 생리 조직을 파괴해서 정상적인 생명활동을 방해하므로 모든 질병과 노화의 원인이라고 할 수 있다. 그래서 요즘 시중에는 항산화효과(활성산소를 줄여준다는 뜻)라는 명목으로 다양한 건강기능 식품들이 날개 달린 듯 팔리고 있다.

그런데 활성산소는 정상 산소가 그저 전자 하나를 더 갖게 된 것이라고 했다. 르네 퓌크와 로버트 잔, 그리고 이중 슬릿 실험의 결과에 의하면 우리가 건강을 원하고 믿는다면 그 의도에 따라 소립자 차원에서 변화를 일으키는 것은 너무나도 쉽고 간단하다. 우리의 의도에 따라 활성산소는 쉽게 전자를 잃고 쉽게 정상 산소로 돌아갈 수 있다고 추론할 수 있지 않을까? 그렇다면 가장 강력한 항산화제는 인삼도 블루베리도 아니고, 바로 우리의 마음 그 자체가 아닐까?

래리 도시: 기도(원격 치유)의 효과

많은 사람들이 종교가 없어도 가족이나 자신이 아플 때, 특히 치료의 가능성이 낮을수록 기도를 많이 한다. 심지어 나는 말기 암에 걸려 현대의학으론 희망이 없어지자, 과학적 관점에는 분명 위배됨에도 불구하고 낫기를 간절히 기도하는 의사를 목격한 적도 있다.

의식과 물질은 완전히 별개이고, 의식은 물질의 작용이 만드는 부산물에 불과하다는 현대과학의 설명이 맞다면 왜 이렇게 많은 사람들이 기도를 하는가? 과학적이지 않다고 내버리기에는, 기도가 너무나 매력적인 의지처이고 꼭 우리가 모르는 뭔가가 더 있을 것만 같지 않은가?

래리 도시Larry Dossey는 정통 현대의학을 공부한 미국의 내과의사다. 하지만 그는 종종 마치 스님이나 신부처럼 딸랑이와 조롱박을 흔들고 심지어 향까지 피우면서 진료 시작 전에 환자를 위해 기도를 한다. 그리고 병실을 순회하면서도 "다 잘되게 하소서" 하고 기도한다.

그의 기도가 좀 다른 점이 있다면, 그는 기도의 효과를 과학적으로 검증하여 알리는 책을 썼고 그 덕분에 단 세 곳뿐이었던 기도 치료와 관련된 의학대학원 과정이 80개 이상으로 늘어나는 데 기여했다는 것이다. 그중 많은 학교가 실제로 그의 책 〈Healing Words〉를 교재로 쓰고 있다.

미국에서 기도 치유에 관한 대중과 의료계의 관심은 폭발적이어서, 그는 오프라 쇼 같은 대중매체에도 출연하고 하버드, 존스홉킨스 등의 저명한 의학대학에서도 강의하고 있다.

그는 개원한 지 얼마 되지 않아서 기도가 치료에 효과적이라는 연구논문 하나를 발견했다. 그때까지 현대의학적 실험연구로 기도의 효과를 증명했다는 말을 들어본 적이 없어서 그 역시 처음엔 의심했다. 하지만 본격적으로 관련 논문을 찾아보았더니 무려 100여 개가 넘는 방대한 과학적 증거를 찾아낼 수 있었다. 그 실험들은 엄격한 과학적 조건을 거친 것들이었고, 그중 반 이상이 기도가 생명체에 다양하고 중요한 영향을 준다는 사실을 보여주고 있었다.

이처럼 기도의 효과가 과학적으로 이미 증명된 것이라면 왜 병원에서 의사들은 기도를 권하지 않는 것일까? 이에 대해 래리 도시는 말한다.

"의사들은 '기도의 치유력'이라는 과학적 결과를 눈앞에 두고도 못 본 척 외면하고 있었다. 솔직히 나도 다른 동료들과 마찬가지로 오랫동안 기도를 무시해왔다."

한마디로 현대의학과 의사들은 '과학'이라는 명목 아래 눈에 보이지 않는 엄청난 효과를 무시해왔던 것이다.

실험 논문에 따르면 기도는 고혈압, 상처, 심장마비, 두통, 불안 등의 다양한 질환에 긍정적인 효과를 보인다. 기도(또는 의념 투사, 즉 실험 대상에 대해 일정한 의도를 품는 것)를 적용한 대상은 사람 이외에도 물, 효소, 세균, 적혈구, 암세포, 심장박동세포, 씨앗, 식물, 나방 유충, 쥐 등 다양했다.

기도(또는 의념 투사)는 효소의 활동, 백혈구 성장률, 세균의 번식 억제 또는 증식, 씨앗들의 발아와 성장률 변화, 암세포의 크기 변화, 헤모글로빈의 수치 변화 등에 영향을 주었다. 더 나아가 기도의 효과는 거리에 관계없이, 심지어 그 대상이 전자기파를 차단하는 특수한 방에 있더라도 변함이 없었다.*

도시는 이런 명백한 결과들을 눈앞에 두고서 몇 달 동안 고민한 후에, 의사의 양심에 따라 기도를 치료 수단으로 쓰기로 결정한다. 그는 시간이 지날수록 이렇게 생각하게 된다.

"기도를 치료 도구로 쓰지 않는 것은 효과가 뛰어난 약이나 수술을 일부러 쓰지 않는 것과 같다."

---

*《치료하는 기도》 15~19쪽, 래리 도시, 바람 刊.

물론 기도가 백 퍼센트 획일적으로 모두에게 완벽한 효과를 나타낸다고 말하는 것은 아니다. 다만 기도는 분명한 효과와 의미가 있고, 어떤 병에든 기본적인 치료 수단이 될 수 있고, 아무런 치료법도 없는 병에도 쓸 수 있고, 때때로 마음의 작용이 그러하듯 기적 같은 효과를 내기도 한다는 사실을 무시해선 안 된다는 것이다.

EFT 기법 중에는 '대리 EFT'라는 것이 있다. 이것은 타인을 대신하여 내가 그 사람인 것처럼 나에게 EFT를 적용하여 그 사람을 치료하는 방법으로서 일종의 '기도 EFT'이다.

나는 처음 EFT를 접했을 때 내 몸은 탁월한 효과를 볼 수 있다 하더라도 과연 공간적으로 분리된 타인에게 EFT를 하는 것이 효과가 날지 솔직히 미심쩍었다. 하지만 점차 그런 경험이 쌓이면서 그 의심을 완전히 거두게 되었다.

2008년 5월 미국의 뉴멕시코 주에서 열린 개리 크레이그의 워크숍에 참가했을 때의 일이다. 약 2백 명의 사람들이 뉴멕시코 주립대학의 체육관에 모였고, 워크숍의 주제는 '대리 EFT의 효과 검증하기'였다.

먼저 참가자들이 가족이나 친지 중에서 심리적, 육체적 고통이 있는 사람에게 전화를 걸어 불편한 정도를 0~10 수준에서 평가한다. 이때 참가자들은 그저 안부전화를 하는 척하면서 대리 EFT를 한단 사실을 내색하지 않는다. 그리고 한 시간 정도 다 함께 그들을 대신해서 대리 EFT를 한다. 마지막에 참가자들은 다시 지인들에게 전화를 걸어 고통 지수에 변화가 있는지를 확인한다. 확인 결과, 놀랍게도 50퍼센트 정도는 증상이 다소간에 경감이 되었다. 그중에서도 상당히 극적인 효과를 본 한 여성 참가자와 그 남편과의 대화 내용은 이러했다.

"아까 허리가 아파서 출근도 겨우 했잖아, 지금은 어때?"

"어, 그러고 보니 끙끙대며 일하고 있었는데 어느새 통증이 사라졌네. 혹시 당신 나에게 EFT를 한 거야?

이 여성의 설명에 의하면, 남편이 아침에 7정도로 허리가 아픈 상태로 겨우 출근했는데, 이제는 완전히 다 나았다고 하는 것이 아닌가. 남편도 EFT를 어느 정도 아는지라 그제야 '아내가 대리 EFT를 했구나' 하고 짐작했던 것이다.

물론 과학적으로 통제된 상황에서 실행한 실험이 아니므로 이것이 기도나 대리 EFT의 효과를 증명한다고 할 수는 없을 것이다. 그럼에도 결코 무시할 수 없는 사례가 하나 더 있다. 나에게 EFT를 배우고서 대리 EFT를 직접 실천하며 그 기적을 몸소 경험한 이용희 님이 올린 사례이다.

「제 아이가 7개월 전에 태어났습니다. 하지만 태변을 보지 못해서 복부에 불룩하게 가스가 찼고 결국 일주일 만에 수술을 받았습니다. 아이를 신생아 집중치료실에 홀로 두고 나오는데 너무도 괴로워서 집에 돌아와서 할 수 있는 것이라곤 펑펑 우는 일밖에 없었습니다.

그러던 중 아무래도 안 될 것 같아서 EFT 워크숍 1단계를 가르쳐주신 최인원 선생님께 용기를 내어 전화를 드렸더니 '대리 EFT'를 하라고 말씀하셨습니다. 아이의 증상 자체보다는 아이에 대한 저 자신의 부정적 생각과 감정을 지워보라고 하셨습니다. 부모와 아이는 무의식으로 서로 연결이 되니, 내 것을 지우면 아이 것도 변화한다는 말씀이었습니다. 그래서 저는 바로 떠오르는 70여 개 정도의 온갖 부정적 감정과 생각을 적어놓고서 한참 동안 힘들게 지워나갔습니다.

그러다 2주 정도 지나 EFT 워크숍 2단계 일정이 다가왔습니다. 아이를 포함해서 온 가족이 고통스런 상황이라 취소하고 싶은 마음도 있었지만, 워크숍을 통해 나와 아이의 문제를 해결할 수 있겠다는 마음의 울림이 생겨 광주에서 서울로 향하게 되었습니다.

2단계 워크숍에서 제가 직접 강사님에게서 EFT를 받고 있는데, 갑자기 온몸의 피가 거꾸로 치솟는 것 같고 온 방 안의 집기를 다 던져버리고 싶은 강력한 분노가 치솟으면서 고함이 튀어나왔습니다.

"내가 뭘 그렇게 잘못했다고! 내가 뭘, 내가 뭘 그렇게 잘못했어!"

눈물이 하염없이 흘렀습니다. 하지만 그럼에도 속이 후련해지는 느낌이었고, 혼자 EFT 할 때와는 또 다르게 마음이 더 비워졌습니다. 아이가 아장아장 내게 걸어와 폭 안기는, 또한 우리 가족의 행복한 모습을 사진으로 찍어주는 제 모습을 상상하면서 계속 두드리고 확언을 했습니다.

그렇게 한 달이 지났지만 아이의 상태는 큰 변화가 없었습니다. 약간 좋아져서 물이라도 한 모금 먹으면 다시 배가 불러왔습니다. 여전히 똥을 싸지 못해 신생아 집중치료실에 누워 있었습니다. 하루에 30분씩 두 번의 면회 시간은 아이의 얼굴을 보는 유일한 기회였고, 저는 그때마다 아이 앞에서 EFT와 확언을 반복했습니다.

결국 1차 수술은 실패로 결론이 났고, 2차 수술을 통해 소장에 튜브를 연결해서 복부에 인공항문을 만들기로 했지만 그렇게 되면 나중에 대장이 회복되었을 때 다시 3차 수술이 필요하다고 했습니다. 저는 처음에 그렇게 경황없던 마음이 이제는 좀 차분해져서, 아이를 서울의 유명한 외과의에게 데려가보기로 마음먹었습니다.

그런데 서울로 출발하기로 한 날, 아침에 신생아 집중치료실의 담당 간호사가 우리를 보자마자 이렇게 말하는 것이 아닙니까.

"어머, 고건이 똥 쌌어요. 똥 쌌어. 기저귀가 완전 장난 아니에요."

정말 기쁜 소식이었습니다. 수술 예후가 좋겠다는 희망을 안게 되었습니다. 그런데 서울로 향하는 고속도로 위 앰뷸런스에서 다시 냄새가 나서 확인해보니, 그야말로 푸지게 시커먼 똥을 또 싸놓은 것입니다. 정말이지 찍어먹으라 해도 꺼려지지 않을 정도로 반가운 똥이었습니다. 의사선생님을 만나기 직전까지, 아기는 한이라도 풀듯 그날만 네 번에 걸쳐 시원하게 볼일을 봤습니다.

하지만 쉬는 날임에도 수술을 위해 나오신 의사선생님은 아직도 배가 안 꺼졌다며 당장이라도 수술을 하자고 했습니다. 그런데 이번에는 처음처럼 허둥지둥 아이를 맡기고 싶지 않아서 저는 단호하게 말했습니다.

"당장 큰일이 생기지 않는다면 며칠만 기다려주시죠."

선생님은 약간 흠칫하시더니 이내 그러자고 하셨습니다. 그날은 금요일이었고, 저는 토요일과 일요일에 마음을 비우고 EFT 워크숍 3단계 과정에 참가했습니다. 아니, 마음을 비우기 위해서 참가했습니다.

첫날 일정을 마치고 가볍게 맥주 한 잔을 하는데, 숙소에서는 한국시리즈 7차전 야구경기가 텔레비전으로 방영되고 있었습니다. 마침 9회 말 2사 주자 없는 상황에서 타자인 나지완 선수가 끝내기 홈런을 쳤습니다. 그런데 그 "딱!" 소리를 듣는 순간, 제 안에서 직관적인 느낌이 올라왔습니다.

'저 한 방이 바로 그 한 방이다. 이제 우리 아기도 나을 수 있다!'

그렇게 3단계까지 무사히 마치고 월요일이 왔습니다.

"다행히도 배가 많이 꺼졌는데, 한 달 전에 검사를 위해 넣었던 약이 아직 장 속에 하얗게 남아 있어요. 보통 일주일이면 다 빠지는데, 한 달 넘게 남아 있는 걸로 봐서는 여전히 수술이 필요합니다."

이에 저는 웃으면서 대답했습니다.

"그럼 다행이네요. 이왕 기다려주신 거 하루만 더 기다려주시죠."

의사 선생님께서 약간 허탈하게 웃었습니다. '처음 올라올 때는 그리 급박해하더니 사람이 이젠 이렇게 여유를 부리나?' 하고 느꼈을 것 같습니다.

어쨌든 그날 저는 이렇게 확언을 했습니다.

"나는 비록 내 아이가 똥은 잘 싸고 배는 꺼졌지만 여전히 하얀 약이 장 속에 남아서 수술을 해야 한다고 하니 걱정이 올라오지만, 이런 나를 이해하고 받아들이며 고건이가 장 속의 하얀 약도 시원하게 아주 시원스럽게 밀어낼 수 있다는 믿음을 선택합니다."

마침내 다음날 아침이 밝았습니다.

"으음, 약도 다 빠졌어, 대단하네. 어떻게 이럴 수 있지? 수술 안 해도 되겠어요. 이 상태로 며칠 지켜보다가 퇴원하셔도 되겠습니다."

그렇게 듣고 싶었던 한마디 ― "퇴원하세요."

그 감동은 정말 이루 헤아릴 수가 없었습니다. 이럴 때는 정말 제가 사용하는 어휘의 한계를 절감합니다. 아이는 8개월이 지난 지금까지 아주 건강합니다.」

이렇게 해서 이용희 님의 아기는 장폐색증이라는 끔찍한 질병을 이겨냈다. 1년이 훨씬 지난 지금은 어떤 아기보다도 무럭무럭 잘 자라고 잘 먹고 튼튼하다. 물론 단순히 우연이 아니냐고 반문할 수도 있을 것이다. 하지만 의학적으로 설명하기가 어려운 이 사례를 보면서 나는 분명히 이렇게 말할 수 있다.

'이것은 어쨌든 확언과 EFT로 의도한 기적이다.'

5장

세상의
모든 통증,
EFT로
치료한다

;

　지금까지 확언과 EFT, 또는 나의 몸 의학이 실제로 어떻게 효과가 나는지를 다양한 자료와 사례를 통해 설명했다. 또한 효과가 날 수밖에 없는 필연적인 근거들도 제시했다.

　이번에는 이렇게 강력한 EFT를 스스로 직접 체험하고 그 결과를 확인해볼 차례다. EFT는 거의 모든 증상에 작용하지만 이 책에서는 우선 통증 해결을 그 중심에 놓았다. 그 이유는 다음과 같다.

　첫째, 통증은 누구나 경험하는 증상이고 그 결과를 바로 확인할 수 있기 때문이다.

　둘째, 모든 병의 치료법을 여기에 다 설명하기는 불가능하지만, 최소한 만성통증에 관한 한 EFT는 거의 완벽한 효과를 낸다. 게다가 나는 수많은 질환에 EFT를 적용해왔지만 그중에서도 통증을 가장 많이 접했기 때문에 통증은 내가 가장 잘 설명할 수 있는 질환이기도 하다.

　물론 앞으로 설명할 방법을 통증 이외의 증상에도 자유롭게 적용할 수 있다는 사실은 재론의 여지가 없다.

EFT 기본 과정 익히기

나의 증상에 EFT를 적용하기 전에 먼저 EFT의 가장 기본적인 방법을 배워보도록 하자.

▶▶ EFT 순서 ◀◀

문제 확인

치료하고 싶은 증상 확인 (육체적/심리적 문제)
주관적 고통지수 측정: 0~10 사이로 고통지수 측정하기

```
  ☺ ——————— ☹ ——————— 😣
  0  1  2  3  4  5  6  7  8  9  10
```

기본 확인

① 준비 단계

가슴압통점을 문지르거나 손날 두드리기를 하면서 수용확인을 3회 말하기

● 수용확언
   나는 비록 _____하지만
   마음속 깊이 나 자신을 받아들이고 사랑합니다.

● 연상어구 _____

② 연속 두드리기

연상어구를 반복해서 큰 소리로 말하면서 다음의 타점들을 5~7회 두드리기

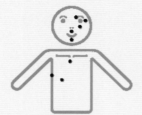

눈썹 / 눈 옆 / 눈 밑
코 밑 / 입술 아래
쇄골 / 겨드랑이 아래
명치 옆 / 엄지 / 검지
중지 / 소지 / 손날

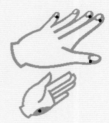

③ 뇌조율 과정

손등점을 계속 두드리며 아래 동작을 순서대로 하기

❶ 눈을 감는다 ❷ 눈을 뜬다 ❸ 머리를 움직이지 말고 눈동자만 최대한 빨리 오른쪽 아래로 움직인다 ❹ 머리를 움직이지 말고 눈동자만 최대한 빨리 왼쪽 아래로 움직인다 ❺ 머리를 움직이지 말고 눈동자만 시계 방향으로 크게 돌린다 ❻ 머리를 움직이지 말고 눈동자만 시계 반대 방향으로 크게 돌린다 ❼ 밝은 노래를 약 2초간 허밍한다 ❽ 1부터 5까지 빨리 숫자를 센다 ❾ 다시 약 2초간 허밍한다

④ 연속 두드리기(반복)

연상어구를 반복하면서 다음의 타점들을 5~7회 두드리기

눈썹 / 눈 옆 / 눈 밑 / 코 밑 / 입술 아래 / 쇄골 /겨드랑이 아래 / 명치 옆 / 엄지 / 검지 / 중지 / 소지 / 손날

효과 없음	부분적인 효과	완전 치유
고통지수에 변화가 없음 ↓ 문제를 구체화하고 기본과정 다시 시도하기	고통지수에 조금만 감소함 ↓ 수용확언을 "나는 비록 여전히 ___이 남아 있지만…"으로 변경 ↓ 연상어구는 "여전히 조금 남은 ___"로 변경	고통지수가 0이 됨 ↓ 치료 종료

두드리는 방법

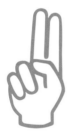

1. 검지와 중지를 가지런히 나란하게 모아서
   두 손가락으로 두드린다.
2. 타점 중에서 일부는 대칭적으로 신체 좌우에 위치하는데 어느
   쪽을 두드려도 상관없다(양쪽을 다 두드려도 됨).
3. 가슴압통점은 두드리지 말고 양손 손가락으로 넓게 문지른다.
4. 두드리는 손은 좌우 어느 쪽이든 편한 손을 사용한다.

타점의 위치

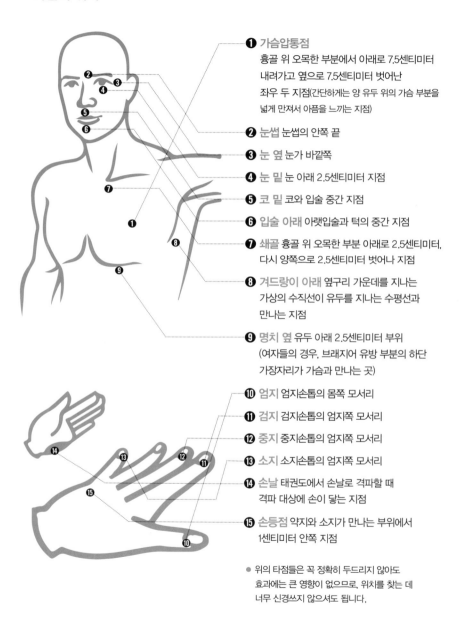

❶ 가슴압통점
흉골 위 오목한 부분에서 아래로 7.5센티미터
내려가고 옆으로 7.5센티미터 벗어난
좌우 두 지점(간단하게는 양 유두 위의 가슴 부분을
넓게 만져서 아픔을 느끼는 지점)

❷ 눈썹 눈썹의 안쪽 끝

❸ 눈 옆 눈가 바깥쪽

❹ 눈 밑 눈 아래 2.5센티미터 지점

❺ 코 밑 코와 입술 중간 지점

❻ 입술 아래 아랫입술과 턱의 중간 지점

❼ 쇄골 흉골 위 오목한 부분 아래로 2.5센티미터,
다시 양쪽으로 2.5센티미터 벗어나 지점

❽ 겨드랑이 아래 옆구리 가운데를 지나는
가상의 수직선이 유두를 지나는 수평선과
만나는 지점

❾ 명치 옆 유두 아래 2.5센티미터 부위
(여자들의 경우, 브래지어 유방 부분의 하단
가장자리가 가슴과 만나는 곳)

❿ 엄지 엄지손톱의 몸쪽 모서리

⓫ 검지 검지손톱의 엄지쪽 모서리

⓬ 중지 중지손톱의 엄지쪽 모서리

⓭ 소지 소지손톱의 엄지쪽 모서리

⓮ 손날 태권도에서 손날로 격파할 때
격파 대상에 손이 닿는 지점

⓯ 손등점 약지와 소지가 만나는 부위에서
1센티미터 안쪽 지점

● 위의 타점들은 꼭 정확히 두드리지 않아도
효과에는 큰 영향이 없으므로, 위치를 찾는 데
너무 신경쓰지 않으셔도 됩니다.

문제 확인하고
EFT 기본 과정 적용하기

EFT로 통증을 치료할 때 가장 먼저 할 일은 해결할 증상을 확인하는 것이다. 그중의 첫 번째는 얼마나 아픈지를, 즉 주관적 고통지수가 얼마나 되는지를 0~10의 숫자로 점수를 매겨보는 것이다. 고통지수를 평가하는 목적은 통증의 변화를 측정하기 위한 것이므로 편하게 느낌대로 매기면 된다.

그다음은 증상을 꼼꼼히 확인하는 것이다. 이를 위해 먼저 증상에 관한 다음의 질문에 답해보라.

A. 아픈 부위가 구체적으로 어디인가?

예를 들어 머리가 아프다면 앞인가, 뒤인가, 옆인가? 최대한 구체적으로 콕 집어보라. 여러 부위가 아프다면 그중 가장 아픈 곳을 먼저 선택하여 하나씩 해결하라.

B. 통증이 생기는 상황이나 조건이나 시간은 무엇인가?

예를 들면 물건을 들 때, 추울 때, 아침에 일어날 때, 걸을 때, 굽힐 때, 화날 때 등등.

C. 통증이 어떻게 느껴지는가?

예를 들면 무겁다, 조인다, 결린다, 찢어진다, 쑤신다, 저린다 등등.

이제 질문의 답에 맞춰 증상을 수용확언으로 표현해보자. 예를 들면 다음과 같다.

— "나는 A(어깻죽지가) B(뒤로 젖힐 때) C(찢어지듯이 콱 결리지만), 마음속 깊이 진심으로 받아들입니다."
— "나는 A(뒷목이) B(신경 쓰면) C(빽빽하고 열이 나지만), 마음속 깊이 진심 으로 받아들입니다."
— "나는 A(허리 가운데가) B(앞으로 허리를 굽힐 때) C(쑤시고 결리지만), 마음 속 깊이 진심으로 받아들입니다."

이렇게 수용확언을 만들었으면 본격적으로 EFT 기본과정을 실천해 보라.

결과 확인과 대처

앞에서 한 대로 EFT를 적용하고 고통지수가 변했는지를 확인해보라. 그러면 다음 네 가지의 결과 중 하나를 얻게 될 것이다.

1. 통증이 즉각 사라졌다.
2. 통증이 감소했지만 남아 있다.
3. 통증의 느낌이나 부위가 변화되었다.
4. 아무 효과가 없다.

그럼 이 네 가지의 경우에 EFT를 각각 어떻게 달리 적용해야 하는지 알아보자.

통증이 즉각 사라졌을 때

처음 EFT를 적용해보면 이런 경우가 종종 나타난다. 약 50퍼센트는 이렇게만 두드려도 효과가 나는데, 때론 그 효과를 눈으로 직접 보면서도 믿기 힘들 정도이기도 하다. 그래서 이를 '5분의 기적'이라고 표현한다.

EFT를 적용하다 보면 종종 이런 기적이 일어난다. 이때 한 가지 주의

할 것은, 통증이 확실히 사라졌는지 꼼꼼히 살펴서 약간이라도 남아 있다면 두 번째 대처법으로 넘어가는 것이다. 움직여보고, 만져보고, 아픔이 왔던 동작들을 해보고, 아파서 못하던 동작들을 해보면서 통증이 완전히 사라졌는지를 확인해보라.

예를 하나 들어보자. 나와 《5분의 기적 EFT》를 함께 만든 정유진 선생과 몇 년 전 광주에서 EFT 레벨1 워크숍을 할 때의 일이다.

50세 정도의 남자분이 20년 된 양 발바닥 통증 때문에 참가했는데, 통증 정도가 몹시 심각했다. 고통지수는 10이었고, 실내에서도 쿠션이 있는 두툼한 실내화를 신어야 겨우 걸어다닐 수 있을 정도였다. 이런 지가 20년은 되었고 그동안 편한 적이 한 번도 없었다고 하였다. 간단히 말해서 그분은 발바닥이 너무 아파서 20년 동안 집 안에서조차 늘 실내화를 신고 있었다.

과연 이런 심각한 증상에 EFT가 효과를 낼 수 있을까? 정유진 선생이 그분에게 EFT를 해주었는데, 양발 중 왼발이 더 아프다고 해서 다음과 같이 수용확언을 만들었다.

"나는 왼발 뒤꿈치가 오랫동안 심하게 찌릿찌릿 아프지만, 마음속 깊이 진심으로 받아들입니다."

이 수용확언으로 그저 기본과정을 한 차례 했는데, 놀랍게도 20년간 떠나지 않던 통증이 불과 몇 분 사이에 사라진 것이 아닌가! 확인을 위해서 우리는 쿠션이 있는 신을 벗고 마룻바닥을 맨발로 한번 걸어보라고 했다. 20년간 엄두를 못 내던 일이었다. 그분은 걸을 수는 있는데 오른발에서 약간의 통증이 느껴진다고 했다. 이에 수용확언을 바꾸어 다시 두드렸다.

"나는 걸을 때 오른발 뒤꿈치가 약간 아프지만, 마음속 깊이 진심으로 받아들입니다."

그러자 통증이 다 사라져서 심지어는 바닥에 발을 쾅쾅 굴러도 아프지 않다고 할 정도였다.

EFT는 종종 이렇게 '5분의 기적'을 만든다. 그렇다고 모든 병에 이런 결과를 기대하면 '5분의 좌절'을 경험하게 된다. 그러니 두 번째 대처법으로 넘어가 보자.

통증이 감소했지만 아직 남아 있을 때

통증의 느낌과 부위는 비슷하고 그 정도만 줄었다면 첫 번째 수용확언에다 "아직, 여전히, 조금" 등의 말을 경우에 맞게 더 넣어서 EFT를 적용하면 된다.

예를 들어보자.

― "나는 '아직' A(어깻죽지가) B(뒤로 젖힐 때) C(찢어지듯이 콱 결리지만), 마음속 깊이 진심으로 받아들입니다."
― "나는 A(뒷목이) B(신경 쓰면) '여전히' C(뻑뻑하고 열이 나지만), 마음속 깊이 진심으로 받아들입니다."
― "나는 A(허리 가운데가) B(앞으로 허리를 굽힐 때) '조금' C(쑤시고 결리지만), 마음속 깊이 진심으로 받아들입니다."

이렇게 EFT를 해서 통증이 소실되었는지 그 결과를 확인해보고, 조금 더 남아 있으면 소실될 때까지 몇 번 더 하면 된다. 혹 이런 과정에서 통증의 느낌이나 부위가 변했다면 다음에 나오는 대처법을 활용하면 된다.

통증의 느낌이나 부위가 바뀌었을 때

혹시 EFT를 하는 도중이나 한 후에 통증 부위나 느낌 자체가 처음과 다르게 바뀌었다면, 그것에 맞게 수용확언을 다시 만들어서 EFT를 적용한다.

앞의 예들로 다시 수용확언을 만들어보자.

— "나는 '이제는' A(어깨 앞쪽이) B(팔을 들 때) C(욱신거리지만), 마음속 깊이 진심으로 받아들입니다."

— "나는 '이제는' A(뒷목보다는 뒷머리가) B(가만히 있어도) C(뻑뻑하지만), 마음속 깊이 진심으로 받아들입니다."

— "나는 '이제는' A(옆구리가) B(앉아 있을 때) C(무겁지만), 마음속 깊이 진심으로 받아들입니다."

EFT를 하다 보면 증상의 부위나 정도나 느낌이 자꾸 변화하는데, 이 변화를 잘 따라가는 것이 성공의 지름길이 된다.

어느 날 1단계 워크숍에 한 60대 남성이 참가했다. 이분은 오십견이 너무 심해서 오른팔이 옆으로 90도 이상 들리지 않았다. 나의 책《5분의 기적 EFT》을 읽고 나름대로 열심히 했는데도 팔이 올라가지 않는다며 이 증상에는 듣지 않는 것 같다고 말했다.

"EFT는 백 퍼센트 작용합니다. 한번 나와보세요."

나는 참가자들 앞에서 그를 대상으로 EFT를 시작했다.

"먼저 어떤 때 어느 부위가 어떻게 아프세요?"

"이렇게 옆으로 들면 아프죠."

"좀 더 자세하게 그때 어느 부위가 아프세요?"

"어깨 뒤쪽이 콱 땡기네요."

이에 "팔을 옆으로 들 때 어깨 뒤쪽이 콱 땡기지만, …"이란 수용확언으로 두드려주었다.

"이제 어떠세요?"

"어어, 팔이 더 올라가네!"

확실히 팔은 120도 정도까지 올라갔다. 하지만 그 이상은 변화가 없었다.

"이제는 어디가 어떻게 아프세요?"

"땡기는 것은 사라지고 어깨 가운데가 욱신거리네요."

이에 "나는 어깨 가운데가 욱신거리지만, …"으로 두드렸고 다시 팔을 들어보라고 했다.

"어어, 이제는 팔이 다 올라가네요."

놀랍게도 그의 팔은 귀에까지 닿을 정도로 높이 올라갔다.

"그게 끝이 아니에요. 이제는 팔을 뒤로 젖혀보세요."

팔을 뒤로 젖히자마자 그분은 신음을 내면서 팔을 앞으로 급히 뺐다. 이에 "나는 팔을 뒤로 젖히면 콱 찢어지는 듯 아프지만, …"으로 두드려주었다.

이런 식으로 증상의 변화를 꾸준히 따라가면서 30~40분간 두드리자 6개월 동안 꼼짝 않던 그의 팔이 이리저리 맘껏 돌릴 수 있을 정도로 좋아졌다.

아무 효과가 없을 때

때로는 EFT를 몇 번 해도 아무런 변화를 경험하지 못할 때가 있다. 바로 이때가 기술이 필요한 순간이며, 전문가의 역량이 드러나는 순간이다. 이때 좌절이란 함정에 빠지지 않기 위해서 아래의 사실을 명심하자.

첫째, EFT는 중력처럼 언제 어디서나 반드시 작용한다. 나는 수천 명을 대상으로, 특히 기존의 치료가 듣지 않는 수많은 통증 환자들을 대상으로 EFT의 효과를 검증해왔고 그 경험에 의해 최소한 통증에 관한 한 EFT는 반드시 효과를 낸다고 확신한다.

둘째, 사라지지 않는 통증 뒤에는 풀지 못한 심리적 문제가 있다. 이런 심리적 문제를 EFT로 해결하면 통증도 사라진다.

EFT를 육체 증상에만 적용했을 때 진전이 없는 경우에는 반드시 그 증상의 배후에 심리적 문제, 즉 부정적 기억과 감정과 생각이 작용하고 있다. 앞서 말한 '육사감생' 모델을 다시 한번 생각해보라. 우리 몸은 단순히 물질이 아니라 삶의 기억과 생각과 감정을 담고 표현하는 그릇이며, 통증은 그러한 표현의 한 방법이다.

그렇다면 통증을 일으키고 있는 기억(사건)과 감정과 생각을 어떻게 찾아내는가, 그것이 바로 문제 해결의 열쇠다. 참고로 육체 증상을 일으키는 기억과 감정과 생각을 '핵심주제'라고 부른다.

이제 직접 그 열쇠를 하나씩 찾아보자.

통증을 일으키는
핵심주제를 찾는 열쇠

첫째 열쇠, 감정을 찾아서 지우기

EFT를 적용하는 데 가장 중요한 것은 환자의 심리를 파악하고 통찰하기 위한 질문을 잘 던지는 것이다. 통증을 일으키는 '감정'을 찾는 질문들은 다음과 같다.

— "이렇게 아프면 어떤 감정이 느껴지나요?"

— "아프면 기분이 어떠세요?"

— "아픈 것과 관련해서 느끼는 감정이 있다면 무엇인가요?"

이렇게 질문을 하면 환자는 보통 다음과 같은 대답을 할 것이다.

"짜증 나죠. / 화가 나요. / 서글퍼요. / 우울해요. / 두려워요. / 걱정돼요. …"

이런 감정에 바로 EFT를 적용해도 좋다. 하지만 EFT는 구체적일수록 더욱 분명한 효과가 난다는 사실을 명심하자. 그래서 그 뒤에 "왜 그렇게 느끼죠?"라고 한 번 더 묻는 것이 좋다. 그러면 다음과 같은 대답이 나올 것이다.

"아파서 일을 못하니까 서글퍼요. / 놀지도 못하고 집에만 있어야 하니 우울해요. / 안 나을까 봐 두려워요. / 또 아플까 봐 걱정돼요. …"

그럼 이제 이런 감정들을 수용확언으로 만들어 EFT로 지워보자.

— "나는 아파서 일을 못하니까 서글프지만, …"
— "나는 놀지도 못하고 집에만 있어야 하니 우울하지만, …"
— "나는 안 나을까 봐 두렵지만, …"
— "나는 또 아플까 봐 걱정되지만, …"

통증을 일으키는 감정은 보통 한 개가 아닌 경우가 많으니, 하나의 감정을 지우고 나면 다시 "이제는 어떤 감정이나 기분을 느끼나요?"라고 물어서 계속 관련된 감정들을 찾고 지워나가라.

둘째 열쇠, 생각(믿음)을 찾아서 지우기

통증을 일으키는 생각을 지우기 위해서는 다음과 같이 질문을 던져보자.

— "아프면 무슨 생각이 많이 드나요?"
— "아픈 것과 관련해서 떠오르는 생각이 있나요?"
— "아픈 것과 관련해서 자주 하는 생각은 무엇인가요?"

이런 질문을 하면 다음과 같은 답변들을 할 것이다.

"허리 때문에 다시는 일을 못할까 봐 걱정되죠. / 두통 때문에 공부 못해서 시험 망칠 것 같아요. / 무릎 때문에 쩔뚝거리니까 창피하고 속상하죠. / 이렇게 아픈 내가 한심하죠. / 의사가 불치병이라고 했어요. …"

그럼 이제 이런 생각들에 EFT를 적용해보자.

- "나는 허리 때문에 다시는 일을 못할까 봐 걱정되지만, …"
- "나는 두통 때문에 공부 못해서 시험 망칠 것 같지만, …"
- "나는 무릎 때문에 쩔뚝거리니까 창피하고 속상하지만, …"
- "나는 이렇게 아픈 내가 한심하지만, …"
- "나는 의사가 불치병이라고 했지만, …"

때로는 나도 모르는(무의식적) 생각이 내가 낫는 것을 방해하는 경우가 많다. 의식적으로는 낫기를 원하지만 내 무의식의 믿음이나 판단은 도리어 낫지 않기를 바라는 경우가 있는데, 특히 어디서도 낫지 않는 만성질환이나 난치병이 대부분 그렇다.

이것을 EFT에서는 '심리적 역전(Psychological Reversal)'이라고 말한다. 한마디로 무의식이 의식과 충돌하는 것으로, 낫지 않는 병일수록 심리적 역전을 일으키는 생각을 찾아서 지워주는 것이 중요하다.

심리적 역전을 찾는 질문들은 다음과 같다.

- "내가 만일 지금 당장 다 낫는다면 어떤 일이 생길까요?"

많은 사람들이 이 질문에 처음에는 그저 "다 나으면 그냥 좋죠"라고 답할 것이다. 그럴 때 그냥 넘기지 말고 다시 한번 물어보라. "좀 더 구체적으로 어떤 일이 생길지 얘기해보세요."

- "통증이 있어서 혹 좋은 것이 있다면 무엇일까요?"

이 질문에도 처음에는 많은 사람이 당황하면서 "그런 것은 없어요"라고 부인하고 부정할 것이다. 이에 굴하지 말고 다시 한 번 물어라. "혹 있다면 무엇이든 말해보세요."

— "이 증상이 없어졌을 때 안 좋은 점이 혹 있다면 무엇일까요?"
이 질문도 처음에는 많은 사람이 당황하고 부정한다. 우리가 가장 못하는 것 중의 하나는 내 안의 진실을 직면하는 것이기 때문이다. 하지만 한 번 더 물어보라. "혹 있다면 무엇이든 말해보세요."

— "이 증상이 사라지지 않게 하는 이유가 있다면 무엇일까요?"
또는 "이 증상이 사라지면 안 되는 이유가 있다면 무엇일까요?"라고 물어보라.

심리적 역전을 이해하기 위해서 내가 경험한 몇 개의 사례들을 살펴보자. 먼저 수술을 받아도 자궁암이 낫지 않았던 어느 40세 기혼 여성과 상담할 때의 일이다.
"자궁암이 지금 당장 깨끗하게 다 나으면 어떻게 될까요?"
"남편이 좋아하겠죠."
그런데 이런 말을 하는 여성의 얼굴에 분노가 서려 있었다.
"남편이 좋아하면 안 되나요?"
뜻밖의 질문에 그녀는 멍한 표정을 짓다가 갑자기 울먹이더니 통곡하듯 말했다.
"그럼 내가 그동안 그렇게 고통받았던 것을 누가 알아주고 보상하나요? 난 억울해서 참을 수가 없어요."
자초지종을 들어보니 이 부부는 몇 년째 별거 중이었고, 여성은 남편의 무관심과 애정 결핍에 살인이라도 저지를 정도의 분노를 억압하고 있었다.

특히 그녀를 분노케 한 결정적 계기는, 그녀가 힘들고 외롭게 자궁암 수술을 받는 동안에도 남편이 곁에 있지 않았다는 사실이었다.

"내가 수술받느라 고통스러운데도 곁에 있어주지 않은 남편을 나도 모르게 너무나 미워하고 있었어요. 그래도 그렇지, 어떻게 스스로 이런 끔찍한 생각을 할 수가 있죠? 내가 암을 원하고 있었다니."

암을 일으키고 낫지 않게 한 것이 자신의 무의식이라는 적나라한 진실에 직면하고서 그녀는 소스라치게 놀랐다.

"저도 모르게 '내가 암에 걸려서 낫지 않으면 남편이 고통받을 거야'라고 계속 생각하고 있었어요."

결국 그녀에게 암이란 남편에게 죄책감을 주는 수단이었다. 그녀(무의식)는 남편에게 죄책감을 주기 위해서 그토록 끔찍한 암을 끌어안고 있었던 것이다.

극심한 생리통으로 몇 년 동안 생리 기간에 심지어 기절하거나 응급실에 실려 가기도 하던 여고생에게 물었다.

"생리통 때문에 좋은 것이 있다면 무엇일까요?"

"성적이 안 좋아도 아빠에게 덜 미안하죠."

자세한 상황을 물어보니 이 학생의 아버지는 딸에게 큰 기대를 갖고 있었고, 딸은 엄청난 부담감을 느꼈지만 너무도 착한 성격이라 아버지를 실망시킬까 봐 내색을 못하고 있었다.

생리통이 가장 심하게 나타난 때를 따져보니 마침 시험과 겹치는 시기였다. 결국 생리통은 성적이 낮았을 때 마주하게 될 아버지의 실망감과 자신의 죄책감을 줄여주고 있었던 것이다.

특히 여기서 강조하고 싶은 것은, 이런 심리적 역전은 철저히 무의식적이라서 본인도 전혀 의식하지 못하는 형태로 나타나지만 절대로 단순한 꾀병은 아니라는 사실이다. 참고로 이 학생은 이런 생각에 대해 몇 시간 동안 EFT를 했는데, 몇 달 뒤에 확인해보니 이미 생리통에서 해방된 지 오래라고 했다. 무의식의 의도를 알아차리고 EFT로 지워버리자 증상도 사라진 것이다. 이렇게 무의식의 의도는 철저하게 몸으로 나타난다.

몇 년 동안 낫지 않은 발목 통증 때문에 한 30대 여성이 찾아왔다. 몇 년 전에 삐었는데, 온갖 치료를 다 받았지만 오히려 갈수록 심해져서 이젠 자포자기의 심정이라고 했다. 멋을 내기 위해 소위 '킬힐'을 한창 신고 다닐 나이에 발목이 아파 그녀는 운동화만 겨우 신고 조심히 걸어다니고 있었다. 뛰지도 못했다.

이렇게 안 낫는 병에는 반드시 심리적 역전이 있는 법이어서 나는 물었다.

"지금 당장 나으면 어떻게 될까요?"

"억울하죠."

"왜요?"

"아빠 뜻대로 되는 거니까요."

"그럼 내가 많이 아프면 좋은 게 있나요?"

"딸이 몇 년째 저러고 있는 걸 보면 마음이 아프겠죠. 한편으로는 그게 고소해요."

상담해보니, 이 여성은 너무나 엄격한 아버지 밑에서 자라 아버지에 대한 반감이 너무나 컸고 그것이 발목의 통증으로 나타났던 것이다. 자식이 부모에게 할 수 있는 가장 큰 복수는 바로 자신이 '망가지는' 것이기 때문이다.

때때로 심리적 역전은 하나 이상이 발견되기도 한다. 이 여성이 대표적인 경우였다. 나는 아직 심리적 역전이 다 풀어지지 않은 것 같아 이렇게 물었다.

"혹 좋아지면 안 될 또 다른 이유가 있다면 무엇일까요?"

"저는 좋아질 수가 없을 것 같아요."

"왜죠?"

"저는 그곳을 떠나면 천벌을 받는다고 했거든요."

이 여성은 한동안 어떤 열렬한 종교단체에 가입했었는데, 거기서 매번 탈퇴자들은 천벌을 받는다는 식으로 세뇌시켰다고 한다. 이성적으로는 말도 안 된다고 부정했지만, 같은 말을 반복적으로 듣고 또 실제로 탈퇴한 후에 신세를 망치는 사람들을 몇 명 보고 나니 정말로 그런 느낌이 든다고 했다. 이처럼 잘못된 종교적 신념이 심리적 역전으로 작용하여 병을 만드는 경우는 예상 외로 많다.

황당할 만큼 비상식적인 심리적 역전도 있다. 30세의 아가씨가 7년 동안 이유 없이 왼 무릎이 아프다며 나를 찾아왔다. 병원에서도 원인과 치료법을 찾지 못했고, 어쩔 수 없어서 무당까지 찾아가보았다고 했다. 너무 아파서 무릎을 잘라내고 싶다고 느낄 정도였다.

어쨌든 몇 번의 상담 후에 많이 좋아졌는데, 하루는 다시 전처럼 심하게 재발했다. 그녀의 특징은 짜증과 우울함이 통증과 같이 나타난다는 점이었는데, 그날도 역시나 통증과 더불어 깊은 우울함에 빠져 있었다.

뭔가가 그녀의 우울함을 붙잡고 있는 것 같아 나는 물었다.

"이 우울함이 사라지면 어떻게 될까요?"

"내가 누구인지 모를 것 같아요. 혼란스러워요."

그녀는 평생을 우울하게 살아와서 우울하지 않은 자신을 상상할 수도 없고, 그렇게 살 자신도 없었다. 우울하지 않은 자기 자신에게 낯섦과 혼란을 느끼고 있었던 것이다.

이렇게 하나의 병을 오래 않으면 그것이 정체성이 되어버린다. 그것이 없는 상태를 거부하고 심지어는 병을 붙잡으려고 하는 경향마저 생긴다. 나는 이런 정체성의 혼란을 EFT로 지워주었고, 그녀는 빠르게 회복되었다.

이상으로 심리적 역전의 대표적인 사례들을 살펴보았다. 이런 접근을 통해 병을 유지하고 일으키고 있는 심리적 역전을 찾아냈다면 어떻게 그것을 해결할 것인가? 앞에 나온 사례들을 예제 삼아 연습해보자.

─ "나는 수술받을 때 내 옆에 있지 않았던 남편이 너무 미워서 나의 아픈 몸으로 계속 죄책감을 느끼게 하고 싶지만, 어쨌든 이제는 무조건 마음속 깊이 진심으로 나를 이해하고 받아들이며 남편이 아닌 나를 위해서라도 남편에 대한 미움을 무조건 내려놓습니다."

─ "나는 건강한데도 시험을 못 보면 아빠가 실망하고 나도 너무 미안할까봐 생리통이 자꾸 심해지지만, 어쨌든 마음속 깊이 진심으로 나를 이해하고 받아들이고 이제는 피하기보다는 조금씩 도전하는 것을 선택합니다."

─ "나는 발목이 아파서 죽도록 힘들다고 하면서도 다른 한편으로는 이것 때문에 마음고생하는 아빠를 보면서 고소해하지만, 어쨌든 이제는 무조건 나도 아빠도 이해하고 용서하고 받아들입니다. 이제는

더 이상 나의 발목과 내 인생을 볼모로 아빠에게 복수하고 싶은 마음을 무조건 자꾸자꾸 다 비우고 지우고 내려놓고 흘려보냅니다."

— "나는 그곳을 떠나면 천벌받는다고 하고 실제로 떠나서 천벌받는 사람을 보니 너무나 무섭고 두려워서 어쩔 줄 모르겠지만, 어쨌든 무조건 마음속 깊이 진심으로 나를 이해하고 믿고 받아들이고 이제는 무조건 두려움보다 용기를 선택합니다."

— "나는 30년 동안 우울하게 살아와서 우울하지 않게 사는 게 무엇인지도 모르겠고 어떡할지도 몰라서 당황스럽고 심지어 그냥 이렇게 살고 싶기도 하지만, 어쨌든 나를 이해하고 받아들이고 믿고 사랑합니다. 나는 우울한 게 싫은 만큼 변화하는 것도 너무 두렵지만, 마음속 깊이 진심으로 나를 받아들이고 조금씩 용기 있게 새롭게 변화하기로 선택합니다."

이상의 수용확언으로 EFT를 꾸준히 적용한 결과, 위 사례의 내담자들은 모두 심리적 역전을 벗고 건강해질 수 있었다.

참고로 내담자가 심리적 역전에 걸렸는지의 여부는 위와 같은 질문으로 확인할 수도 있지만 '근력 검사'를 통해 더 쉽게 찾아낼 수도 있다.

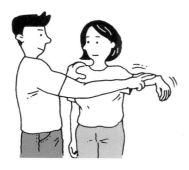

내담자는 한쪽 팔을 뻗어서 외부의 힘에 내려가지 않게 버티고, 시술자는 한 손을 반대편 팔에 대고 다른 손의 두 손가락(검지와 중지)으로 내담자의 손목을 누르면서 저항하는 힘의 크기를 측정한다.

1. 기본 검사

1) 먼저 아무런 말도 하지 않은 상태에서 시술자가 내담자의 손목을 눌러본다. 이때 팔힘의 정도를 확인한다.

2) 남성 내담자가 "나는 여자다"라고 두세 번 말하게 한 다음에 시술자가 그림처럼 손목을 누르면 전보다 힘이 약해진다. 반대로 "나는 남자다"라고 말하고 검사하면 저항하는 힘이 더 강해진다. 물론 여성 내담자는 반대로 하면 된다. 이렇게 우리 몸은 무의식의 믿음과 반대되는 말을 하면 순식간에 힘이 약해진다. 한마디로 우리 몸은 거짓말을 하지 않는다.

2. 심리적 역전 검사

1) "나는 치료되기를 원한다"라고 두세 번 말하게 한 다음에 손목을 눌러서 그 힘의 정도를 확인한다. 다시 이번에는 "나는 치료되기를 원하지 않는다"라고 두세 번 말하게 한 다음에 눌러서 힘의 크기를 확인한다. 심리적 역전에 걸린 사람은 "치료되기를 원한다"고 하면 힘이 약해지고, "치료되기를 원하지 않는다"고 하면 힘이 강해진다.

2) "나는 치료될 수 있다"라고 두세 번 말하게 한 다음에 검사한다. 다시 "나는 치료될 수 없다"라고 말하게 한 다음에 검사한다. 만약 "치료될 수 있다"에서 약해지고, "치료될 수 없다"에서 강해진다면 심리적 역전에 걸린 것이다.

만약 심리적 역전에 걸렸음이 확인되면, 앞에 나온 '심리적 역전을 찾는 질문들'을 통해서 그 생각을 찾고 EFT로 지우고 바꿔주어야 한다.

셋째 열쇠, 사건(기억)을 찾아서 지우기

앞에서 나는 "몸은 곧 무의식이며, 삶을 기록한다"고 말했는데, 실제로 내 삶의 기록(사건 또는 기억)들은 내 몸 곳곳에 남아서 병을 만들어낸다. EFT는 이런 기억을 찾고 지우는 데 가장 탁월한 수단이다.

먼저 통증을 일으키는 사건을 찾는 질문들은 다음과 같다.

— "처음 아플 무렵에 마음이 힘들었던 일이 있었다면 어떤 것이죠?"

대부분 이런 질문을 하면 아픈 것 이외에는 특별한 일이 없었다고 답할 것이다. 그런 말에 주눅 들지 말고 다시 물어라. "아픈 것과 상관없어도 그때 심리적으로 힘들었던 일이 있었다면 무엇인지 말해주세요." 많은 사람들이 육체 증상과 마음이 관련 있다는 것을 모르기 때문에 처음에는 없다고 하다가도 다시 물으면 얼핏 떠오르는 것을 말할 것이다. 그럼 그것이 답이다. 나의 의식은 몰라도 나의 무의식은 답을 알고 있고, 무의식은 물으면 답하게 되어 있기 때문이다.

— "처음 아프기 시작할 때 무슨 일이 있었죠?"

이 질문은 문제가 되는 사건을 찾기 시작할 때 내가 가장 많이 하는 질문이다. 대부분의 증상은 그것이 비롯되는 순간에 있었던 일들이 원인인 경우가 많기 때문이다.

— "아픈 것과 관련해서 떠오르는 일이 있다면 무엇인가요?"

이렇게 물으면 대체로 병을 만드는 생각과 기억을 말하게 된다.

— "내 인생에서 생략하고 싶은 사람이나 사건이 있다면 무엇인가요?"

또는 "살면서 가장 힘들었던 일이 있다면 무엇인가요?" 하고 물어보라. 이 책을 쓰면서 사실 이 질문을 넣는 게 좋을까 고민이 좀 되었다. 상처가 많은 사람들에게 이 질문을 했다가 무의식에 억압해두었던 끔찍한 악몽과 같은 상처들이 마치 벌집을 들쑤신 듯 올라와서 말 그대로 '뒤로 넘어가는' 경우를 많이 보았기 때문이다. 게다가 이 질문으로 올라온 사건의 기억들은 초보자가 혼자서 해결하기는 쉽지 않다. 그들의 답변은 아마 이럴 것이다. "낙태한 것, 성폭력당한 것, 자살 시도한 것, 죽을 뻔했던 일, 알코올에 중독된 아빠, 폭력 남편, 학대했던 엄마 …" 그러니 자신의 상태가 심각하다고 생각하는 독자들은 혼자서 이 질문을 마주하기보다는 전문가의 도움을 받기를 권한다.

— "이 일과 비슷한 느낌을 또 받았던 때가 있다면 언제 무슨 일이었나요?"

증상을 일으키는 사건은 하나 이상인 경우가 많으므로 하나의 사건을 다뤘는데도 증상이 완전히 사라지지 않는다면 관련된 사건을 이렇게 자꾸 물어서 지워야 한다.

이제 실제로 이런 질문들로 육체 증상을 해결한 사례들을 한번 살펴보자. 얼마 전에 2단계 워크숍을 할 때다. 50대 남성이 왼쪽 어깨의 오십견을 호소했다. 온갖 치료를 다 받아도 소용이 없고, 팔을 뒤로 젖히면 찢어지는 듯 아파서 팔을 못 쓴다고 했다.

"언제부터 이렇게 아팠죠?"

"1년 정도요."

"그 무렵에 혹 스트레스받는 일이 있었다면 무엇이죠?"

"뭐 별거 없어요. 그냥 갑자기 팔이 이유도 모르게 아팠어요."

"아무거라도 됩니다."

"정 그렇다면 그때 별것 아닌 자격증 하나 따느라고 석 달 동안 꼼짝도 못했죠."

"공부하는 게 좀 스트레스였나요?"

"사실 그랬네요. 나이 때문에 공부도 잘 안 되는데, 떨어지면 창피하니까 그냥 꼼짝 않고 했죠."

이에 나는 그 내용으로 몇 개의 수용확언을 만들어서 두드려주었다. "나는 떨어지면 창피할까 봐 공부하느라 힘들었지만, 나는 나이 들어 공부하는 게 너무 힘들었지만, 밖에 나가지도 못해 답답했지만, …" 등등. 이런 수용확언으로 두드리자 그의 고통지수는 9에서 6으로 떨어졌다. 하지만 그 이상은 떨어지지 않았다.

나는 다시 물었다.

"또 그 무렵에 힘들었던 일이 무엇이죠?"

"사실은 그때 인생에서 가장 화나는 일이 있었죠."

자세한 내막을 들어보니 그때 회사 동료에게 배신을 당해 그 분노를 삭이느라고 한동안 술을 엄청 먹었다고 했다. 이에 나는 그 동료와 있었던 일을 생생하게 떠올리도록 하여 그와 관련된 생각과 감정들을 EFT로 지워주었다.

그 결과로 그분은 찢어지는 통증 때문에 차마 엄두도 못 내던 동작을 바로 그 자리에서 해냈다. 즉 팔을 뒤로 한껏 젖혔던 것이다. 이렇게 인생의 풀지 못한 사건들과 그에 얽힌 생각과 감정들은 우리 몸 곳곳에서 증상으로 남아 있다.

몇 년 전 신사동에서 워크숍을 할 때다. 한 50대 여성이 몇 년 전 교통

사고를 당한 이후로 양팔을 잘 못쓰고 항상 어깨가 쑤시고 결린다고 호소했다.

"어깨 아픈 것과 관련해서 혹 떠오르는 일이 있나요?"

"그러고 보니 다쳐서 병원에 혼자 누워 있던 게 자주 생각났어요."

이 말을 하면서 이 여성은 갑자기 눈물을 글썽였다.

"그때 남편이 사업하느라고 너무 바빠서, 내가 이렇게 다쳐서 입원해 있는데도 거의 오지 못했어요. 그래서 참 외롭고, 서럽고, 남편이 야속하고…"

이에 나는 다음과 같이 수용확언을 만들어 두드려주었다.

"나는 그때 너무 외롭고, 서럽고, 남편이 야속했지만, …"

이렇게 10여 분을 두드리자 통증이 반은 줄었다. 하지만 그 이상은 내려가지 않았다.

"혹시 이런 느낌을 또 받았던 때가 있나요?"

"결혼 초부터 남편이 사업 때문에 많이 바빠서 시댁에 혼자 있을 때가 많았죠. 그때도 그랬네요."

그래서 그때의 기억을 생생하게 떠올리게 하여 그와 관련된 생각과 감정들을 EFT로 10분 정도 지우자 갑자기 환한 얼굴로 여성이 외쳤다.

"어, 이제 괜찮아요. 어떻게 이런 일이 있지?"

그러면서 교통사고 이후 몇 년 만에 처음으로 개운해진 팔을 사람들 앞에서 마치 시상식에서 트로피를 자랑하듯 힘껏 올렸다 내렸다 하는 것이 아닌가. 또다시 '5분의 기적'이 일어난 것이다.

참고로 교통사고 후유증은 증상이 복잡하고 치료가 어려운 경우가 많은데, 나의 경험상 교통사고당한 그 기억이 증상을 일으키고 있는 경우가 대단히 많다.

내 검은 마음을 지우는 지우개, 영화관 기법

앞에서 육체 증상을 일으키는 사건을 찾는 질문들을 설명했는데, 여기서는 그 사건(또는 기억)을 지우는 법에 관해 더 자세히 설명하고자 한다. 기억을 지울 때 가장 중요한 문제는 질문을 잘 하는 것이다.

— "그 사건에 대해서 무엇이 보이고, 들리고, 느껴지고, 어떤 생각과 감정이 드나요?"

이 질문을 반복하면 환자는 그에 맞는 대답을 하게 된다. 그리고 그 대답에 EFT를 적용하면 나중에는 그 사건이 더 이상 생각나지 않거나 아무런 느낌이 들지 않게 된다.

우리 속담에 "자라 보고 놀란 가슴 솥뚜껑 보고 놀란다"는 말이 있다. 너무나 오래된 일이라 자라 보고 놀랐었다는 사실조차 잊어버렸는데도 이상하게 솥뚜껑만 보면 가슴이 두근거리는 이유는 무엇일까? 우리의 의식은 몰라도 무의식은 기억하고 있기 때문이다.

이처럼 우리의 사고와 행동 대부분은 무의식적 기억에 의존해서 생기는 패턴화된 반응이다. 그리고 이런 무의식적 기억은 마치 영화 장면(시각적인 이미지나 소리 등의 감각)처럼 무의식에 저장되어 있는데, 그 장면을 생생하게 떠올려서 그와 연계되어 있는 감정과 신념까지 함께 바꾸어야만 사고와 행동도 바뀌게 된다.

이처럼 무의식의 부정적 기억을 입체적으로 지우는 방법이 바로 '영화관 기법'이다. 그 기억을 영화를 보듯 실감나게 떠올려서 EFT를 적용하는 접근법이기 때문이다.

예를 들어보자. 한 여성의 교통사고 기억에 대해 '영화관 기법'을 쓸 때의 대화다. 이 여성은 오르막에 주차하고 있었는데 앞차가 후진하면서 자신의 차를 들이받아 충격을 받은 상태였다.

"그 사건에 대해서 무엇이 보이고, 들리고, 느껴지고, 어떤 생각과 감정이 드나요?"

"차가 후진해서 다가오니까 부딪칠까 무서워요."

이에 "나는 차가 후진해서 다가오니까 부딪칠까 무섭지만, …"이란 수용확언으로 그 모습과 느낌이 사라질 때까지 두드려주었다.

"이젠 그 사건에 대해서 무엇이, 보이고, 들리고, 느껴지고, 어떤 생각과 감정이 드나요?"

"앞차가 제 차에 쿵 부딪치니 내 가슴도 쿵 내려앉네요."

이에 "앞차가 내 차에 쿵 부딪치니 내 가슴도 쿵 내려앉지만, …"이란 수용확언으로 그 느낌이 사라질 때까지 두드렸다.

"또 그 사건에 대해서 무엇이 보이고, 들리고, 느껴지고, 어떤 생각과 감정이 드나요?"

"부딪치는 모습은 사라졌는데, 아직 '쿵' 하는 소리가 들려서 심장이 떨려요."

이에 "아직 '쿵' 하는 소리가 들려서 심장이 떨리지만, …"이란 수용확언으로 두드렸다.

"또 그 사건에 대해서 무엇이 보이고, 들리고, 느껴지고, 어떤 생각과 감정이 드나요?"

"이제는 앞차 주인이 내려서 나를 째려보네요. 자기가 잘못해놓고."

이에 "자기가 잘못했으면서 나를 째려보지만, …"이란 수용확언으로 두드렸다.

"이제는 어떤가요?"

"어? 아무 생각이 안 나네요. 막 뛰던 심장도 이젠 괜찮아요."

또 다른 예를 들어보자. 50세의 여성이 멀리 지방에서 나에게 왔는데, 만성불안과 화병을 비롯한 온갖 증상을 갖고 있었다. 몇 차례 상담을 하던 중에 하루는 이분이 나에게 중학생 때부터 거의 30년 넘게 앓아온 증상을 고쳐달라고 했다.

"어떤 증상이죠?"

"약간이라도 허기가 지면 현기증이 나고 쓰러질까 불안해져서 하루세 끼를 다 먹고서도 중간마다 간식까지 꼬박 다 챙겨먹어야 해요. 보통하루에 간식까지 여섯 번, 심지어 여덟 번 이상도 먹어요. 그러다 보니종종 소화가 안 되어서 속도 쓰리고 더부룩한데도 어쩔 수가 없어요."

이에 관련 사건을 찾는 질문법과 영화관 기법을 써보았다.

"언제부터 이런 느낌을 받았죠?"

"오래됐죠. 중학생 때 학교 가는 중에 배가 무척 고팠는데, 갑자기 현기증이 나면서 쓰러졌어요. 그 뒤로는 조금만 허기져도 어지럽고 쓰러질것 같아서 안 먹으면 안 돼요. 심지어는 자기 바로 전에도 먹어요. 어지러우면 식은땀 나고 죽을 것 같아요."

"그럼 그때를 생각하면 무엇이 보이고, 들리고, 느껴지고, 어떤 생각과 감정이 드나요?"

"어지럽고 식은땀 나서 힘들어하는 모습이 보이네요."

"따라하세요. '나는 어지럽고 식은땀 나서 힘들어하지만, ….' (몇 분간 두드린 다음에) 이제 다시 그때를 생각하면 무엇이 보이고, 들리고, 느껴지고, 어떤 생각과 감정이 드나요?"

"땅에 철퍼덕 쓰러졌는데 죽을까 봐 두려워요."

"따라하세요. '땅에 철퍼덕 쓰러져서 죽을까 봐 두렵지만, ….' (몇 분간 두드린 다음에) 이제 다시 그때를 생각하면 무엇이 보이고, 들리고, 느껴지고, 어떤 생각과 감정이 드나요?"

"배가 고프면 다시 이렇게 될 것 같다는 생각을 많이 했어요."

"따라 두드리세요. '배가 고프면 다시 쓰러질 거라고 자꾸 생각했지만, ….' (몇 분간 두드린 다음에) 다시 그때를 생각하면 무엇이 보이고, 들리고, 느껴지고, 어떤 생각과 감정이 드나요?"

"아무런 생각도 느낌도 안 나는데요. 쓰러지는 장면이 생생하게 기억났었는데, 이제 그것도 전혀 떠오르지 않아요. 그냥 편안해요."

이렇게 그 사건의 기억을 지운 뒤에 2주 만에 만났는데, 30년 이상 고생했던 섭식 장애와 위장 장애가 깨끗이 다 사라졌다고 하는 것이 아닌가.

"선생님, 이제는 세 끼만 먹어도 마음이 편안하고 어지럽지도 않아서 간식을 안 먹게 되었어요. 어떻게 30분 정도 EFT 했다고 30년 넘은 증상이 다 사라졌죠?"

이분은 한편으로는 좋지만 한편으로는 믿기지 않는 표정으로 말했다. 내가 몇 달 뒤에 다시 확인했을 때도 여전히 편안한 생활을 하고 있었다.

인간의 몸이란 삶의 기록이고, 부정적 삶의 기록은 내 몸에 병을 일으킨다. 영화관 기법은 이런 마음의 기록을 지워 몸까지 치료하는 최상의 방법이다. 나는 종종 EFT를 "내 검은 마음을 지우는 지우개"라고 표현하는데, 그중에서도 영화관 기법은 검은 마음을 희게 만드는 최고의 기법이다.

새로운 삶을 살고 싶다면, 내적 평화 과정

참고로, 살면서 힘들었던 기억을 매일 하나씩 지워나가면 마음이 평화로워지고 더불어 온갖 고질병까지 사라지는 경험을 하게 되는데, 이렇게 매일 과거의 부정적인 기억을 지워나가는 것을 '내적 평화 과정(Personal Peace Procedure)'이라고 한다.

내적 평화 과정은 EFT의 핵심이라고 할 수 있는데, 그 효과를 설명하면 다음과 같다.

첫째, 만성 질환이 낫는다.

특별한 병이 없는 사람도 내적 평화 과정을 하다 보면 뜻밖의 효과를 보는 경우가 많다. 나는 중학생 때부터 복숭아 알러지가 갑자기 생겨서, 복숭아만 먹으면 목과 피부가 가렵고 두드러기가 났다. 그래서 거의 20여 년 이상 복숭아는 쳐다보지도 못했고 심지어는 복숭아란 말만 들어도 목이 간질간질했다. 그런데 3~4년 전에 과일 가게를 지나다가 복숭아를 보았는데, 갑자기 먹고 싶다는 생각이 드는 것이 아닌가! 그래서 한 상자를 사서 먹었는데, 놀랍게도 전혀 부작용이 없었다.

생각해 보니 몇 년 동안 매일 EFT를 하다 보니 나도 모르게 알러지를 일으키는 핵심주제가 해결된 것이었다. 그럼 무엇이 알러지를 일으켰을까? 아마도 나의 까칠한 성격이 알러지의 주원인이었을 것이다. 내적 평화 과정을 통해 나의 까칠한 성격이 바뀌면서 알러지도 사라진 것이다. 나 이외에도 EFT를 하는 많은 사람들이 피부 트러블이 줄고, 피부가 깨끗해진다는 말을 많이 한다. 그래서 나는 종종 "EFT를 하면 예뻐진다"고 말한다.

둘째, 성격이 바뀌고 행동이 바뀐다.

셋째, 마음의 평화와 행복을 얻는다.

과거의 상처들이 마음에 가득한 채로 평화와 행복을 얻는 것은 불가능하다. 내적 평화 과정으로 과거의 분노, 두려움, 슬픔, 좌절 등을 지우는 만큼 우리는 자신감, 용서, 이해, 사랑, 행복, 평화를 얻는다.

그럼 내적 평화 과정은 구체적으로 어떻게 할까? 개리 크레이그가 제시한 내적 평화 과정의 기본 지침은 다음과 같다.

살면서 느꼈던 힘들었던 사건들을 목록으로 작성한다. 처음에는 몇 개 생각나지 않지만 적다 보면 비슷한 일들이 자꾸 생각나서 누구나 수십 개 이상은 적게 된다.

그리고 매일 시간을 내서 목록 중 한두 개를 영화관 기법으로 지운다. 지우다 보면 관련된 사건이 또 떠오르는데 그러면 다시 목록에 추가한다. 이렇게 꾸준히 몇 달을 지우다 보면 성격이 바뀌고 고질병이 하나씩 낫기 시작한다.

다른 방법도 있다. 매일 불편한 감정을 느낄 때마다 EFT를 해보라. 그러다 보면 그 감정을 일으키는 과거의 사건들이 종종 떠오른다. 그러면 또 그 기억을 영화관 기법으로 지워보라.

다음은 '내적 평화 과정'으로 새로운 삶을 살게 된 한 분의 소감이다.

「50년 올빼미가 드디어 아침형 인간이 되다.

올 6월 초에 우연찮은 경로를 통해 유나 방송(una.or.kr)을 알게 되었습니다. 2008년 7월에 시작하여 그간 100회까지 진행된 최인원 원장님의 EFT 방송을 한 달 만에 모두 다 듣고 책도 읽었습니다.

EFT를 알게 되면서 나보다는 자율신경 실조증에 따른 어지러움, 불면증, 피로 등으로 무척 고생하는 집사람의 건강회복이 우선이다 싶어 아내를 최 원장님의 한의원에 데려갔습니다. 아내는 저와 결혼한 1985년 이후로 두 아들과 시부모님, 그리고 네 명의 시동생들까지 힘겹게 뒷바라지하면서도 집안일을 잘 꾸려왔습니다. 그런데 엔지니어로서 일에만 미쳐 순진하게 살아왔던 제가 10년 전, 나이 사십에 기어코 사업을 시작하여 우여곡절 끝에 모든 재산을 날려버렸고 그 와중에 결국 아내도 쓰러져버렸습니다.

6월 19일, MBS 한의원에서 익숙한 목소리의 주인공인 최 원장님을 만났습니다. 아내는 최 원장님과 두 시간 동안 첫 면담을 하고는 경제적인 이유로 더 이상의 치료를 거부하였습니다. 그때 최원장님이 제게 따로 몇 마디 말씀과 함께 메모를 적어주셨는데, 그 내용은 "내가 편안한 남편이 되어야 아내가 건강하다"라는 것이었습니다. 이후에 이 말이 자꾸 제 마음에서 메아리로 울렸습니다.

이에 아내의 현재 건강 문제의 원인이 저 자신임을 알아차리고 EFT를 적극적으로 제게 적용하기 시작하였습니다. 시도 때도 없이 타점들을 두드렸습니다. 두드리고 또 두드렸습니다. 내 안의 수많은 부정적인 경험들과 감정, 분노, 적개심과 슬픔, 불안, 외로움들을 계속 마주하면서 지워나갔습니다. 그러다 어릴 적 슬픔과 공포심에 울고 있는 내면의 아이를 만났고, 그 아이를 바라보면서 한없이 울기도 했습니다. 어렸을 때의 아리고 슬픈 기억을 바라보는 것은 결코 쉬운 일이 아니었습니다. 감정이 무딘 편은 아니지만 나이 오십이 되도록 이렇게 울어본 적이 언제였는지 싶을 정도로 울었습니다.

그러다 지금 저의 현실적인 문제에 EFT를 적용해보기로 했습니다. 저는 아주 심한 올빼미형 인간입니다. 책도 자정 넘어서 볼 때 집중이 잘 되고, 일도 밤에 해야 능률이 더 좋습니다. 그러니 아침에 일찍 일어나는 것이 너무나 피곤하고 힘듭니다. 50년을 그렇게 살아왔습니다. 그동안 아침형 인간으로 살고 싶어서 관련 책도 제법 보고 노력도 많이 해봤지만 번번이 실패했습니다. 제 마음속의 가장 큰 벽글씨(믿음)는 아마도 '나는 아침형 인간이 될 수 없다!'는 문장이었을 겁니다.

달성하기 어려운 과제였지만, 저는 매일 아침 6시 30분에 일어나기로 목표를 정하고 열심히 타점들을 두드리기 시작했습니다.

"나는 비록 밤늦게 자길 좋아하고 아침에 일어나는 것이 너무나 힘들지만, 이런 나 자신을 마음속 깊이 진심으로 사랑하고 받아들입니다."

"밤늦게 일해야 능률이 오르고 아침에는 비몽사몽이지만, …."

"아침에 일찍 일어나고 싶어도 그동안 완전히 굳은 체질 때문에 너무 힘들었지만, …."

그리고 이런 확언들도 덧붙였습니다.

"나는 아침에 일찍 일어나서 맑고 상쾌한 아침 공기 즐기는 것을 선택합니다."

"나는 6시 30분에 일어나서 EFT 내적 평화 과정 하는 것을 선택합니다."

"나는 매일 아침 일찍 일어나 아침 시간을 가치 있게 사용하고, 새로운 하루를 여유 있게 준비합니다."

잠자기 전에 또다시 두드리고는, 아침 6시 30분에 알람을 맞추고 긴장된 마음으로 잠을 청했습니다. 드디어 다음 날 아침, 알람 소리에 다른 때보다 훨씬 편하게 눈이 떠졌습니다. 그런데 여전히 마음속 깊은 곳에서 잠을 더 자도 되는 무수한 이유들이 튀어나오는 겁니다.

'평생을 야행성으로 살았는데 왜 쓸데없이 그러니? 아침 일찍 일어나서 뭐 하려고? 오늘 무슨 급한 일로 어디 가야 해? 몸도 피곤한데 좀 더 자라구.'

저는 '그래 맞아, 에이 좀더 자자' 하고는 도로 누웠습니다. 첫날은 그렇게 무의식이 승리를 하더군요.

출근하여 곰곰 생각해보니 화가 났습니다. 그렇게 열심히 두드렸는데 효과가 부족하다니! 다시 EFT를 하면서 문제가 뭔지 살펴보기 시작했습니다. 다른 때보다는 훨씬 쉽게 눈을 떴지만, 눈 뜨고 났을 때 올라오는 수많은 무의식의 소리(꼬리말)들이 문제임을 알아차렸습니다. 그래서 아침 일찍 눈 떴을 때 들리는 부정적인 무의식의 소리들을 지우기 시작했습니다.

"나는 아침 일찍 눈을 뜨고서도 여전히 무수한 이유를 대면서 다시 자리에 누워버리지만, 이런 나를 진심으로 사랑합니다."

"왜 이리도 마음속에 아침형 인간에 반대하는 소리가 많이 있는지 답답하지만, 여전히 나는 나 자신을 신뢰하고 깊이 사랑합니다."

그리고 이런 확언을 덧붙였습니다.

"나는 아침에 눈만 뜨면 들리는 마음속 잡소리들을 모두 지우고, 지우고 또 지워서 아침 눈 떴을 때 그냥 벌떡 일어나는 것을 선택합니다. 선택합니다! 선택합니다!"

"내 몸의 모든 호르몬과 생체 리듬이 아침 6시 30분에 맞추어 조율되는 것을 선택합니다!"

소리를 버럭 지르면서 가슴 압통점을 아플 만큼 강하게 문지르면서 확언을 하였습니다. 아마도 사무실 앞에 앉아 있는 여직원이 들었으면 무슨 일이 벌어졌나 했을 겁니다.

드디어 다음 날 아침, 기적이 현실이 되었습니다. 6시 30분에 맞춘 알람보다 더 일찍, 정확히는 6시 5분에 눈을 떴습니다. 그리고 그야말로 아무 생각 없이 벌떡 일어나서 화장실로 가는 저를 바라보면서 저 자신도 놀라버렸습니다.

세상에! 이렇게 아무 생각 없이 아침에 눈을 뜰 수 있다니! 무의식의 요동치는 무수한 이유들이 하나도 들리지 않았습니다. 이처럼 생각 없이 바보처럼 벌떡 일어나기는 태어나서 처음인 것 같았습니다. 세수하고 6시 30분에 집을 나서 회사에 일찌감치 도착하니 기분이 날아갈 것 같더군요.

'아침에 일찍 일어나니 이렇게 좋구나! 야호! 나도 이젠 아침형 인간이다!'

이게 몇 주 전에 제게 벌어진 기적입니다. 이후로도 매일 아침형 인간에 대한 EFT와 확언을 강하게 반복하고 있습니다. 완전히 습관을 들이기 위해서요.

오늘 아침에는 편안히 5시 55분에 눈이 떠졌습니다. 침대에서 잠시 이른 아침을 즐기다 보니 마음속에서 자연스레 풍요로움과 감사가 넘쳤습니다. 노력하지 않아도 그냥 그렇게 되더군요. 평생 올빼미로 살아온 저를 며칠 만에 아침형 인간으로 변화시킨 EFT는 기적을 가져다줍니다. 여러분도 의심 없이 필요한 모든 일에 사용해보세요.

다음 기회에 또 다른 기적을 공유하고 싶습니다.」

박명주 님은 이렇게 확언과 EFT를 통해 아침형 인간으로 다시 태어났다. EFT는 신념과 습관까지 바꿔주는 탁월한 도구이다.

6장

세상의
모든 통증,
확언과 상상으로
치료한다

;

믿음은 모든 치료가 실패했을 때도 유일하게 의지할 수 있는 최
상의 약이며, 사실상 모든 치료의 근원이라 할 수 있다. EFT는 무의
식의 부정적 믿음을 지우는 탁월한 도구이며, 확언은 무의식에 새
로운 믿음을 심는 탁월한 도구이다. 여기서는 확언과 상상에 EFT를
결합하여 무의식의 믿음을 바꿔 치료하는 방법에 대해 알아보자.

내 몸은
내 말을 듣는다

"못 산다, 못 본다"라는 입버릇

어느 날 나에게 50세 정도의 기혼 여성이 찾아왔다. 그 여성은 몇 년 전부터 쇼그렌 증후군이라는 불치의 자가면역 질환을 앓아 온몸의 장기 여러 곳이 염증으로 파괴되고 있었고 한쪽 눈은 최근에 망막이 갑자기 터져버려서 시력을 상실한 상태였다. 게다가 다른 쪽 눈마저 시력이 자꾸 떨어지고 있었다. 즉, 온갖 장기의 기능이 파괴되면서 서서히 생명력이 떨어지고 있었던 것이다.

그녀의 이런 병력을 듣고서 나는 문득 떠오르는 것이 있어서 물었다.

"혹시 '못 산다', '못 본다' 이런 말을 많이 하지 않았어요?"

"그걸 어떻게 아세요? 애들이 말 안 들을 때나 남편이 나한테 폭력 쓰면서 함부로 대할 때마다 '나는 그 꼴 못 본다'나 '나는 그렇게는 못 산다'는 생각이나 말을 많이 했어요. 지금도 맘에 안 드는 일이 생기면 많이 하는 편이죠."

그녀는 이렇게 답변을 하고서도 왜 내가 이런 질문을 했는지, 자신의 답변이 자신의 병과 어떤 상관이 있는지를 바로 알아차리지 못했다. 사실 많은 사람들이 그렇다. 그녀는 수십 년간 간직해왔던 "못 산다", "못 본다"라는 입버릇이 실제로 실현되고 있다는 사실을 깨닫지 못했다. 이렇게 무심코 자주 했던 말과 생각이 내 몸에 영향을 주는 경우는 상상 외로 너무나 많다.

나는 나에게 오는 모든 내담자에게 평소에 많이 하는 부정적인 생각을 열 가지 정도 적어보게 한다. 문제가 심리적이든 육체적이든 심각한 문제를 가진 사람들은 대개 공통적인 특징을 갖고 있다. 극단적이고 부정적인 생각을 너무 많이 한다는 점이다.

그럼 여기에 그들이 많이 하는 부정적인 생각들을 나열해보자.

"미치겠다, 죽겠다, 못살겠다, 못 한다, 안 된다, 너무 싫다, 죽고 싶다, 짜증 난다, 할 수 없다, 죽을 것 같다, 모르겠다, 잘못되면 어떡하나, 못 참는다, 힘들다, 어렵다, ~하면 어떡하나, 무서워 죽겠다…."

나는 평소 이런 생각들을 많이 하는 사람은 암, 당뇨, 고혈압, 디스크 등의 심각한 육체 질환이나 우울증, 정신분열, 공황장애 등의 심각한 심리적 질환 중 하나 이상을 반드시 갖고 있을 것이라고 단언할 수 있다.

\# 내 몸은 내 말을 듣는다.

힘을 주는 말 vs. 힘을 빼는 말

2009년 10월 9일에 한글날 특집으로 MBC는 〈말의 힘〉이라는 다큐멘터리를 방영했다. 여기에는 우리의 흥미를 끄는 실험이 하나 나왔는데, 그 실험에서는 다음과 같은 것들이 준비되었고 실험의 의도는 모든 참가자에게 비밀이었다.

— 대기실과 실험장을 준비한다. 대기실과 실험장을 오가려면 폭 수십 미터 이상의 너른 로비를 지나가야 한다.

— 실험장에서 대기실 방향으로 40미터의 거리를 정확하게 재고, 그 40미터가 되는 시작점에 청색 테이프로 표시를 해둔다.

— 60대의 노신사, 초시계를 든 한 명의 관찰자, 30개의 단어 카드, 그리고 20대 남녀 열두 명의 참가자를 준비한다.

먼저 입구에서 한 여성 참가자가 청색 테이프를 밟고 지나가서 실험장의 노신사 앞에 선다. 노신사는 참가자에게 문장을 만드는 언어 능력을 테스트한다고 말하고, 책상 위에 30개의 단어 카드를 늘어놓는다. 이 카드에는 "해질녘 / 황혼의 / 전원주택 / 늙은 / 뜨개질 / 회색의 / 따분한 / 노후자금 / 예의 바른 / 의존적인 / 쓸쓸한 / 은퇴한 / 보수적인 / 휠체어를 탄…" 등의 단어가 적혀 있다. 참가자는 제한시간 5분 안에 카드를 조합해 세 개의 문장을 만들어야 한다.

이런 카드를 본 여성 참가자가 한마디 한다.

"나이 드신 분들이 연상되는데요."

그리고 단어들을 조합하여 이렇게 말한다.

"해질녘의 황혼에 전원주택에 산다. 늙어서 뜨개질을 하고 휠체어를 타고 있다. 은퇴해서 쓸쓸하고 외롭다."

이렇게 실험이 끝나고 참가자는 대기실로 돌아가면서 아까의 그 파란 선을 다시 밟는다.

그런데 진짜 실험은 사실 실험장 바깥에서 벌어지고 있었다. 참가자가 40미터의 거리를 오갈 때 걸리는 시간을 제 3의 관찰자가 초시계로 정확하게 재고 있었던 것이다.

그 여성 참가자는 실험장으로 들어가는 길에는 26.28초가 걸렸고 실험장에서 나올 때는 31.09초가 걸렸다. 무려 5초에 가까운 차이가 생긴 것이다. 뿐만 아니라 들어갈 때는 씩씩하던 걸음걸이가 나올 때에는 축 처진 모습이었다.

이 여성만 그런 것일까? 나머지 열한 명도 동일한 과정으로 들고 날 때의 시간을 측정했다. 이들 열두 명은 들어갈 때 평균 24.78초가 걸렸고, 나올 때는 평균 27.10초가 걸렸다. 평균 2.32초가 더 늦어진 것이다.

그래서 이번에는 대조 실험을 해보았다. 단어 카드의 내용을 바꾼 것이다. 이번 카드에는 "스피드 있는 / 도전적인 / 스포츠 / 부지런한 / 신입사원 / 승진 / 승리 / 열정적인 / 유행을 따르는…" 등의 젊음을 연상시키는 단어가 적혀 있었다.

그러자 그 결과는 다음과 같았다. 들어갈 때에는 평균 26.10초가 걸렸고, 나올 때에는 평균 23.64초가 걸렸다. 오히려 평균 2.46초가 빨라졌다. 속도만 변했을 뿐만 아니라 걸음걸이도 모두 씩씩해져 있었다.

재미있게도 참가자들은 아무도 자신의 걸음걸이와 속도가 실험 전후로 달라졌다는 사실을 알아차리지 못했다. 그들은 실험 중에 받아들였던 심상들에 자신도 모르는 사이에 지배당하고 있었던 것이다.

이 실험은 심리학계에서 아주 유명한 실험 중의 하나이다. 이 실험의 최초 설계자는 예일 대학 심리학과의 존 바그 교수였다. 존 바그 교수는 인터뷰에서 이렇게 말한다.

"어떤 단어에 노출되면 뇌의 운동피질(premotor cortex)은 정확히 이에 맞는 방식으로 수행할 태세를 갖춥니다. 이것은 의도적으로 그렇게 수행하는 것과 차이가 없습니다. 따라서 '말'은 엄청나게 강력한 효과를 가집니다."

이렇게 말은 행동뿐만 아니라 인생을 좌우하는 힘을 갖고 있다. 단순히 그 단어에 부지불식간에 노출되는 것만으로도 우리의 행동은 변한다. 따라서 말은 알게 모르게 우리의 행동을 지배하고 있다.

그럼 과연 말이 나에게 어떤 효과를 주는지를 직접 경험해보는 시간을 가져보자. 약간 번거롭더라도 반드시 아래의 실험을 직접 해보길 권한다. 몇 분 걸리지 않지만, 말(확언)의 효과를 온몸으로 확인할 수 있을 것이다.

1. "나는 왜 자꾸 혀가 꼬이지?"란 문장을 20번 정도 큰 소리로 천천히 소리 내어 말해 보라. 이제 아무 책이나 펼쳐서 한 대목을 소리 내어 읽어보라. 어떻게 읽히는가?
2. "나는 왜 혀가 술술 잘 돌아가지?"란 문장을 20번 정도 큰 소리로 천천히 소리 내어 말해보라. 이제 아무 책이나 펼쳐서 한 대목을 소리 내어 읽어보라. 어떻게 읽히는가?

거의 모든 독자들이 1번 실험에서는 혀가 꼬이거나 굳으면서 소리가 잘 안 나오고, 2번 실험에서는 혀가 부드럽게 움직이면서 소리가 잘 나옴을 체험하게 될 것이다. 실제로 나는 이 실험을 20여 명이 모인 확언 워크숍에서 여러 번 시켜보았다. 1번 실험을 할 때는 20명 모두 혀가 꼬이거나 더듬거렸고, 2번 실험을 할 때에는 혀에 윤활유를 바른 듯 혀가 잘 돌아가면서 소리도 수월하게 냈다.

우리는 종종 어려운 상황에 처하면 '왜 자꾸 안 되지?', '나는 왜 이 모양이지?' 등의 속생각을 무심코 하게 된다. 그런데 바로 이 생각이 나를 더 그렇게 만든다는 것을 모르고 '부정적인 상황 → 부정적인 생각 → 더 부정적인 상황 → 더 부정적인 생각'의 악순환에 빠지곤 한다. 바로 이것이 확언(말)의 힘이다.

이상의 실험들이 의미하는 바는 무엇일까? 우리가 무심코 하는 생각은 무의식에 작용하여 바로 그런 행동을 유발한다는 것이다. 여기서 중요한 것은 '무심코'라는 단어이다. 무심코 생각할 때 우리는 의심하거나 저항하지 않는다. 그 결과 그 생각은 실제로 우리를 지배하여 그렇게 행동하게 만든다. 따라서 원하는 것을 무심코 생각할 수 있다면 무엇이든 이룰 수가 있는 것이다. 바로 여기에 확언(자기암시)의 무궁한 가능성과 힘이 있다.

그렇다면 어떻게 해야 '무심코' 생각할 수 있을까?

첫째, EFT로 의심이나 두려움 같은 무의식의 장애물을 먼저 제거하라. 이렇게 되면 내 마음이 판단 없는 중립 상태에 있게 되고, 이때 확언을 하게 되면 거부감이나 의심 없이 무의식이 이 생각을 잘 받아들인다.

둘째, 타점을 두드리면서 확언을 하는 것만으로도 확언 이면에 내재된 의심과 두려움과 부담감을 줄일 수 있다. 따라서 먼저 EFT를 하고 타점을 두드리면서 확언을 한다면 무의식에 확언을 심어 쉽게 자신의 행동과 습관을 바꿀 수 있다.

그런데 확언(자기암시)이 아무리 강력하다 하더라도 결국 객관적인 한계가 있지는 않을까?

NLP의 창시자이자 최고의 최면가인 리차드 밴들러는 이런 경험을 했다고 한다. 하루는 한 내담자를 깊은 최면 상태에 빠뜨려서 상담하고 있는데, 저명한 학자인 그레고리 베이트슨이 찾아왔다. 밴들러를 지켜보던 베이트슨은 내담자에게 거꾸로 말을 하도록 시켜보라고 청했다. 이에 밴들러는 그게 과연 가능할지 확신이 들지 않아 망설였는데, 거듭되는 성화에 못 이겨 그대로 따랐다.

그런데 놀라운 일이 일어났다. 한 번도 거꾸로 말을 해본 적 없던 내담자가 정말로 능숙하게 그렇게 하는 것이 아닌가. 게다가 한 술 더 떠서 베이트슨도 이 내담자와 같이 거꾸로 말을 주고받는 것이 아닌가. 밴들러는 내담자를 최면에서 깨어나게 한 다음 어떻게 그렇게 할 수 있었는지를 물었다. 내담자가 대답했다.

"그 지시를 듣는 순간 하고자 하는 말이 모두 글자로서 눈앞에 보였어요. 그래서 그것을 그저 거꾸로 읽었을 뿐이에요."

참고로 베이트슨은 자신이 평소에 말을 거꾸로 하는 연습을 해온 터라 최면 상태에서도 그것이 가능한지 궁금해서 확인해본 것이라고 말했다.

말은 행동뿐만 아니라 몸 자체에도 영향을 준다. 약 2년 전에 차를 타고 가는데 갑자기 전화가 왔다. 보건소장이자 의사로서 지역 주민의 보건 수준 향상에 늘 열과 성을 다하고 계신 임정남 선생님이었다.

"선생님, 오랜만입니다. 무슨 일이세요?"

"원장님이 가르쳐준 확언이 정말 되네요."

"당연히 되죠. 그런데 무슨 일이 있었나요?"

"내게 대사 증후군(당뇨병 전 단계)이 생겼었는데, '내 당화 혈색소는 6 이하이다'라고 석 달간 꾸준히 확언했더니 며칠 전에 측정치가 정말로 떨어졌어요…(중략)."

"그럼요. 내 몸은 내 말을 듣습니다."

"그 말 멋진데요. 그것도 확언인가요?"

"이것은 확언이 아니고 사실입니다."

임 선생님은 이에 관한 자세한 경과를 EFT Korea 홈페이지(eftkorea. net)에 올려놓으셨다. 임 선생님은 확언만으로 이런 극적인 결과를 얻었고 2년이 지난 지금도 정상 혈당을 유지하고 있다.

"비만해지면서 혈당이 점점 상승하였습니다. 공복혈당이 100이하에서 117까지 상승했어요. 당화혈색소는 6.6퍼센트였습니다. 참고로 공복혈당이 126이상일 때 당뇨병이라고 합니다. 110에서 126사이는 당뇨병의 전 단계라고 합니다. 이때 식사 조절과 운동을 못하면 당뇨병이 발병하게 되지요.

당화혈색소란 석 달 치 혈당의 평균치이므로, 그날 먹은 음식물에는 영향을 받지 않는 장점이 있습니다. 4~6퍼센트가 정상입니다. 그래서 나는 '내 당화혈색소는 6이하이다'라고 확언을 계속했습니다. 그러자 석 달이 지난 5월에 당화혈색소가 정상수치인 5.4퍼센트로 돌아왔습니다."

몇 년간 설사로 고생하고 있던 50세의 남성이 나를 찾아왔다. 나는 처음엔 상담을 할 때마다 설사 증상이 어떠냐고 물었는데, '설사'라는 말 자체가 그에게 부담을 주고 치료의 장애물로 작용하고 있다는 사실을 깨달았다. 설사 환자에게는 '설사'라는 말 자체가 끔찍하게 공포스럽고, 자꾸 생각하다 보면 배가 실제로 아파오기 마련이다.

그래서 하루는 그에게 '설사'라는 말을 '덜 된 변'으로 바꾸어 생각하고 말하라고 시켰는데, 그 효과는 확실했다. 사용하는 단어를 바꾸었을 뿐인데 '덜 된 변'이 빠르게 줄기 시작했다. 이렇게 말과 생각이 몸에 미치는 힘은 강력하다.

한마디로 무의식은 불가능을 모른다. 의식은 이러쿵저러쿵 판단하고 의심하지만, 무의식은 모든 것을 그저 받아들인다. 그리고 불가능을 모르기 때문에 다 이루어버린다. 사실상 무의식이 무엇을 어떻게 얼마나 해낼지는 누구도 단언할 수는 없다. 무의식은 상식과 과학보다는 종교적 신비와 자아초월 심리학의 영역이고, 이론이 아닌 체험으로만 알 수 있는 영역이기 때문이다.

아는 게 병, 모르는 게 약

내가 맨 처음 확언과 상상의 치료 효과에 대해 눈을 뜨게 된 것은 약 15년 전의 일이었다. 그때 학생이었던 나는 우연히 칼 사이몬튼이라는 종양 방사선과 의사가 쓴《마음의 의학》이라는 책을 보게 되었다. 그는 현대의학으로는 가능성이 없는 말기 암환자들에게 암이 치유되는 모습을 상상하도록 시켜서 상당한 효과를 내고 있었다.

그의 상상 치료는 미국의 여러 암센터로 보급되면서 지금까지도 널리 활용되고 있다. 2008년 11월에는 EBS의 다큐멘터리 〈상상에 빠지다〉에 소개되기도 했다. 이 다큐멘터리에는 상상으로 암을 완치한 캐롤린 폭스라는 할머니의 치료 경험담이 나오는데, 그 내용을 함께 읽어보자.

「캐롤린: "폐암은 많이 심각했어요. 처음에는 옆구리 쪽으로 수술을 하려 했는데, 암이 동맥과 너무 가까워서 결국 방사선 치료와 약물 치료를 받아야 했어요. 처음에 암 선고를 받았을 때는 무서웠어요. 특히 밤에요. 암이 있다는 생각이 자꾸 들었거든요. 그냥 수술 같은 보통 치료를 받자고 생각했죠. 마음으로 암을 치료할 수 있다는 사실을 생각해본 적은 없었어요."

나레이터: "그런데 수술 자체가 처음에는 가능하지 않아서 가장 시급한 것은 수술이 가능하도록 종양의 크기를 줄이는 일이었습니다. 그래서 그녀는 상상 치료를 선택했습니다. 그녀는 하루에 세 번씩 상상으로 암을 치료했습니다."

캐롤린: "저는 암이 작은 벌레라고 상상했어요. 그래서 방사선을 쏘면 벌레들이 쏙쏙 뽑혀나가 사라질 거라고 상상했죠."

나레이터: "종양의 크기는 줄어들었고 수술은 성공적이었습니다. 이후 올해 초에 또다시 종양이 생기자 그녀는 이번에는 상상만으로 병을 치료하기로 했습니다."

캐롤린: "끊임없이 상상했어요. 저 의사가 내게 와서 다 나았다고 말해 줄 거라고 상상했죠. 그냥 생각할 뿐인데도 기분이 좋아졌고, 실제로 그런 일이 일어났어요."」

여기에는 데이비드 맥나잇이라는 50대 정도의 남성이 불치의 악성 피부암을 확언으로 치료한 사례도 소개되고 있다. 다음은 데이빗의 말이다.

"악성종양이 양성종양으로 바뀐다고 하루에 50번 이상 확언을 하고 여기에 집중했어요. 그렇게 몇 주가 지나고 두 번째 조직검사를 했는데, 악성종양이 아니라고 하더군요. 상상으로 병을 고쳤다고 증명하기는 어렵지만, 저는 오로지 상상 치료만 했습니다."

나는 15년 전 처음으로 확언과 상상이 암을 치료할 수 있다는 사실을 보고서 충격을 받았고, 이것이 암뿐만 아니라 거의 모든 병에 적용될 수 있다고 생각했다. 하지만 아직 방법을 잘 몰랐고, 가장 크게는 자신감이 부족했다. 하지만 몇 년 전부터 EFT를 활용하게 되면서부터 뭠 의학적 패러다임이 확립되어 확언과 상상의 효과에 대해 완전히 확신하고 다양하게 활용할 수 있게 되었다.

언젠가 한 여의사가 나를 찾아왔다. 공황장애를 몇 년간 앓아왔는데, 지금 가장 심각한 문제는 1년이 넘은 섬유근통이었다. 참고로 섬유근통이란 몸의 여러 부위가 극심하게 아픈 불치의 증상이다. 어떤 섬유근통 환자는 자신의 통증을 나에게 이렇게 설명한 적이 있다.

"마치 몸에다 말뚝을 박는 듯이 아파요."

이 정도로 섬유근통은 고통스럽다. 그녀도 목에서 이런 극심한 통증을 느꼈는데, 어떤 강력한 진통제도 듣지 않고 나름대로 유명한 병원들을 다녔어도 전혀 효과가 없어 나를 찾아왔다고 했다.

"구체적으로 어떻게 아픈가요?"

"일단 목이 너무 아파요. 전문의 시험을 봐야 하는데, 책상에서 10분도 목을 들고 있을 수가 없어서 종일 누워만 있어요. 한쪽 다리도 저리고 마비되는 느낌이 있어서 걸을 때마다 신경 쓰여요."

우리는 주 1회씩 상담을 진행하면서 처음 몇 회 동안 증상과 관련된 사건을 찾아서 지워나갔다. 주로 시어머니의 충격적인 폭력과 무심한 남편에 대한 기억들이 많았다. 그렇게 몇 회를 하면서 이런 기억들을 지웠지만 증상은 그다지 호전되지 않았다. 상당히 큰 심리적 역전이 있는 듯했다.

"요즘은 어때요?"

"그냥 그대로예요."

"평소에 무슨 생각을 많이 하나요?"

"'너무 아프다, 정말 나을 수 있을까?, 평생 이렇게 아파야 한다면 그냥 죽고 싶다…' 뭐 이런 생각들요."

"또 다른 생각은요?"

"멀쩡한 사람들을 보면 '왜 나만 이렇게 아프지?' 하는 생각이 들어요. 사람들이 부럽고, 그냥 또 막 죽고 싶어요. 심지어는 어떻게 편안하게 죽을까 하는 생각도 자꾸 해요."

나는 그녀에게 긍정적인 생각이 중요함을 매번 역설했음에도 그녀는 계속 저항했다. 그래서 두세 달 동안 10회 정도 치료를 했는데도 결과가 지지부진했다. 이에 나는 결단을 내려야겠다고 생각했다.

"요즘은 컨디션이 어때요?"

"그대로예요."

"아직도 부정적인 생각을 많이 하나요?"

"네, 나도 모르게 자꾸 해요."

"(정색을 하고 비장한 얼굴로) 부정적인 생각이 병의 원인이고, 그것을 고치는 것이 분명한 치료법이라고 말했죠?"

"네. 그런데 정말 이 병이 나을 수 있을까요? 저를 담당했던 의사선생님은 불치라서 장담할 수 없다고 했고, 의학 서적을 아무리 보아도 이 병은 불치가 맞거든요."

의사들은 종종 자신의 진단에 자신의 발목이 잡히기도 한다. 환자들에게 무심코 불치라는 진단을 내리다가 정작 자신이 그런 병에 걸리게 되어 "왜 이 병이 불치냐!"고 울부짖게 되는 것이다. 의학적인 정설로 섬유근통은 뚜렷한 치료법이 없는 불치병이 맞다. 자기가 만든 덫에 자기가 걸리고, 자기가 만든 진단에 자기가 걸리는 역설적인 상황에 이 여의사는 빠져 있었던 것이다.

"(무섭고 심각한 얼굴로) 가볼 수 있는 곳은 다 가보았죠? 거기서 다 안 된다고 했죠? 나는 분명히 처음부터 나을 수 있다고 했죠? 그러니 안 낫는 이유는 거기서 물어보시고, 나한테는 낫는 방법만 묻고 실천하세요."

"그래도 정말 나을 수 있을까요?"

식자우환識字憂患이란 속담이 있듯, 의사들의 직업적 신념과 '불치병은 낫지 않는다'는 믿음은 정말 뿌리 뽑기가 힘들다. 그리고 이 신념이 바뀌지 않는 한 병은 절대로 낫지 않는다. 그래서 나는 확고하고 단호하게 말했다.

"나는 분명히 된다고 말했죠? 나에게는 어떻게 하면 되는지만 물으세요. 자꾸 되냐고 물으면서 내가 시키는 대로 하지 않을 거라면, '안 된다'고 하는 병원에 가서 '안 되는' 치료받으면서 '안 나으면' 됩니다. '안 된다'고 하는 병원에 가서 '안 되는' 치료받으면서 '안 나으면' 됩니다. (당황하고 혼란스러워하는 환자에게 다시 반복해서) '안 된다'고 하는 병원에 가서 '안 되는' 치료받으면서 '안 나으면' 됩니다."

"(내가 몇 번이나 반복해서 강조하자 그 분명하고 단호한 어조에 충격을 받은 듯) 네, 이젠 시키는 대로 노력하겠습니다."

이렇게 10여 회의 상담을 받고서야 이 여성은 직업적 신념을 버릴 준비가 되었다. 이에 나는 다음과 같은 수용확언을 만들어주면서 날마다 수시로 손날점을 두드리면서 말하게 했다.

"나는 너무 아파서, 안 나을까 봐, 평생 이렇게 살아야 될까 봐, 너무 무섭고 힘들고 고통스럽지만, 어쨌든 무조건 이제부터는 깊이 진심으로 나를 이해하고 믿고 사랑합니다. 이제는 무조건 어쨌든 건강해지고 편안해지는 것을 선택합니다."

일주일이 지나고 우리는 확언의 결과를 확인하게 되었다. 일주일 만에 확실히 증상이 줄어들어서 이제는 앉아서 텔레비전을 볼 정도가 되었다. 이후로 확언을 하면서 약 20회에 걸친 4개월의 상담이 끝났을 때, 그녀의 목의 통증은 확실히 사라져서 책상에 앉아 공부를 할 수 있게 되었고 운 좋게 전문의 시험에도 붙었다고 했다.

이렇게 내 몸은 내 말을 잘 듣는다.

확언이란 긍정적인 자기암시를 수시로 하는 것이고, 상상이란 확언이 실현된 상황을 마음속에서 생생한 장면으로 그려보는 것이다. 하지만 굳이 힘들여 상상하지 않고도, 원하는 장면을 자주 보는 것만으로 상상 치료의 효과가 날 수 있다.

몇 년 전에 30대 초반의 여성이 찾아왔다. 2년이 넘게 정상적인 부부 생활을 했는데도 임신이 안 되어서 불임 치료까지 받았지만 효과가 없었다고 했다. 몇 달 후엔 남편이 미국으로 전출을 가서 1년 정도 있게 되는데, 그녀는 바로 이 기간에 출산을 해서 아기가 미국시민권을 갖게 되길 원하고 있었다.

그래서 나는 임신을 돕는 한약을 지어주면서 말했다.

"반드시 임신이 되게 해드릴 테니 제 말만 들으세요. 먼저 불임 치료에 관한 생각은 모두 잊으세요. 아예 신경을 끄세요. 그다음 갓난아이 육아 사이트에 자주 들어가서 육아법에 관해 공부하고, 예쁜 아기 사진을 여러 장 다운받아서 여기저기 붙이고 수첩에도 넣어 다니세요. 임신이 되니 안 되니 하는 생각도 잊으세요. 그냥 제가 시키는 대로만 하세요."

그 뒤 몇 달 뒤에 미국에서 임신을 했다는 소식을 들었다. 그녀의 임신은 한약 때문이었을까? 아니면 나의 지시 때문이었을까? 솔직히 나는 그녀가 약을 안 먹고 내 말만 들었어도 임신했을 거라고 생각한다.

많은 사람들이 구조적으로 망가진 병은 그 구조적인 문제가 해결되지 않으면 절대 낫지 않는다고 생각한다. 그렇다면 손을 쓸 수 없게 몸이 망가진 환자는 그냥 손 놓고 보고만 있어야 한단 말인가? 이와 관련된 나의 경험으로 보면 절대 그렇지 않다.

4년 전의 일이다. 나의 한의원에 단골이셨던 70대 할아버지께서 한동안 방문이 뜸하다가 갑자기 찾아오셨다. 그런데 허리는 등 굽은 생선처럼 활 모양으로 옆으로 틀어지고, 종아리는 반쪽으로 말라붙어서 제대로 걷지를 못했다. 걷는 것이 아니라 차라리 다리를 질질 끌고 다닌다고 하는 것이 정확한 표현이었다.

너무 심한 증상에 놀라서 나는 일단 간단한 침 치료를 하고 병원에 가서 MRI 사진을 찍어보시라고 했다. 다음 날 이분이 하늘이 무너진 듯한 명한 표정으로 다시 한의원에 오셔서는 척추의 MRI 사진을 내밀었다. 사진을 보았더니 요추 3, 4, 5번이 형편없이 일그러져 척추 전체가 한쪽으로 휘어 있었다. 그동안 많은 MRI 사진을 보았지만 그중에서도 가장 처참하다고 할 지경이었다. 종합병원의 진단에 따르면 심각한 척추협착증으로 고령이라 수술도 불가능하고 그저 악화되는 대로 참고 사는 수밖에 없다고 했다.

사진 판독이 끝나고 할아버지가 누워 있는 침대로 갔더니 할아버지께서 대뜸 한마디를 던졌다.

"다 끝장났죠?"

"제 인생에 끝장이란 없습니다. 병원에서는 뭐라고 하던가요?"

"수술을 해야 하는데, 나이가 많아서 수술 결과를 장담할 수가 없으니 그냥 이대로 살라고 하대요. 그래서 수술 안 하면 어떻게 되냐고 물으니 다리의 마비가 계속 심해져서 더 못 걷게 되고, 나중에는 대소변도 받아 내야 할 거라고 해요."

"그래요? 병원이 병 고치는 데지, 안 낫는 병이라고 환자 마음에 못 박는 데인가요? 어떤 상황에서든 방법은 있습니다."

이 할아버지는 어차피 병원에서도 포기한 환자인지라 내가 방법이 있다고 말하자 오히려 순순히 들을 태세였다. 그래서 틈나는 대로 담양의 대나무 사진을 보며 "내 허리는 이 대나무처럼 꼿꼿하고 건강하다"라고 확언하고, 수시로 건강하게 잘 걷는 모습을 상상하도록 시켰다. 이 할아버지는 나의 지시대로 했을 뿐만 아니라, 긍정적 사고의 효과를 알려주는 텔레비전 프로그램을 자주 시청하면서 '낫는다고 믿으면 정말 낫는다'는 믿음을 스스로 받아들였다.

그 결과 한 달이 지났을 무렵에는 과거에는 엄두도 못 냈던 백 미터의 거리를 수월하게 걸어다닐 수 있게 되었다. 이후에 1년이 지나서 다시 확인해보았을 때도 할아버지의 걸음걸이와 허리 통증은 계속 나아지고 있었다. '낫는다'는 확언과 상상이 구조적으로는 손도 쓸 수 없었던 불치의 병을 낫게 한 것이다.

동서고금을 막론하고 우리는 불사의 영약을 열렬히 찾아다녔던 역사의 기록을 찾아볼 수 있다. 몇 년 전에 세간을 떠들썩하게 했던 황우석 박사의 줄기세포 연구 조작도 바로 그러한 예다. 유사 이래로 수많은 사람들이 만병통치약을 찾아다녔지만 다 실패했다. 그들이 실패한 이유는 내 안이 아닌 바깥에서 찾았기 때문이다.

내게도 만병통치약은 의료인으로서 또한 인간으로서 하나의 로망이었다. 그런데 나는 이제 그 만병통치약을 찾았다. 바로 마음이자 믿음이 만병통치약이다. 의료제도 안에서 치료가 되지 않을 때 많은 이들은 종교의 힘을 빌린다. 그리고 그 과정에서 종종 극적인 치유가 일어나기도 한다. 지금까지 대부분의 의료인들은 그것을 우연이나 예외 정도로만 여겨왔다.

나는 이제 그것이 우연이 아니라 필연이고, 예외가 아니라 법칙임을 안다. 가장 궁극의 치료제는 약도 수술도 아니다. 약이든 수술이든 신념의 변화든, 그 어떤 수단을 쓰든 간에 '낫는다'는 믿음이 있어야 병은 좋아지고 낫는다. 반대로 어떤 수단을 쓰든 간에 '낫는다'는 믿음이 없으면 어떤 병도 낫지 않는다. 모든 약과 수술과 기법은 '낫는다'는 믿음을 심어주는 보조 장치에 불과하다. 모든 치료의 핵심은 '낫는다'는 믿음 바로 그것이다.

이런 나의 말이 너무 종교적으로 들리는가? 약을 먹어야 치료가 되지, 어떻게 믿음으로 치료가 되냐고?

좋다. 이런 실험을 한번 해보면 어떨까? 열 명의 피험자가 있고 동일한 모양의 열 개의 알약이 있다. 겉에는 신경안정제라고 적혀 있는데, 사실 그중의 하나는 신경흥분제이다. 열 명의 피험자는 각각 한 알씩 약을 먹는데, 물론 그중 하나가 신경흥분제라는 사실은 아무도 모른다.

잠시 뒤에 당연히 아홉 명은 졸리고 나른해진다. 그렇다면 신경안정제라고 적힌 신경흥분제를 먹은 문제의 한 명은 어떻게 될 것 같은가? 혼자 분위기를 깨고 흥분할까, 아니면 똑같이 나른해질까? 반대로 아홉 명에게는 진짜 신경흥분제를 먹이고 한 명에게는 신경흥분제라고 적힌 신경안정제를 먹이면 어떨까? 이 한 명은 진정될까, 아니면 분위기를 따라 흥분할까?

극단적인 유물론자가 아닌 대부분의 사람들은 이 질문에 쉽게 답하지 못할 것이다. 사실 이 실험은 나의 상상이 아니라 실제 있었던 의학 실험이다. 문제의 그 한 명은 약효와는 반대로 안정제를 먹고도 흥분하고, 흥분제를 먹고도 안정되었다.*

이 정도면 믿음이 궁극의 만병통치약이라는 나의 주장에 어느 정도 수긍이 될 것이다. 그런데 과연 믿음의 치료 효과는 어디까지일까? 정말 어디까지 되는 것일까?

사실은 나도 알지 못한다. 믿음이 어느 정도의 치료 효과를 낼지는 순전히 경험을 통해서만 알 수 있는 영역이기 때문이다. 확언과 EFT로 수많은 사람들을 치료해본 나로서도 아직 믿음의 치료 한계가 어디인지 단언할 수 없다. 나 역시 너무나 엄청난 결과에 날마다 놀라움을 금치 못하고 있다.

여러분은 접붙이기를 아는가? 어느 식물의 가지 일부분을 잘라내고, 다른 식물의 가지를 그 단면에 이어 붙이면 그 새로운 가지는 다른 식물의 가지에 붙어 자라난다. 그런데 사람도 접붙이기가 될까? 구체적으로 다른 사람의 팔을 내 팔에 붙이면 그 팔이 살 수 있을까?

당연히 그럴 수도 없고, 그런 사례도 없다. 인체에는 면역 거부 반응이라는 것이 있어서, 면역세포가 남의 세포를 공격하여 파괴하기 때문이다. 그래서 간이나 신장 등의 장기를 이식받은 환자는 반드시 면역억제제를 복용하여 거부 반응을 차단시켜야 한다. 하지만 이 약의 부작용은 심각하다 못해 때로는 치명적이다.

---

*《홀로그램 우주》, 141~142쪽, 마이클 탤보트, 정신세계사 刊.

"면역 거부 반응은 절대 극복할 수 없다"는 것은 의학의 법칙이자 면역학의 가장 기본 전제였다. 나도 무심코 이것은 절대로 깰 수 없는 사실이라고 믿고 있었다. 그런데 어느 날 이런 법칙과 전제와 통념과 나의 신념을 깨는 현상이 바로 내 눈앞에서 일어났다.

2009년 6월의 어느 날, 내 눈을 의심하게 만드는 장면이 텔레비전에서 방영되었다. 그 프로그램은 〈MBC 스페셜, 목숨 걸고 편식하다〉였는데, 1981년 3월 31일에 신장 이식 수술을 받았지만 1995년 3월부터 면역억제제를 완전히 끊고 지금까지 누구보다 건강하게 살고 있는 한 사람의 이야기가 생생하게 보도되었다.

취재진은 40년 동안 2,300회의 신장 이식 수술을 한 박기일 박사에게 찾아가서 그가 수술한 환자 중에 20여 년 전부터 면역 억제제를 끊고 건강하게 생존해 있는 환자가 있다는 사실을 알렸다. 박기일 박사는 당황하고 놀라면서 그 환자의 기록을 찾아본 다음, 취재진의 주선으로 그 환자와 대면했다. 다음은 박기일 박사와 기적의 주인공 이태근 씨가 20여 년 만에 다시 만나서 나눈 대화이다.

「박기일: "면역억제제 안 먹으면 거부반응 생겨서 신장 망가질 수 있다고 얘기해줬는데, 그럼에도 약을 안 먹은 이유가 뭐예요? 면역억제제 계속 먹으면 부작용 생길까 봐 안 먹었다는 거죠?"

이태근: "부작용이 심하니까요."

박기일: "그러면 콩팥이 망가질 수도 있다고 분명히 얘기해줬잖아요."

이태근: "그렇지만 뭐랄까, 자연적인 방법으로 하면 모든 생명체는 되살아나니까요. 약 안 먹고도 살 수 있는 방법이 있으니까요."

박기일: (어이없어서 웃으면서) "다행히도 약을 안 먹고도 괜찮은데, 만약

에 약을 안 먹어서 문제가 생겼으면 어떻게 했을 거에요?"

이태근: "(당연하다는 듯) 문제가 없을 거라고 생각했으니까요."

박기일: "(도저히 이해할 수 없어서) 당신이 그냥 그렇게 생각한 거지….".」

이 장면 다음에는 이태근 씨의 건강검진 결과가 나왔다. 소변 검사도 깨끗하게 다 좋고, 혈액 검사도 다 좋고, CT상으로도 이식받은 신장은 건강하고 깨끗하고 생생했다. 한마디로 남의 신장이 완전히 내 신장이 되어, 마치 접붙이기가 잘된 새 가지처럼 잘 자라고 있는 것이다.

아는 것이 병이라는 속담이 있듯, 내가 박기일 박사의 입장이었더라도 한의사로서 배운 의학지식 때문에 당연히 그렇게 믿고 환자들에게 면역억제제를 지시했을 것이다. 하지만 이태근 씨는 자연치유력을 믿었고, 현대의학의 기본 전제를 깨버리는 이런 놀라운 결과를 만들어냈다.

여기서 주의할 점은 이태근 씨가 한순간의 믿음으로 이런 기적을 만든 것은 아니라는 사실이다. 그는 다양한 건강법을 실천하면서 약 5년간에 걸쳐 서서히 약을 줄여나간 끝에 이런 결과를 만들어냈다고 한다. 한마디로 그의 믿음이 온몸에 뿌리내리는 데 장장 5년간의 세월이 필요했던 것이다.

어쨌든 그의 믿음에 기초한 자연건강법이 현대의학의 전제를 깨는 기적을 만들어냈다는 것은 부인할 수 없는 사실이다. 그의 건강법은《당신을 살리는 기적의 자연치유》(정신세계사 刊)라는 책으로도 나와 있으니 참고하기 바란다.

사람들은 부정적인 상상의 천재이다. 시험에 떨어지고, 교통사고가 나고, 불이 나고, 범죄의 피해자가 되어 칼에 찔리는 등의 안 좋은 장면은 잘도 상상한다. 반면에 돈 벌어서 부자가 되고, 고시에 합격하고, 사업이 잘되는 등의 좋은 장면을 상상하라고 시키면 괜히 긴장만 하고 잘 못하는 경우가 많다. "멍석 깔아주니 못한다"는 속담이 바로 이에 해당할 것이다. 그런데 이때 EFT의 연속 두드리기 타점이나 손날점을 두드리면서 상상을 하면, 긴장이 쉽게 풀어지면서 편안하게 장면을 그릴 수 있다.

추위를 너무 많이 타서 한여름에도 긴 팔을 입어야 하고, 에어컨 바람은커녕 선풍기 바람도 못 쐬는 50세 남성이 나를 찾아왔다. 그는 맨살로 바람을 맞지 못하고, 어쩌다 바람을 맞고 나면 반드시 감기가 걸려서 일주일 이상을 끙끙 앓는다고 했다. 손발과 뼛속까지 냉기가 느껴져서 한여름에도 핫팩을 배에 대고 양말을 신고 살 정도였다.

나는 이분에게 EFT와 상상 치료를 결합해서 시행했다.

"(손날점과 연속 두드리기 타점을 번갈아 두드려주면서) 먼저 눈을 감으세요. 자, 지금 시뻘건 쇳물이 펄펄 끓는 용광로 앞에 누워 있다고 상상해보세요. (몇 분간 뜸을 들인다.) 이제 어떤 느낌이 드나요?"

"약간 따뜻하게 느껴지네요."

"(계속 타점을 두드리면서) 네, 좋습니다. 계속 그 용광로를 바라보고 계세요. 이제 그 쇳물이 내 뼛속을 타고 흘러갑니다. 화끈화끈, 후끈후끈, 따끈따끈, 뜨끈뜨끈. 정수리에서부터 아래로 천천히 쇳물이 흘러 내려갑니다. 목, 가슴, 배, 어깨, 팔, 손. 다시 배에서 엉덩이, 허벅지, 무릎, 발까지 화끈화끈, 후끈후끈, 따끈따끈, 뜨끈뜨끈. 천천히 쇳물이 머리에서 손끝으로 발끝으로 줄줄 흘러갑니다. 흘러 내려가는 모습이 보이나요?"

"(점점 얼굴이 달아오르고 풀어지면서) 네."

"쇳물이 흘러가는 느낌을 계속 느껴보세요. 화끈화끈, 후끈후끈, 따끈따끈, 뜨끈뜨끈. (10분 정도 지난 다음) 자, 이제 몸의 느낌이 어떤가요?"

"(놀라워하면서) 어어, 손발이 뜨거워지고 땀이 나네요. 내 평생에 이런 일은 처음이에요. 한여름에도 발이 시려서 양말을 신고 살았는데, 지금은 발이 후끈하고 몸 안에서도 열기가 느껴져요."

불과 10여 분이었지만 상상의 효과는 이렇게 놀라웠다. 평생 얼음장 같았던 온몸과 손발이 순식간에 뜨거워지면서 심지어 땀까지 났다.

물론 한 번의 상상 치료로 이분의 추위가 다 사라진 것은 아니다. 꾸준히 매일 이런 상상 훈련을 할 필요가 있다. 하지만 어쨌든 단 한 번의 짧은 상상만으로도 평생 어떤 기구나 치료법으로도 내지 못했던 놀라운 효과를 볼 수 있다는 것은 엄연한 사실이다.

나는 이런 경험들을 통해서 몸을 아무리 데워도 마음을 데우는 것만 못하다는 엄연한 진리를 깨달았다.

불가에서 일체유심조一切唯心造(모든 것은 오직 마음이 만든 것)라 했던가. 모든 것은 마음이 만든다는 뜻이니, 몸과 마음을 어떻게 구분할 것인가.

몸 또한 마음이 만들어 내는 환상은 아닐까. 그렇다면 이를 만병유심조萬病唯心造라고 할 수도 있을 것이다.

만병萬病(모든 병)을 만드는 것이 마음이라면, 반대로 마음이 만병을 고칠 수도 있지 않을까. 그렇다면 결국은 만병유심치萬病唯心治(모든 병은 오직 마음이 치료한다)가 아닐까!

어떤 독자들은 이렇게 반문할 수도 있을 것 같다.

'뭐야, 그럼 약도 수술도 다 버리고 무조건 낫는다고 믿으란 말이야?'

안타깝게도 이렇게 생각한다면 독자 여러분이 너무 앞서 가는 것이다. 나는 돌팔이와 사이비 종교인들처럼 맹목적인 믿음을 강요하지 않는다. 맹목적인 믿음은 맹목적인 과학보다 더 위험하다. 믿음을 바꾸는 것은 결코 한순간에 쉽게 되는 것이 아니다. 앞서 이태근 씨가 면역억제제를 끊고 살 수 있다는 믿음을 만드는 데 5년이 걸렸고, 내가 이런 주장을 하기까지 20년이 걸렸다는 사실을 명심하라.

기존 의학의 입장과 관련해서 간단하게 내 입장을 정리한다면 다음과 같다. 확언과 상상으로 병을 치료할 때 나의 가장 큰 대전제는 이러하다.

첫째, 치료의 가장 큰 변수는 약이나 수술 같은 것이 아니라 '낫는다'는 나의 믿음이다. 그러니 무조건 나을 수 있다고 믿어라.

둘째, 낫는다는 믿음을 만들기 위해서 도움이 되는 모든 방법을 다 써라. 당신이 무슨 치료를 받든 상관없다. 기도, 상상, 병원 치료, EFT, 그 무엇이든 어쨌든 낫는다는 믿음을 만드는 데에 도움이 된다면 다 써라.

셋째, 되도록 상식적인 치료를 받으라. 웬만한 사람이 아니고서는 믿음만으로 스스로를 치료하기가 힘든 것이 현실이다. 그러니 상식적인 치료의 기반 위에서 나의 믿음을 더하는 것이 더 쉽고 현명하다.

확언과 상상에
EFT를 결합하라

확언과 상상을 하는 데 가장 큰 걸림돌은, 난치병에 걸린 사람일수록 부정적 생각과 상상이 더 많이 올라와 커다란 장애물로 작용한다는 점이다. 그래서 나는 환자들에게 먼저 EFT를 적용해서 부정적 생각과 감정을 가능한 한 많이 지우도록 한다. 그리고 장애물이 어느 정도 제거된 뒤에 확언과 상상을 하도록 시킨다.

그럼 확언과 상상을 EFT와 결합하여 쓰는 방법을 좀 더 자세히 알아보자.

첫째, 내가 치료되어 건강해진 모습을 확언하고 상상하면서 타점을 두드려라. 이때는 연속 두드리기 타점이나 손날점 중에 어느 것을 두드려도 좋다. 타점을 두드리면서 확언하고 상상하면 그냥 하는 것보다 쉽게 확언과 상상을 할 수 있다. EFT가 확언과 상상을 할 때 따라오는 부정적 생각과 감정을 지워주고, 무의식에 확언과 상상을 더 쉽게 뿌리내리게 하는 작용을 하기 때문이다.

둘째, 확언과 상상을 할 때 마음속에 저항이 생긴다면 이것들을 EFT로 지워라. 예를 들면 다음과 같은 심리적 저항이 올라올 수 있다.

— '정말 나을 수 있을까.'

— '혹시 안 되면 어떡하나.'

— 상상과 반대되는 도리어 아픈 모습이 자꾸 생각난다.

그렇다면 이것들에 대해 다음과 같이 수용확언을 만들어 EFT를 적용하라.

— "'정말 나을 수 있을까' 하는 의심이 들지만, 마음속 깊이 진심으로 받아들입니다."

— "'혹시 안 되면 어떡하나' 하는 불안이 생기지만 마음속 깊이 진심으로 받아들입니다."

— "도리어 아픈 모습이 자꾸 떠오르지만, 마음속 깊이 진심으로 받아들입니다."

이렇게 심리적 저항을 일으키는 생각들을 EFT로 지워 편안해지면 다시 확언과 상상을 반복하라.

확언과 상상을 잘하는 방법은 다음과 같다.

첫째, 확언은 내가 건강해진 상태를 현재형으로 긍정적으로 표현하도록 하라. 예를 들면 다음과 같다.

— (허리가 아플 때) "내 허리는 건강하고 꼿꼿하고 힘이 있다."

— (무릎이 아파 잘 못 걸을 때) "내 무릎은 튼튼해서 잘 걷는다."

— (암이 있을 때) "나의 면역계는 건강해서 나를 잘 지켜준다."

— (고혈압이 있을 때) "나의 현재 평균 혈압은 120이다."

둘째, 확언을 만들었으면 확언을 되뇔 때 타점을 두드리면서 이 확언이 이루어진 모습을 상상하라. 위의 확언들에 알맞은 모습을 상상한다면 다음과 같을 것이다.

— 건강한 허리로 씩씩하게 걷는 모습을 상상한다.
— 튼튼한 다리로 뛰거나 걷는 것을 상상한다.
— 나의 백혈구가 암세포를 잡아먹는 것을 상상한다.
— 혈압을 재니 120이 나오는 것을 상상한다.

때로는 정확한 사실이 아니더라도 비슷한 느낌을 주는 대상을 자유롭게 상상하는 편이 더 쉬울 수 있다. 예를 들어 다시 설명해보자.

— 척추가 휘어진 사람은 담양의 굵고 튼튼한 대나무를 상상한다.
— 부정맥이 있는 사람은 일정하게 똑딱이는 시계추를 상상한다.
— 암환자는 자신의 몸속을 빛이나 맑은 물이 시원하게 씻고 지나가는 모습을 상상한다.

셋째, 상상이 서투른 사람은 사진이나 동영상을 활용해도 좋다. 예를 들어보자.

— 몸이 냉한 사람은 용광로나 태양의 사진을 보면서 그 바로 앞에 서 있는 상상을 한다.
— 척추가 휜 사람은 담양의 대나무 사진을 보며 자신의 척추가 이와 같다고 상상한다.

― 키가 작은 사람은 기린 사진을 보면서 쑥쑥 자라는 상상을 한다.

넷째, 확언과 상상을 꾸준히 반복하라. 보통 아침저녁으로 하루에 두 번씩은 꾸준히 반복하는 것이 좋다. 확언과 상상을 무의식에 심는 가장 확실한 방법은 많이 반복하는 것이다.

7장

내 몸이 말을 할 수 있다면

;

　우리는 평소에 몸에게 너무 가혹하다. 건강할 때에는 무관심하다가 통증이나 병이 생겨야지만 겨우 관심을 갖기 시작한다. 관심이라고 해봤자 그렇게 긍정적이지도 않다. 기껏해야 투정과 불만과 불평이 대부분이고, 심지어는 아픈 몸을 향해 저주에 가까운 말을 내뱉기도 한다. ― '몹쓸 어깨', '짜증나는 두통', '지긋지긋한 허리 통증', '말 안 듣는 무릎' 등등.

　특히 만성질환이 있는 환자들일수록 몸에 대한 비난과 저주가 많은 편이다. 이렇게 우리는 항상 몸에게 불만과 불평을 늘어놓는데, 이런 비난과 저주 때문에 도리어 안 낫는다고 생각해본 적은 없는가? 만약 몸에게 불평과 불만의 기회를 준다면 어떻게 될까? 내 몸이 말을 할 수 있다면 대체 뭐라고 할까?

내 몸이 나에게 하는 말

몸과 대화해야 하는 이유는 아파하는 몸에게 자신의 관점과 애로점과 상처를 말할 기회를 주고, 동시에 여러분은 진심으로 그의 말을 들으면서 서로 소통하기 위함이다. 몸과의 대화를 통해서 여러분은 아파서 비명을 지르는 몸에게 드디어 제대로 된 관심을 주게 될 것이다.

또 한편으로 이것은 몸에 대한 직관을 기르는 방법이기도 하다. 외부 전문가들의 의견에 맹목적으로 따르는 것이 아니라 스스로 내 안의 소리를 듣고 배우는 것이기 때문이다. 이를 위해 여러분은 주파수를 맞추듯 몸에게 동조하고, 몸과 공감하는 연습을 해야 한다.

우리는 부지불식간에 아픔을 느끼고 불평과 불만만 해대느라 그 아픔이 주는 메시지를 들을 겨를이 없었다. 몸과 대화하고 공감하는 것은 건강과 치유의 지름길이다.

그럼 어떻게 몸과 대화해야 할까? 일단 한 사람이 자신의 몸, 특히 어깨와 나누었던 대화를 예시로 소개한다. 여러분도 연속 두드리기 타점이나 손날점을 두드리면서 다음의 내용을 읽어보라. 그저 시키는 대로 읽고 두드리는 것만으로도 각자의 불편한 부분이 다소 편안해질 가능성이 있다.

이처럼 내 문제가 아닌 남의 문제에 관한 EFT를 그저 따라할 뿐인데도 내가 효과를 얻는 경우가 많은데, 이것을 '빌려 쓰는 이익' 기법이라고 한다.

「나의 어깨가 나에게 하는 말

안녕, 나야 나, 기억하니? 바로 너의 어깨야. 정말 네가 나를 기억이나 하는지 모르겠다. 어쨌든 이제라도 네가 내 말을 듣겠다니 한결 기분이 좋다.

어디서부터 말할까? 나는 너에게 내 뜻을 전하려고 거듭 시도했지만, 도대체 너는 듣지를 않더구나. 나는 너에게 거듭 통증으로써 신호하고 메시지를 주려고 했지만, 도대체 콧방귀도 안 뀌고 다 넘어가더구나.

이게 도대체 뭐니? 내가 이렇게 힘들게 화를 내야만 네가 겨우 반응을 보이는 이유를 도대체 모르겠다. 물론 그래봤자 내가 듣는 것이라곤 너의 저주와 비난과 불평뿐이지만.

너는 종종 이렇게 소리쳤지. "아이 씨, 뒷목 또 더럽게 뻑뻑하네." 네가 이렇게 나를 학대하고 구박할 때마다 나는 주눅이 든다. 어떻게 너는 나를 이렇게 서럽게 만드니?

너는 나에게 자주 불평을 하고 심지어 저주까지 하는데, 나도 한마디 해볼까?

나도 너에게 불만과 불평이 많단다. 나는 최근 몇 년 동안 네가 떠맡은 모든 인생의 무게와 짐을 다 걸머졌단다. 그런데 내가 얻은 게 뭐니? 아무것도 없다. 이제는 솔직히 네가 나를 이렇게 대하는 것에 넌덜머리가 나고 짜증이 난다. 나는 평생 너의 짐을 도맡아지고 다니느라 그 무게 때문에 휘청이고 삐거덕거릴 지경이다.

내가 원하는 것은 그저 네가 나의 수고와 노력을 인정해주는 것이야. 약간만이라도 알아주고 관심을 준다면 고맙겠어.

너는 속으로는 싫으면서도 겉으로는 좋은 척 모든 일을 떠안아. 이제는 너의 그런 모습에 신물이 나. 네가 만일 계속 거절을 못하고 억지로 좋은 척한다면, 결국 이 세상 모든 사람의 일을 다 떠맡고서 버둥거리느라 한숨 돌릴 틈도 전혀 없게 될 거야.

그러다 너는 결국 나에게 또 다 쏟아 붓겠지. "너 때문에 너무 짜증 나고 귀찮아. 이렇게 바빠 죽겠는데 너는 왜 도대체 일을 못하게 만드니? 이렇게 중요한 순간에 왜 이렇게 내 발목을 붙잡니?"라고.

나는 네가 마지못해서 사람들의 부탁을 들어줄 때마다 바짝바짝 얼고 굳어 들어가. 나도 매번 너 때문에 이렇게 두려움과 긴장으로 뻑뻑해지는 게 너무 신물 나.

네가 이런 상황에서도 계속 거절을 못해서, 억지웃음을 지으면서 온갖 짐을 떠안으려고 하니까 너를 위해서라도 내가 나설 수밖에 없었어. 콱 결리는 통증이나 화끈거리는 작열감을 보내곤 했지. 심지어는 네가 바로 그 자리에서 꼼짝달싹 못할 정도로 나는 콱 굳고 뻑뻑해지기도 하지. 그래야 네가 몸을 사리고 그만두게 될 테니까.

너는 내가 너무 가혹하다고 할지 모르지만, 몇 년 전부터 가벼운 신호를 계속 주었는데도 도대체 듣질 않았잖아. 이제는 이 정도의 강도가 아니면 너는 콧방귀도 안 뀌잖아. 이 정도의 신호를 주어야 너는 겨우 내게 약간의 여유와 휴식을 주잖아.

그렇다면 이제 우리 타협을 해보자. 네가 만일 적당히 쉬면서 나에게 휴식을 준다면 나도 너에게 엔도르핀을 팍팍 불어넣어줄게. 어때?」

만성 전립선 통증으로 고생하던 한 환자는 다음과 같이 일기를 쓰면서 몸의 목소리를 들었다. 마찬가지로 함께 타점을 두드리면서 읽어보라. 내 몸의 한 부분이 훨씬 시원하고 편안해질 것이다.

「내 전립선이 나에게 전하는 말

15년 전 네가 일주일간의 자전거 여행으로 날 엄청 혹사시켰을 때, 난 정말 힘들고 괴로웠어. 그 당시 네게 통증으로써 알려주었지만 넌 나의 존재조차 몰랐지. 그냥 아픈가 보다 하고는 계속 날 혹사시켰지.

그 후 나는 많이 회복되었지만, 후유증이 남아서 몇 개월에 한 번씩 통증으로 치료해달라는 신호를 보냈어. 하지만 넌 내게 관심이 없었지. 그저 컴퓨터 작업만 계속하면서 날 힘들게 하고 긴장시켜서 더욱 아프게 했어. 너는 경제적 문제와 너의 창작물에만 관심이 있었지. 내게는 10년이 넘도록 전혀 관심이 없었어.

너는 10년 이상 불규칙한 생활과 식사를 하고, 넉 잔 이상씩 커피를 들이켜며 성공에만 몰두했지. 그래서 네게 끔찍한 배뇨통으로 강력한 신호를 보냈어. 나는 그럴 수밖에 없었어. 너무 지치고 힘들었는데, 너는 조금 치료하다가 나를 방치해버렸어. 그냥 어떻게든 되겠지 하면서 말이야.

그러다 유럽 영화제에 간다고 2주간 돌아다니면서 나를 최악의 상황으로 몰고 갔어. 너는 엄청난 통증에 나를 비난하기만 했지. 화장실도 제대로 없는 유럽을 버스와 기차를 타고 돌아다니며 나를 힘들게 하면서도 도리어 넌 나를 비난하기만 했지.

그 후 세 차례에 걸친 한의원 치료와 두 차례의 비뇨기과 치료에 실패한 후에도, 너는 비난과 좌절만 할 뿐 진정한 나의 목소리엔 귀 기울이지 않았어. 그저 약만 먹었지. 여전히 일과 창작 활동으로 나를 계속 혹사시켰어.

그러다 이젠 너무 고통스러우니까 모두 회피하려고만 해. 일도 창작도 심지어 너 자신과 너의 몸까지도. 너는 나에게 배신감이 든다고 하지만, 나의 목소리를 듣지 않고 무리한 건 바로 너잖아. 네가 네 몸과 나를 챙기지 않은 거지, 내가 너를 챙기지 않은 게 아냐.

이제 나의 목소리를 들어줘. 비난과 좌절을 멈추고 회피도 멈추고 나에게 관심을 갖고 돌봐주겠니?」

EFT로 내 몸과
대화하는 법

나는 만성질환 환자들에게 일기를 쓰면서 자신의 몸과 대화를 나눠보고, 그 내용에 대해 EFT를 하라고 권한다. 만성질환 환자일수록 몸에 둔감하고 몸과 교감하지 않는 경우가 대부분이다. 몸과 교감하지 못할 때, 몸은 자신의 메시지를 병이나 통증으로 표현하기 마련이다. 그러니 다음과 같이 몸과 대화를 해보자.

1. 몸에게 묻고 듣기

치유하고 싶은 부위에 잠시 느낌을 집중하라. 어깨, 목, 등, 허리, 무릎, 발목, 위장, 대장 그 어디든.

편의상 그 부위를 '그'라고 하자. 이제 그에게 어떤 기분인지를 물어보라. 그가 어떤 고통, 불만, 감정 등을 갖고 있든 솔직하게 말할 수 있게 격려하고 칭찬해주라. 그가 말하는 것을 주의 깊게 듣고서 꼼꼼히 종이에 그것들을 적어보라.

어떤 불평과 불만이든, 어떤 숨겨진 요구든, 어떤 애로사항이든. 핵심은 이 순간만큼은 그가 여러분에게 봉사하는 것이 아니고 여러분이 그에게 봉사한다는 점이다. 당신이 할 일은 그저 듣고 받아 적는 것이다.

참고로 이 과정에서는 창의성과 융통성과 공감 능력을 발휘하는 것이 필요하다.

2. 몸이 말한 내용에 EFT 적용하기

받아 적기가 어느 정도 되었으면, 손날점을 두드리거나 가슴 압통점을 주무르면서 적힌 것을 끝까지 크게 읽어라. 다 읽었으면 마지막에 다음과 같은 수용확언을 덧붙여라.

"이제 나는 어쨌든 무조건 내 몸과 나 자신을 모두 깊이 진심으로 이해하고 받아들이고 사랑합니다."

그리고 "그(또는 통증 부위의 이름)의 아픔과 고통"를 연상어구로 삼아 연속 두드리기를 하라.

3. 몸에게 감사하기

2번까지 하고 나면 몸에게 감사를 표하는 것도 좋다. 몸에 대한 감사는 언제 어디서나 할 수 있다. 특히 앉거나 누워서 잠시 휴식을 취할 때는 몸이 자신의 느낌을 더 잘 드러내기 마련이다. 이때는 특히 통증이 잘 나타나는 시간이기도 하다.

특정 부위에 통증이나 불편함이 있다면 이 부분에 감사를 표하라. 예를 들면 이렇다.

"어깨야, 고마워. 나를 위해 무거운 짐을 지느라 수고한 너에게 고마워."

"책 보느라 뻑뻑해진 눈아, 고마워. 이제 쉬어가면서 볼게."

"세 시간 동안이나 등산하느라고 수고한 다리야, 고마워."

이때 타점을 함께 두드려주면 더욱 효과가 좋다. 나는 몸의 어떤 부위에서든 불편함이나 통증이 느껴지면 수고한 몸에게 감사를 표하는데, 그러면 몸이 훨씬 더 빨리 회복됨을 느끼게 된다. 몸은 나의 감사를 좋아하고 반드시 이런 감사에 반응한다.

4. 몸의 문제를 해결해주기

단순히 그의 하소연을 듣는 것만으로 모든 문제가 해결되지는 않는다. 때론 해결을 위한 구체적인 행동이 필요하다.

〈내 몸 사랑 계획서〉의 형태로 몸에게 답장을 써보라. 이젠 그의 고민과 고통을 해결해줄 시간이다. 먼저 그동안 그가 겪었던 고통과 수고에 격려와 공감의 말을 써라. 그다음엔 여러분이 그를 위해 무엇을 해줄 수 있는지를 적어보라.

예를 들면 다음과 같은 내용이 될 수 있다. '빌려 쓰는 이익'을 얻을 수 있도록 타점을 두드리며 읽어보라.

「사랑하는 어깨에게 보내는 〈내 몸 사랑 계획서〉

그래, 어깨야. 이제야 너의 목소리를 크고 분명하게 듣고 네가 어떻게 느끼고 생각하는지를 받아 적었어. 네 입장에서 나는 참 성가시고 말 안 듣고 고집만 피우는 동반자였구나. 이제야 알겠다. 이제라도 바꿀 거야. 과거에는 너의 말과 느낌에 주목한 적이 없었지만, 이제부터는 너의 생각과 느낌에 집중하고 귀 기울이고 필요한 일을 할게. 네가 통증 신호를 보낼 때마다 즉시 멈추고 너를 힘들게 하는 것이 무엇인지를 살필게. 이제라도 너를 보살피고, 존중하고, 격려하고, 공감할게. 그동안 너의 수고에 감사해.

그래, 여기까지 올 수 있었던 것은 모두 너의 덕이야. 이제라도 내가 너에게 감사와 보답을 하는 시간을 가질게. 이건 어때? 네가 통증 신호를 보내면 최소한 1~2주에 한 번은 일을 거절하고 푹 쉬도록 할게. 물론 부탁이나 기대를 거절하는 것이 너무 힘들지만, 어쨌든 너를 위해 거절하는 법을 배울게. 때때로 주어진 일과 상황이 너무 빠듯해서 거절하는 것이 손실이 될 것 같아도, 우선 너부터 챙길게. 최소한 너의 의견을 묻고 들을게.

다 먹고 살자고 하는 것이고, 돈 나고 사람 났다는데, 나와 너부터 챙겨야 하지 않겠니? 그래서 이번 주말에는 모든 약속을 다 취소했어. 오직 나와 너만을 위한 휴식과 놀이의 시간을 가질 거야. 너와의 새로운 관계를 시작하는 기념으로 이것도 괜찮지 않니? 이 정도의 〈내 몸 사랑 계획서〉면 괜찮겠니?」

몸과 대화하라고 하면 많은 사람들은 이렇게 반응한다.
"네? 몸이 어떻게 말을 해요?"
당연한 반응이다. 하지만 나는 분명히 말한다.
"몸이 곧 나 자신은 아니지만, 몸은 나처럼 분명히 생각과 감정과 의도와 기억을 갖고 있는 하나의 생명이다."
앞서 "몸은 무의식이다"라고 했던 말을 다시 떠올려보라.
어쨌든 몸과의 대화가 낯설고 서툴러서 잘되지 않는다면 이렇게 EFT를 해보라. 처음에는 대화가 서툴어도 EFT를 하면서 꾸준히 시도하다 보면 점점 능숙해진다. 무엇이든 하면 할수록 느는 법이다.

— "나는 비록 내 몸이 어떻게 느끼고 무엇을 말하려는지 잘 느낄 수가 없지만, 어쨌든 통증에서 의미를 찾는 것을 선택합니다."

- "나는 비록 내 몸과 너무 단절되어 일방적으로 내 말만 몸에게 하면서 살아왔지만, 어쨌든 몸의 느낌과 말을 듣는 연습으로써 조금씩 알아가는 것을 선택합니다."
- "나는 지금까지 몸의 메시지를 무시하고 살아왔지만, 이제부터 나는 몸에게 더 귀를 기울이는 것을 선택합니다."

그런데 이 방법은 어디에 좋을까? 이 방법은 거의 모든 통증 치료에 쓸 수 있다. 단순한 통증이든, 만성통증이든, 수술 후 통증이든, 외상 후 통증이든 다 좋다. 이 외에도 암이나 당뇨 등의 질환에도 응용해서 쓸 수 있다. 암이라면 암세포가 있는 부위에 말을 걸면 되고, 당뇨라면 췌장에 말을 걸면 된다.

여러분이 더 많이 몸의 말을 들어주고 EFT로 맺힌 것을 풀어줄수록, 그만큼 몸이 통증이나 질병으로써 메시지를 보낼 일은 줄어들 것이다. 여러분은 이 방법을 거의 모든 신체 통증과 질병에 적용할 수 있다. 통증이 여러 가지라면 큰 통증에 먼저 적용해보라. 이 방법을 꾸준히 정기적으로 사용하면 통증은 계속 감소할 것이다.

이 방법은 또한 질병을 예방하는 데도 아주 효과적이다. 이 방법을 통해 여러분은 몸과 조율된 상태에서 몸을 최적 상태로 만드는 데 필요한 조치들을 제때에 취할 수 있기 때문이다. 여기에는 영양, 휴식, 운동, 회복 시간 갖기, 건강의 장애물 제거, 작업 시간 감소, 즐거운 놀이, 창조적 활동 등이 포함될 수 있다.

내 몸과 대화하면 무엇이 좋은가?

1. 몸과 공감하면 행복하고 건강해진다

모든 생명은 공감을 원한다. 내 몸과 대화하면서 내 몸과 공감하는 법을 배우고 익힐수록 우리는 일체감과 평화와 행복과 건강을 더 많이 누리게 된다.

반대로 내 몸과 단절될 때는 끊임없는 건강염려증, 몸에 대한 무지로 인한 신체 혹사, 단절감, 우울증, 불안 증상과 질병의 지속 등을 경험하게 된다. 우리가 몸과 공감하지 못할 때 가장 많이 느끼는 감정이 바로 짜증이다. 어딘가 아프면 먼저 짜증부터 내는 사람들이 많다.

EFT 워크숍에 온 한 40대 남성이 허리가 아파서 몇 년 동안 오래 앉지도 걷지도 못했다고, 그래서 EFT를 많이 했는데 전혀 효과가 없다고 투정을 부렸다. EFT 기본 과정을 몇 번 반복했는데도 7정도의 통증이 전혀 줄지 않았다. 나는 그가 심각한 심리적 역전에 빠져 있음을 직감하고 이렇게 물었다.

"허리 아플 때 어떤 생각과 감정을 많이 느끼나요?"

"당연히 짜증 나죠. 할 일을 못하니까."

이에 "나는 허리가 아파서 짜증나지만, …"이란 수용확언으로 두드려 주었는데 여전히 효과가 없었다. 나는 다시 물었다.

"짜증이 줄었나요?"

"아니요."

"(짜증이 줄지 않았으니 당연히 변화가 없다고 생각하면서) 왜 자꾸 짜증이 나죠?"

"이런 허리로 어떻게 짜증을 안 내요? 아파 죽겠고 일도 못하는데. 저는 허리 아픈 게 정말 싫어요."

이 남성의 내면을 가만히 들여다보니, 허리 통증을 전혀 받아들이려 하지 않고 있었다. 그는 허리가 완전히 다 나아야만 짜증이 풀릴 수 있다는 기본적인 신념을 갖고 있었다. 그 신념 탓에 계속 짜증을 내게 되고, 결국 그 짜증이 허리를 아프게 한다는 사실을 깨닫지 못하고 있었다.

나는 그의 이런 신념을 깨기 위해서 20여 분 이상 짜증을 내면 안 낫는다고 설득했지만 전혀 먹히지 않았다. '무슨 일이 있어도 죽어도 이런 허리는 싫다'는 식이었다. 그래서 나는 강력한 비상수단을 쓰기로 했다.

"(심각하게 큰소리로) 선생님 허리는 이제 보니 죽어도 안 나아요. 절대로 무슨 일이 생겨도 안 나을 허리니 그냥 이대로 평생 살아야 해요. 자, 어차피 죽어도 아플 허리인데 그래도 짜증 낼 거예요?"

"(아직 의미 파악이 안 된 표정으로) 네?"

"(더 심각하게 큰 소리로 정색을 하면서) '죽어도 평생 안 낫는다니까요!' 어차피 이렇게 아플 텐데 그래도 짜증 내고 싶어요?"

"(놀라고 슬픈 얼굴로) 아니요. 그럼 이젠 그럴 필요가 없죠."

"(속으로 '이제야 걸렸구나' 하면서) 그럼 일어서서 허리 한번 돌려봐요."

"(이리저리 돌리다 놀란 얼굴로) 흑, 통증이 많이 줄었어요. 1정도밖에 안 돼요."

이렇게 이 남성은 몸에 대한 짜증을 내려놓자마자 순식간에 통증이 확

줄어들었다. 몸에 대한 짜증은 이렇게 안 좋다.

나는 완고한 환자들의 상당수가 이런 악순환에 빠져 있음을 알게 되었다. 마음의 짜증이 몸의 짜증(통증)을 만들고, 다시 통증이 마음의 짜증을 강화시킨다. 이것은 다시 몸의 짜증(통증)을 강화시키니, 통증과 짜증의 상호 연쇄고리에서 헤어나지 못하는 것이다.

2. 몸이 원하는 것을 알고 만족시켜줄 수 있다.

어느 날 등에 만성통증이 있는 40대 남성이 찾아왔다. 등이 만성적으로 결리고 당기고 한번씩은 쿡쿡 쑤신다고 했다. 이에 나는 몸과의 대화를 시도해보았다.

"(손날점을 두드리면서) 자, 따라하세요. 등아, 너는 왜 그렇게 쑤시고 결리고 당기니? 편안하게 말을 해보렴."

"(잠시 같이 두드리다가) 아무 생각이 안 나요."

"생각하려고 하지 말고 그냥 두드리면서 뭐가 떠오르는지 보세요."

"이게 맞는지 모르겠는데, 거북이 목을 하고서 푹 엎드려서 하루종일 일하는 내 모습이 떠오르네요. 사람들이 나를 '거북이 목'이라고 놀릴 정도니까요."

"그게 맞아요. 등이 그것 때문에 힘들어하네요. 등이 자세를 바로 해달라고 말하고 있네요. 자세를 바로 해보세요."

이런 대화 후에 몇 주 뒤에 다시 만났더니 그는 자세만 바로 했는데도 등의 통증이 확 줄었다고 했다.

야생 동물은 병이 들면 안 먹던 풀을 먹거나 굶거나 한다. 스스로를 치료하기 위해 직관력을 발휘하는 것이다. 그런데 왜 인간은 그것이 안 될까? 그런 능력이 없는 것일까, 아니면 안 하는 것일까?

나는 내 몸과의 대화가 그러한 직관력을 발휘하는 최상의 방법이라고 생각한다. 몸은 몸에 필요한 것과 몸에 맞지 않는 것을 잘 알고 있고, 내가 들을 준비만 되어 있으면 언제라도 그것을 알려준다. 혹시 몸이 나에게 이런 말을 할지 누가 알겠는가?

"술 좀 줄여, 이제 그만 쉬면서 해, 야채 좀 많이 먹어, 운동 좀 해, 식사량 좀 줄여…."

3. 만성질환의 핵심주제를 쉽게 찾을 수 있다

앞서 통증이나 질병을 만드는 가장 큰 요인은 증상과 관련된 사건과 감정과 생각이라고 말했다. 이런 사건과 감정과 생각을 '핵심주제'라고 한다.

몸과 대화를 하다 보면 증상에 얽힌 사건과 감정과 생각을 몸이 자연스럽게 알려주게 된다. 몸의 말을 듣는 것만으로도 자연회복력은 극대화되고, 여기에 EFT로 증상을 만드는 핵심주제들을 다뤄준다면 훨씬 빨리 병이 낫는 것이다.

8장

몸도
꿈을 꾼다

;

"몸도 꿈을 꾼다. 몸의 꿈이 바뀔 때 몸도 바뀐다."

우리는 꿈이란 마음에서 생긴다고 본다. 하지만 몸도 꿈을 꾼다. 예부터 프로이트와 칼 융 등의 정신분석학자들은 무의식의 정보를 꿈의 해석과 자유연상법 등을 통해 파악해왔다. 그리고 그 과정에서 신체 증상과 관련된 정보들이 꿈속의 이미지로 자주 나타나고, 그 이미지들이 바뀔 때 신체 증상도 바뀐다는 사실을 발견했다.

여기서는 이처럼 EFT로 몸의 꿈(이미지)을 발견하고 바꿈으로써 증상을 치료하는 방법을 설명할 것이다.

이미지니어링 테크닉
(Imagineering Technique)

보통 육체 증상에 대해 EFT를 할 때는 통증부터 시작하는 것이 일반적이다. 그런데 통증이 없을 때는 어떡해야 할까? 예를 들어 무릎이 아프긴 한데, 30분 이상 걷거나 서 있어야만 통증이 나타나기 때문에 정작 치료하고 싶을 때는 통증이 느껴지지 않는다면 어떻게 EFT를 적용할까? 또는 통증이 없거나 느껴지지 않는 질환일 때는 어떻게 할까? 만성 간염 환자의 경우엔 간을 들여다볼 수도 없고 간 부위가 아픈 것도 아니지 않은가.

이처럼 통증이 현재 드러나지 않고 눈으로 확인할 수도 없는 질환에는 어떻게 EFT를 할 것인가? 과연 이를 해결하는 EFT 기법은 없을까?

이미지니어링 기법은 바로 이런 질환과 증상에 사용하기 위해 만들어진 것이다. 이 기법을 고안한 사람은 영국의 EFT 전문가 귀네스 모스 Gwyneth Moss 이다.

여기서는 먼저 기법의 개요를 살펴본 후에 구체적인 방법을 알아보겠다. 이미지니어링에는 다음의 네 가지 요소가 있다.

1. 말(생각 또는 언어)
2. 이미지(또는 오감이나 상상)

3. 감정

4. 신체 증상

이 네 가지 요소는 연쇄고리로 서로 묶여 있어서, 이들 중 하나를 변화시키면 다른 연계된 세 요소도 함께 변화한다. 이미지니어링 기법은 바로 이 네 요소의 연쇄고리를 이용하여 부드럽고 간접적인 접근으로써 신체 증상을 치료하는 것이다. 쉽게 설명하자면 '육사감생'에 '이미지'를 더한 기법이라고 할 수도 있다.

EFT를 경험해보면 신체 증상의 이면에 항상 감정적인 또는 심리적인 원인이 있음을 깨닫게 된다. 하지만 많은 사람들은 이런 감정적인 원인을 직접 다루는 일이 너무나 거북하고 힘들다고 느낀다. 이미지니어링 기법의 장점은 이처럼 직접 다루기 힘든 감정적인 원인을 비유적 이미지를 통해서 간접적으로 다룸으로써 보다 쉽게 해결하도록 돕는다는 것이다.

여기까지가 이 기법에 대한 대략적인 설명인데, 이해를 돕기 위해 모스가 공개한 실제 사례담을 읽어보자.

「웬디의 손가락 통증

화가인 웬디는 손가락 관절염이 있어서 무척 고통스러웠고 때론 붓조차 잡을 수가 없었다. 그녀는 처음 나에게 왔을 때 "평소엔 무척 아팠는데 지금은 괜찮아요"라고 말했다.

그녀는 예술가인지라 상상을 활용하는 기법을 좋아할 것 같아서 나는 이미지니어링 기법을 시도해보았다. 먼저 그녀에게 작고 밝은 빛이 손끝에 있다고 상상하도록 시켰다. 그녀는 작지만 강렬한 손전등 빛을 상상했다. 그다음에 나는 그녀에게 말했다.

"이 빛을 밝기는 그대로인 채 크기만 아주 작게 줄여보세요. 이제 그것을 귓속에 넣고 그 빛과 함께 따라 들어가 보세요. (잠시 기다린 다음에) 이제 무엇이 보이고 느껴지나요?"

"아름다운 동굴 속인데 부드러운 바람 소리가 들리고 동굴 안은 매우 넓어요. 동굴 벽은 반짝이고 부드러운 천연색이에요."

"그 안에 있으니 느낌이 어때요?"

"따뜻하고 온갖 것들이 떠다니네요. 오랜 친구들, 아버지의 개, 내 학교 책상. 내가 마치 무중력 상태에 있는 것 같아요. 키득키득 웃게 돼요."

"이젠 그곳에서 나와도 돼요."

잠시 그녀의 이런 즐거운 경험에 대해 이야기를 나눈 다음, 나는 이 빛을 아픈 손가락 속에 넣어보라고 말했다. 잠시 뒤 그녀가 말했다.

"이 안은 춥고, 어둡고, 날카롭게 부서진 유리 조각과 뾰족한 못 같은 것들이 많아요. 뭔가 삐거덕거리는 소리도 마구 나요. 이 안에 있으니 너무 외로워요."

이에 우리는 "여기에는 날카롭게 깨진 유리 조각과 뾰족한 못들이 널려 있지만, …"이란 수용확언을 만들어 두드렸다. 그리고 다시 "내 손가락 안에서 나는 무척 외롭지만, …"이란 수용확언으로도 두드렸다. 이윽고 내가 물었다.

"그 외로움은 구체적으로 어떨 때 느껴지는 걸까요?"

"남편이 가끔 사업상 출장을 가요. 불과 하루 정도지만 난 너무나 외로워요. 그러고 보니 내가 아이였을 때도 아빠는 선장이라서 몇 달씩 바다에 나가 계셨죠. 그때도 너무 외로웠어요."

이에 우리는 "남편이 곧 돌아올 것을 알면서도 아빠가 없었을 때처럼 나는 너무나 외롭고 슬프지만, …"이란 수용확언으로 두드렸다. 그다음 영화관 기법을 이용해서 외로웠던 어린 시절의 기억을 지웠다. 그리고 나는 다시 손가락 속으로 빛을 넣어보라고 했다.

"아까보다 따뜻해졌고, 유리가 이제 얼음이 되어 녹아내리고 있어요. 삐거덕거리는 소리도 작아지고 멀어졌어요."

이에 우리는 "여기에는 아직 얼음이 녹아내리고 있지만, …"이란 수용확언으로 두드렸다. 그리고 잠시 뒤에 다시 빛을 넣어보게 했다.

"얼음이 녹아내려서 투명한 푸른 연못이 되었어요. 부드러운 바람 소리만 나고 이젠 편안해요."

그녀의 얼굴은 완전히 달라졌다. 표정이 부드러워지고, 눈에는 눈물이 맺혔다. 그리고 몇 달이 지나 그녀는 나에게 말했다.

"이젠 관절염으로 별로 고생하지 않아요. 겨울인데도 괜찮았어요. 통증이 훨씬 잦아들었고 손가락도 쉽게 움직여서 이젠 그림 그리는 게 불편하지 않아요. 전 손가락이 아프면 잠시 눈을 감아요. 그리고 가만히 앉아서 그 푸른 연못을 명상해요. 그러면 통증이 곧 가라앉아요."」

이젠 이미지니어링 테크닉이 무엇인지 조금 감이 잡혔을 것이다. 그럼 귀네스 모스가 직접 공개한 설명을 참고로 하여 이 기법을 실제로 익혀 보자.

1. 치료할 부위와 건강한 부위를 확인하라.

어느 날 모스에게 유방에 종양이 있는 앨리라는 여성이 찾아왔다. 그녀는 한쪽 유방에서 덩어리가 만져진다고 했다. 통증은 없었고 다만 불안해서 검진 예약을 해둔 상태였다.

이상 부위와 건강 부위를 확인하는 모스의 질문에 앨리는 왼쪽 유방의 덩어리만 문제이고 다른 부분은 건강하다고 말했다. 이에 모스는 앨리에게 말했다.

"좌뇌는 언어로 사고하고 우뇌는 이미지로 사고하는데, 감정은 우뇌의 이미지와 관련되어 있고 또한 몸과도 연결되어 있어요. 이런 관계를 활용해서 우린 일종의 상상을 할 거예요."

많은 사람들은 상상이란 말만 들으면 움찔하면서 "나는 상상이 잘 안돼요" 하며 손사래 친다. 하지만 이 세상에 상상을 못하는 사람은 없다.

다음의 단어들을 읽고 그 모습을 떠올려보라. ― 빨간 자동차, 파란 하늘, 태극기, 하얀 비행기… 등등. 누구나 쉽게 떠올릴 것이다. 지금 여러분이 떠올린 이미지는 실재가 아니라 상상의 결과물이다. 그래도 자신이 생기지 않는다면 다음과 같이 수용확언으로써 두드리며 긴장감을 줄여 보라.

"나는 상상을 해보라고 하니 긴장만 되고 잘되지 않지만, …"

모든 사람은 나름대로 상상하는 방식을 갖고 있다. 또한 각자 살아온 경험도 다르므로, 상상하는 데 있어 옳고 그름이란 존재하지 않는다. 한 마디로 상상은 자유니까 너도 옳고 나도 옳다.

어떤 사람은 온갖 색과 모양과 형태를 본다. 어떤 사람은 소리나 음악을 듣는다. 어떤 사람은 '오싹하다, 답답하다, 시원하다' 등의 생생한 느낌을 받는다. 무엇을 상상하든 그것은 모두 옳다.

2. 건강한 부위를 상상을 통해 보라.

상상이란 이완되고 편안할 때 가장 잘되고 그 효과도 좋다. 그래서 모스는 먼저 앨리에게 말했다.

"세 번 심호흡을 하세요. 단 점점 더 깊이 천천히 쉬도록 하세요. 심호흡을 하면서 남아 있는 긴장감을 다 날려버리세요."

이제 모스는 앨리에게 손끝에 작은 밝은 빛이 있다고 상상하도록 시켰다.

"아주 작아서 몸 어디라도 들어갈 수 있는 작은 빛이에요."

모스는 이 빛을 건강한 부위에 넣도록 하는데, 보통은 귀를 많이 선택하므로 마치 진짜로 귓속에 손가락의 빛을 넣는 듯이 손가락을 앨리의 귀에 대면서 말했다.

"이제 그 빛을 이쪽 귀에 넣어보세요."

모스는 약간 뜸을 들이다 다시 말했다.

"빛을 이리저리 비춰보세요. 뭐가 있어요?"

"아무것도 없어요."

"그럼 다시 나오세요. 잠시 쉬었다 준비되면 다시 들어가 보세요."

모스는 잠시 기다리면서 말했다.

"만약 뭔가 있다면 그게 뭘까요? 그냥 상상되는 대로 보세요."

"어, 숲 속에 있어요. 새도 주변에 있고, 조용해요."

이렇게 한번 상상이 시작되자 앨리는 자신의 상상력을 즐기게 되었다.

실제 귀의 모양은 비슷하지만 상상으로 보는 귀는 천차만별이다. 어떤 사람은 해부학 그림처럼 아주 사실적인 모양을 본다. 어떤 사람은 꿈 같은 이미지나 상징을 본다. 대다수는 처음엔 아무것도 보이지 않는다고 말한다. 이럴 때는 "꾸며보세요", "만들어보세요", "뭔가 있다고 상상해 보세요" 등의 단순한 말로 격려할 필요가 있다.

건강한 부위에 빛을 넣는 것은 일종의 시험비행과 같다. 가장 큰 목적은 일단 상상에 대한 경험을 쌓고 익숙해져서 실전을 잘 해내기 위한 것이다.

3. 치료할 부위를 상상으로 보면서 EFT를 적용하라.

모스의 안내에 따라서, 앨리는 손끝의 빛을 왼쪽 유방의 덩어리 속에 넣고 눈을 감은 채 잠시 기다렸다. 그리고 잠시 뒤에 말했다.

"가슴속에 커다란 바윗덩이가 있네요."

이에 모스와 앨리는 "가슴에 커다란 바위덩이가 있지만, …"이란 수용 확언으로 두드렸다.

여기서 중요한 핵심을 하나 짚고 넘어가자.

환자가 상상으로 보고 느낀 것이 있다면 있는 그대로 수용확언으로 만들어 EFT를 적용하면 된다. 이렇게 EFT를 하고 다시 들어가게 하면 대체로 상상 속 내용은 바뀌게 된다.

아니나 다를까, 앨리의 상상도 바뀌어 있었다.

"바윗덩이에 큰 구멍이 생겼어요."

이에 그들은 "바윗덩이에 큰 구멍이 생겼지만, …"이란 수용확언으로 두드렸다.

앨리가 다시 들어가자 이제 바윗덩이는 자궁이 되어 있었다. 그런데 앨리는 "자궁"이라는 말을 꺼내자마자 감당을 못하고 흐느끼기 시작했다. 모스는 그녀가 진정될 때까지 여러 타점들을 자꾸 두드려주었다.

그러자 그녀의 자궁이 열렸는데, 그 안에 다 큰 아들이 샐쭉하게 웅크리고 있는 것이 아닌가! 그러자 앨리가 입을 열었다.

"아들이 정신장애가 있어서 한동안 너무 힘들고 고생했는데, 그나마 지금은 독립해서 잘 살고 있어요."

그러면서 아들을 키우면서 겪었던 온갖 기억들이 올라오기 시작했다. 아들이 10대였을 때 받았던 충격들, 아들을 낫게 해줄 수 없다는 무기력감, 아들의 끊임없는 요구에 대한 분노, 그 외의 죄책감 등등. 모스와 앨리는 이런 모든 기억들을 영화관 기법으로 지웠다.

그리고 다시 들어가자 아들이 가방을 싸들고 자궁을 떠나면서 앨리에게 작별의 손짓을 하는 것이 아닌가. 그들은 남은 감정과 생각들을 좀 더 두드려서 지웠다. 그러자 바윗덩이가 이젠 작고 부드러운 고무공으로 보였고, 앨리는 그저 온화하게 웃고 있었다.

그 후로 한 주가 지나 검사 결과가 나왔다. 그 종양은 단순한 양성 종양, 즉 혹이었다.

이렇게 이미지니어링 기법을 쓰면 증상을 만드는 심리적 원인, 즉 핵심주제에 더욱 쉽게 접근하게 된다. 심리적 원인을 직접 대면하지 않고 비유적인 상징으로써 접근하기 때문에 많은 사람들에게 편안한 기법이기도 하다. 무엇이 상상되든 그저 그것으로부터 일단 시작해서 나아가면 된다. 그러면 관련된 사건(기억)들이 저절로 떠오르기 마련이다. 그러면 그때 영화관 기법을 쓰거나, 환자에게 말을 시키면서 손날점 또는 연속두드리기 타점을 두드려주기만 해도 문제가 해결되곤 한다.

이 기법을 쓰는 데는 특별히 정해진 방법이 없다. 그저 상상 속의 소리, 이미지, 느낌 등으로부터 시작해서 무의식의 흐름에 나를 맡기고 편안하게 따라가라.

무의식은 답을 알고 있고, 반드시 길을 알려준다.

참고로 이미지니어링 기법을 활용하는 또 다른 방법은 건강한 부위와 아픈 부위를 비교하는 것이다.

한 아가씨는 몇 년째 목에 심각한 습진을 갖고 있었는데, 먼저 모스는 귀에서 예행 연습을 시킨 다음에 헐어 있는 피부 속으로 들어가게 했다.

"온통 새빨갛고 찌지직거리는 소리만 들려요."

다시 건강한 피부에 들어가게 했다.

"여기는 편안한 파란색이에요. 피아노 소나타도 들리네요."

마침 이 여성은 피아노 연주자였다. 이렇게 상상을 활용하면 치료 자체가 편안하고 재미있어지며 심지어는 즐거움까지 느끼게 된다.

테크닉
활용 사례

어느 날 40대 후반의 기혼 여성이 만성간염 때문에 나를 찾아왔다. 그 녀는 20년 전부터 만성간염 보균자였는데, 1년 전에는 실제로 간 기능 수치가 너무 높아져서 일주일 정도 입원까지 했다고 했다.

내가 보아온 간염 보균자들은 대개 아무 증상이 없어도 간이 나빠질지 모른다는 두려움에 휩싸여 살고 있었는데, 그녀 역시 그런 상태였다. 컨 디션이 좋고 아무 증상이 없는데도 항상 두려워했다. 더군다나 아들마저 날 때부터 간염을 갖고 있어서 그녀는 아들에 대한 죄책감과 함께 아들 마저 문제가 생길지 모른다는 두려움을 겹으로 갖고 있었다.

원래 간이란 눈에 보이지도 않고 별로 아픔도 못 느끼는 장기이다. 간 염은 눈으로 확인할 수도 없고 지금 당장 증상이 있는 것도 아니므로, 나 는 이 여성에게 이미지니어링 기법을 활용하기로 했다.

원래 이 기법의 첫 단계에서는 먼저 건강한 부위를 상상하게 해야 하 지만, 나는 그 과정을 간소화시켜서 이런 식으로 자주 묻는 편이다.

"아픈 곳을 마음속으로 떠올려 보세요. 어떻게 보이고, 느껴지고, 생각 나나요?"

그녀에게도 같은 방법으로 물어보았다.

"내 간을 마음속으로 떠올려 보세요. 어떻게, 보이고, 느껴지나요?"

"마구 작게 쭈그러들어 있고, 색깔도 죽은 회색이네요."

이에 나는 "내 간은 마구 쭈그러들어 있고 죽은 회색이지만, …"이란 수용확언을 하며 따라 두드리게 했다.

"지금은 어떤가요?"

"조금 펴졌어요. 색깔은 그대로예요. 그런데 너무 처량하고 슬프네요."

"처량하고 슬펐던 때가 있다면 언제일까요?"

"집안이 너무 가난해서 고등학교 졸업하자마자 회사에 취직했어요. 어린 나이라 모르는 것도 너무 많고, 내성적이라서 물어볼 수도 없어서 혼자서 야근을 밥 먹듯이 했어요. 너무 힘들었어요."

"아마 이 간은 그때 나의 힘들고 기죽은 모습을 나타내는 것 같네요. 자, 따라서 두드리세요. '그때 나는 너무 힘들고 처량하고 기죽고 무서웠지만, 마음속 깊이 나 자신을 받아들입니다.' (잠시 두드려 그 기억과 느낌을 지운 뒤에) 이제는 간이 어떻게 보이나요?"

"어머, 신기하네. 간이 쭉 펴지고 커졌어요. 하지만 색깔은 그대로예요."

"따라 두드리세요. '내 간은 아직 죽은 회색이지만, 마음속 깊이 나 자신을 받아들입니다.' (잠시 뒤에) 이제 다시 뭐가 생각나고 느껴지나요?"

"지금 간 경화로 중환자실에 있는 오빠가 생각나요. 평소에 술을 좋아하고, 성격도 안 좋아서 나를 많이 괴롭혔죠."

이에 나는 오빠에 관한 얽힌 기억을 영화관 기법으로 지워주었고, 다시 어떤 생각이 드는지 물었다.

"나도 오빠처럼 간이 망가질까 두려워요. 한가족이니까요."

"따라서 두드리세요. '나도 오빠처럼 될까 봐 두렵지만, 마음속 깊이 나 자신을 받아들입니다.'"

이런 식으로 주 1회씩 여덟 번 상담을 진행하는 동안 간에 대한 그녀의 이미지와 느낌은 계속 바뀌었다. 처음에 쭈글쭈글하고 회색빛이 돌던 간은 점차 살아나고 커져서 마지막에는 간장약 광고에 나오는 모양처럼 선홍색이 맴돌았다. 그녀의 생활에도 활기가 생겨났다. 전에는 항상 쉽게 지치고 긴장과 스트레스에 절어서 살았는데, 이미지니어링 기법을 통해 점차 간과 건강에 대한 자신감을 갖게 되었고 신체적 에너지도 훨씬 커졌다.

한의사들을 대상으로 EFT를 강의할 때였다. 시범을 보여주기 위해서 자원자를 구했는데, 한 40대 여성 원장님이 손을 들었다. 왼쪽 발목이 몇 년 동안 시큰거리는데 어떤 치료를 해도 안 낫는다고 했다.

"아무리 해도 안 낫는 만성통증에는 반드시 심리적인 원인이 있어요."

처음에는 증상으로 접근하다가 나는 이미지니어링 기법을 써보기로 했다.

"아픈 발목을 떠올리면 어떤 게 보이고 느껴지나요?"

"발목의 인대가 너덜너덜하고 거칠고 생기가 없는 회색이에요."

그래서 이 말을 그대로 수용확언으로 만들어 한동안 두드려주었다.

"이제는 뭐가 보이고 느껴지나요?"

"갑자기 일곱 살짜리 애가 보여요. 혼자 움츠려서 울고 있어요. 그러고 보니 쟤가 나인 것 같아요. 아빠한테 매일 혼나고 형제들한테도 시달리기만 했어요."

그러면서 이 원장님은 마구 흐느껴 울기 시작했다. 나는 그저 타점을 두드려주다가 어느 정도 진정이 된 후에 아빠와 형제들한테 받았던 상처들을 영화관 기법으로 지워주었다.

"자, 다시 발목을 보세요. 어떻게 보이고 느껴지세요?"

"어, 이제 그 애가 울음을 그쳤어요."

우리는 과거의 상처들을 영화관 기법으로 좀 더 지웠다.

"자, 다시 발목을 보세요. 어떻게 보이고 느껴지나요?"

"어, 이제 아이가 다 컸어요. 그리고 갑자기 아이가 나와 하나가 되면서 사라졌어요. 이젠 다시 발목 인대가 보이는데 굵고 튼튼하고 하얀 대리석처럼 생기가 돌아요."

이와 함께 몇 년간 아프던 발목도 다 나아버렸다.

이렇게 이미지니어링 기법을 쓰다 보면 종종 성장기에 상처받았던 내 내면의 상징(이미지)이 보이는데, 이를 '상처받은 내면 아이'라고 부른다.

원래 이 개념은 존 브래드쇼^{John Bradshaw}라는 임상 심리학자가 쓴《상처받은 내면 아이 치유》라는 책이 미국에서 베스트셀러가 되면서 널리 알려진 것이다. 우리나라에서도 오제은 교수가 '상처받은 내면 아이 치유 워크숍'을 진행하고 있다.

브래드쇼의 주장에 의하면, 성장기에 무시당하고 상처받은 내면 아이가 바로 사람들이 겪는 불행의 가장 큰 원인이자 심리적 문제 대부분의 원인이라고 한다.

나는 경험상 그의 주장에 대부분 동조한다. 성장기에 상처받은 자아는 성장을 멈추고 그 상처를 안은 채로 무의식 속에 상징으로 남게 되는데, 그 내면 자아는 단순한 심리적 문제뿐만 아니라 온갖 육체적 문제까지 일으킨다.

그런데 흥미롭게도, 꾸준히 EFT를 하여 내면 아이의 상처가 회복되면 그 아이는 점점 자라서 성인인 나와 통합되는 양상을 보이곤 한다. 나는 그런 모습을 보면서 종종 이렇게 말한다.

"무의식은 살아 있다."

후
기

○

몸에서
마음으로
20년의
여행

,

    이 책의 실제 집필 기간은 몇 달 되지 않지만, 내가 이런 내용을 쓸 수 있을 정도로 경험을 쌓고 진실을 깨닫는 데는 약 20년이란 세월이 걸렸다. 나는 의학에 입문한 지 20년이 된 지금에서야 겨우 질병과 치료의 원리를 깨닫는 단계에 도달했다. 그중 15년 정도는 그 답을 찾느라 방황하고 또 좌절하기도 했던 기간이었다. 나는 대부분의 동료 의료인들이 나처럼 병 앞에서 무기력과 좌절감을 느낀다는 사실을 잘 알고 있다.

    하지만 그 세월은 나도 모르게 '뭠 의학'을 준비하고 만들어내는 시기이기도 했다. 나는 약 5년 전부터 확언과 EFT, 무의식의 원리를 통해 뭠 의학에 눈을 뜨면서 새로운 의사로 태어났다. 그래서 뭠 의학을 간단히 정리하며 이 책을 마무리할까 한다.

실패했지만 실패하지 않았다

○

앞에 나온 치료 사례들을 보면서 이렇게 반문하는 독자들이 있을지도 모른다.

"마음이, 확언이, EFT가 정말 어떤 병이든 다 치료할 수 있다는 사실을 이제는 인정하겠다. 하지만 그렇다고 해서 정말 당신은 백 퍼센트 모두 성공했는가?"

당연한 의문이다. 그리고 이에 대한 나의 대답은 "아니요"이다. 그렇다면 왜 나는 어떻게 마음이 모든 병을 치료할 수 있다고 호언장담하는가? 이에 대해 나는 이렇게 답하겠다.

"나는 실패했지만 실패하지 않았다."

나는 그동안 몸 의학으로 수많은 사람들의 난치병을 치료해왔고, 그중에는 당연히 낫지 않은 사람도 있었다. 그런데 그것은 몸 의학의 실패가 아니라 역설적으로 몸 의학의 진리성을 증명하는 사례들이었다. 내가 치료하지 못한 환자들에게는 다음과 같은 공통적인 특징이 있었기 때문이다.

첫째, 치료에 대한 자기 스스로의 책임을 인식하지 못한다.

몸 의학에서 치료의 주체는 환자 자신이며, 의사는 치료의 안내자일 뿐이다. 나는 첫 상담에서 환자들에게 말한다.

"치료에 있어 환자의 책임이 50퍼센트이며, 의사의 책임도 50퍼센트입니다. 서로의 50퍼센트가 합쳐져야 치료가 됩니다."

그런데 많은 환자들이 병을 만든 것도 나요, 고칠 수 있는 것도 나라는 전제를 거부하고 그저 편하게 의사가 다 고쳐주기만을 바란다.

한때 디스크 수술을 받았지만 부작용이 생겨서 허리와 다리뿐만 아니라 온몸이 아프게 된 20대 초반의 여대생이 찾아왔다. 그녀는 온통 의사에 대한 원망과 갈수록 더욱 악화될 것만 같은 두려움에 빠져 있었고, 심지어는 앉지도 못해 누워서 지내야만 했다.

그런 그녀에게 나는 마음과 몸의 관계에 대해서 설명하고, 마음을 바꾸면 치료가 될 거라고 열심히 설명했다. 그런데 한참을 듣고 난 그녀의 답변은 겨우 이러했다.

"마음은 필요 없어요. 그냥 약이나 침 같은 것으로 다 치료해주세요."

그래서 치료는 더 이상 진행되지 않았고, 벌써 2년이 지났지만 나는 그녀의 허리가 과연 나았을지 의심스럽다. 이렇게 내 마음에 대한 책임을 지길 거부할 때는 병이 낫지 않는다.

둘째, 마음이 병을 만든다는 사실을 인정하지 못한다.

이와 관련한 극적인 사례가 하나 생각난다. 언젠가 키는 170센티미터인데 체중은 겨우 30킬로그램이 좀 넘는 50대 남성이 병원 응급실에 있다가 구급차에 실려서 나를 찾아왔다. 정황을 들으니 '밥만 먹으면 위가 쪼그라든다'는 생각에 시달려서 몇 달 동안 밥을 못 먹었다고 했다. 결국 체중이 심각하게 감소하고 저혈당 쇼크가 와서 입원했는데, 이번엔 '내 몸은 양약을 못 받아들인다'는 생각에 시달리다가 정말로 간 수치가 1,000이상으로 올라버려서 영양제 링거마저 중단했다는 것이다. 병원에서는 음식을 못 먹거나 간이 나빠질 만한 어떤 원인도 찾아내지 못했다.

환자의 부정적인 상상이 만든 병을 기계가 어떻게 찾을 수 있단 말인가! 이에 나는 모든 상황을 통찰하고, 마음이 몸의 병을 만든 사례와 자료들을 보여주면서 실컷 설득을 했는데 그의 대답은 고작 이러했다.

"물론 마음이 그렇게 할 수도 있겠지만, 꼭 그렇다고만 볼 수 있겠어요?"

결국 그는 목숨이 경각에 달려 죽어가는 순간에도 자신의 고집을 꺾으려 하지 않았다. 안타까운 일이지만, 가끔씩 나는 '그는 아직 살아 있을까? 만약 계속 마음을 바꾸지 않았다면 더욱 악화되었을 텐데…' 하는 생각을 떠올리게 된다.

셋째, 무의식의 상처를 회피한다.

몸 의학의 특징상, 환자는 병을 만든 무의식의 상처를 인식하고 치유하는 작업을 받아들여야 한다. 그런데 일부 환자들은 치료를 원하면서도 정작 병이 되는 무의식의 상처를 인식하고 치유하기를 거부한다.

언젠가 양 무릎의 퇴행성 관절염으로 50대 후반의 한 여성이 나를 찾아왔다. 절뚝거리지 않고는 걷기가 힘들 정도였다. 1년 전에 관절경 수술을 두 번이나 받았는데 통증은 여전했다.

우리는 주 1회씩 총 네 번 상담을 했는데, 처음 두 번은 순조롭게 진행되었다. 그만큼 다리도 확확 좋아져서 이젠 성큼성큼 걸어도 될 정도였다.

그러다 세 번째 상담에서 고비에 부닥쳤다. 그녀는 30년 넘게 가정폭력을 행사해온 남편과 몇 년 전에 이혼한 상태였는데, 핵심주제로 남편과 관련된 사건들이 떠오르자 그걸 회피하려고만 했다. 결국 네 번째 상담에서 그녀는 무릎의 통증이 여전하다고 호소했다. 나는 남편에 대한 기억을 지우는 것이야말로 핵심이라고 강조했지만, 그녀는 더 이상 그것을 다루려고 하지 않았고 결국 그녀의 치료는 미완으로 끝났다.

넷째, 끈기와 인내심이 부족하다.

EFT와 확언은 어떤 치료법보다도 효과가 탁월하고 빠르지만, 그렇다고 모든 병이 몇 회 안에 또는 한 달 안에 낫는 것은 아니다. 때로는 주당 1~2회씩 20~30회차 이상의 상담이 소요되기도 한다. 특히 과거의 상처가 많을수록, 그리고 그 상처가 어린 시절에 남겨진 것일수록 더 많은 시간과 노력이 소요된다.

예를 들어 엄마의 배 속에서부터 마음의 상처를 갖고 태어나는 사람들도 있다. 엄마가 가정폭력에 시달리다 보니 배 속에 있던 태아 시절부터 불안과 공포에 벌벌 떨었고, 태어난 후에도 불안한 가정환경과 부모의 폭언, 폭설에 시달렸다면 그런 부정적 감정들은 '반드시'라고 해도 과언이 아닐 만큼 성격의 일부로 자리 잡고 만성질환으로서 표출된다.

인간의 성격은 8세 이전에 형성되는데, 비정상적 감정들(불안, 공포, 걱정 등)에 너무 일찍 오래 노출되면 이것들이 마치 본성인 듯 성격의 바탕이 되어버린다. 앞에서 말한 루마니아의 방치당한 고아들도 이런 예에 해당한다.

한마디로 정상과 비정상이 바뀌어버렸기 때문에, EFT와 확언을 통해 본성을 다시 드러내는 데는 상당한 시간과 노력이 필요해진다. 그리고 그 과정을 의심하고 못 견디는 사람들은 결국 떨어져 나가게 된다. 이런 면에서 태교와 편안한 가정환경은 평생 건강을 위해서라도 우리가 꼭 지켜야 할 요소이다.

다섯째, 의사에 대한 신뢰가 부족하다.

크고 오래된 병일수록 의사와 환자의 협동은 필수이다. 그럼에도 의사를 신뢰하지도 않으면서 막연한 마음으로 치료를 받으러 다니는 만성병 환자들이 많다. 당연히 그들은 계속 흔들리고 중간에 떨어져 나간다.

어느 날 나에게 한 30대 남성이 강박증과 극심한 두통을 호소하며 찾아왔다. 조금만 생각을 하면 뒷목과 머리의 통증이 쥐가 나듯 일어나고 사고가 마비되어서, 몇 년째 직장도 못 다니는 상태였다.

나는 그를 16회 정도 상담했는데, 처음 8회 정도는 증상의 변화가 거의 없다시피했지만 그는 꾸준히 나를 믿고 따라주었기에 결국 증상이 모두 사라졌다. 그는 이미 나의 책 네 권을 다 읽고 감동받은 애독자여서 나를 완전히 신뢰했던 것이다. 그 결과 우리의 협동심은 최대한 효과를 만들어냈다.

나는 마지막에 감사해하는 그에게 이렇게 말했다.

"오히려 당신을 내가 치료할 수 있게 해주어서 고맙습니다."

여섯째, 무의식의 사고체계가 붕괴되어 있다.

고인 물은 썩듯 고립된 정신도 썩는다. 나는 출퇴근 길에 지하철역의 노숙자들을 2년 동안 관찰해보았다. 그런데 처음에는 멀쩡하던 사람들도 몇 달이 지나면서 점차 정신이상의 징후를 보이기 시작했다. 허공에다 말을 하고, 초점 없는 눈으로 지나가는 사람들에게 횡설수설했다. 대화가 없이 혼자 고립되면서 무의식의 사고체계가 붕괴하기 시작한 것이다.

이런 사람들에게 EFT와 확언이 통할까? 당연히 통하지 않는다. 그들은 먼저 인간관계부터 재건하여 정상적인 사고체계를 다시 무의식 속에 구축해야 한다.

만성병 환자들 중에도 겉보기에는 멀쩡하지만 무의식은 이들만큼이나 붕괴된 경우가 있다. 대부분 스스로 대화와 인간관계를 거부하고 고립을 자초하는데, 이들은 먼저 인간관계를 통해 정상적 사고체계를 복원한 다음에 확언과 EFT를 적용해야 한다.

일곱째, 영양 부족 및 과로 상태에 빠져 있다.

마음이 몸을 운영하기는 하지만 몸을 구성하는 필수 요소들, 즉 영양이 부족할 때는 치료가 되지 않는다. 단적인 예를 들어서 탈수로 열이 나고 갈증이 심한 사람이 있다면 EFT나 확언보다는 그저 물 한 잔을 마시게 하면 된다.

또한 몸은 잠자는 시간 외에도 적절한 휴식을 필요로 한다. 그럼에도 일은 그대로 다 하면서 EFT만으로 치료를 끝내려는 과욕을 부리다 건강도 일도 다 잃는 경우를 나는 많이 보아왔다.

나는 "빨리 나아서 일을 해야 한다"고 성화를 부리는 환자들에게 종종 이렇게 말한다.

"이제는 일이 아니라 몸부터 챙기세요. '빨리빨리'가 사람 잡아요."

아파서 죽어가는 상황에서도 몸보다 일을 챙기는 사람은 결코 나을 수가 없다.

이상이 '실패했지만 실패하지 않은' 사례들이다. 역설적으로 나는 실패를 통해 몸 의학이 가장 확실한 치료법임을 확신하게 되었다. 불치병은 '낫지 않는 병'이 아니라 '몸 의학을 받아들이지 않는 병'이라는 것을 더욱 확실히 알게 되었기 때문이다.

병이란 무의식이 보내는
메시지이다

○

    현대의학은 기본적으로 다음과 같은 심신이원론 또는 유물론적 가정
에 기초를 두고 있다.

1. 주관적인 관찰자로부터 독립된 객관적인 세계가 존재한다. 몸과 치
   료법(약, 수술 등)은 이런 객관적인 세계의 일부분이다.
2. 몸은 일종의 물질이며 기계이다.
3. 마음과 몸은 완전히 분리되어 있다.
4. 물질이 본질이고 의식은 부수적인 현상이다. 더 쉽게 말해서, 의식
   이란 뇌세포의 활동이 만드는 부수적 현상에 불과하다.
5. 인간의 생각과 감정은 신경전달물질의 결과물에 지나지 않는다.
6. 일부의 병은 세균, 발암물질에 의해 생기고 대부분의 만성질환은 원
   인을 모른다.
7. 몸은 물질에 불과하므로 계속 닳고 고장이 나게 되어 있으며 스스로
   좋아지지 않는다. 그래서 수술과 약물 등의 인위적인 방법이 필요
   하다.

그 결과 몸과 마음의 치료는 별개이며, 마음이란 기껏해야 뇌세포와

신경전달물질의 소산이라고 보아 수술하거나 물질(약물)에만 의존하게 된다. 다시 말해서 현대의학은 몸과 마음을 분리해놓고, 다시 마음은 몸의 부수 작용인 것처럼 취급하여 치료한다.

하지만 과연 그것이 사실인가? 이 책에서 소개한 사례들에 따르면 위의 가정은 모두 다음과 같이 바뀌어야 한다. 이것은 또한 나의 몸 의학의 기본 전제이기도 하다.

1. 엄밀하게 객관적인 세계란 존재하지 않는다. 내 몸도, 치료법도, 주관적 관찰자인 나 또는 치료자의 기억과 감정과 생각에 따라 달리 드러난다. 한마디로 관찰자에 따라 이 세계는 달라진다. 내 몸도 마찬가지다.

2. 몸은 마음의 반영체이다. 몸은 마음이 드러난 것이며, 마음이 입는 옷이자 거울이다.

3. 몸은 몸, 즉 몸과 마음의 분리되지 않는 통합체다. 그래서 마음이 바뀌면 몸이 바뀌고 거꾸로 몸이 바뀌어도 마음이 바뀐다.

4. 물질은 수동적이고 의식은 능동적이다. 마음이라는 능동적인 힘은 몸이라는 수동적인 물질 현상을 바꿀 수 있다.

5. 뇌세포의 활동과 이에 따른 신경전달물질이 의식 상태를 결정할 수 있듯이, 반대로 의식이 뇌세포의 활동과 신경전달물질의 분비를 조절할 수도 있다.

6. 대부분의 병은 무의식이 선택하는 것이며 거기엔 숨겨진 의미가 있다. 그 의미가 풀리는 만큼 병도 낫는다.

7. 몸은 생명이며, 생명이 저절로 자라듯 대부분의 병은 저절로 낫기 마련이다. 다만 풀리지 않은 무의식의 생각과 감정이 그것을 붙들

고 있을 뿐이다.

낡은 유물론적 가정에 따르면, 병은 그냥 원인도 모르게 재수 없어서 생기는 것이며 약과 수술이 아니면 치료되지 않는다. 우리는 병들어가는 육체를 어쩔 수 없이 바라만 보아야 하는 무기력한 존재에 불과하다. 하지만 나의 몸 의학의 전제에 따르면 이런 생각들은 모두 바뀌어야 한다.

병은 우리를 일깨우기 위해서 생기는 것이며, 깨어난 마음
  의 힘으로 대부분의 병은 치료될 수 있다. 우리에게는 우리
  의 몸을 되살릴 수 있는 힘이 있다.

내가 강의하는 인터넷 방송 유나(una.or.kr)의 운영자인 김재진 선생님은 어느 날 다음과 같은 말로 음악방송을 시작했다.

"몸의 병을, 마음이 어떤 목적을 위해서 육신을 이용하기로 한 하나의 결정이라고 받아들이는 것이 치료의 바탕이다."

그렇다. 병이란 그저 우연히 아픈 것이 아니라 '마음을 일깨우기 위한 무의식의 메시지'이다. 그래서 우리네 인생의 사감생(사건, 감정, 생각)이 육(肉)(몸)으로 드러나는 것이 바로 병이라고 할 수 있다. 이런 '사감생'을 깨닫고, 화해하고, 용서하고, 감사하면서 지워나갈 때 육(몸)은 저절로 바뀌는 것이다. 이런 의식의 깨어남이 바로 진정한 치료이다.

어떤 이가 "세상에서 가장 먼 거리는 머리에서 가슴까지"라고 말한 적이 있다. 나는 그 말을 이렇게 표현하고 싶다.

"세상에서 가장 먼 거리는 몸에서 마음까지이다."

마지막으로 내가 몸에서 마음까지 오게 된 힘든 여정을 잠시 소개하고

마칠까 한다.

한의학에 입문한 지도 거의 20년이 되었다. EFT와 확언과 무의식을 알기 전까지 나의 임상은 악전고투의 연속이었다. 처음에는 병과 치료법을 잘 몰라서 힘들었고, 나중에는 알면 알수록 병과 치료법이 미꾸라지처럼 내 손아귀를 빠져나가는 느낌이었다. 구체적으로 내가 임상한의사로서 직면했던 문제들을 여기서 솔직하게 밝혀보겠다.

첫째, 대부분의 통증(병)에 원인이 없다.

한의원 치료의 특성상 온갖 통증 질환과 잡다한 내과 질환을 치료하게 되는데, 도대체 병이 왜 생기는지를 알 수가 없었다. 물론 교과서에도 답이 없는 경우가 대부분이다. 거의 대부분의 질환은 원인불명이다.

예를 들어 누구나 앓는 흔한 두통을 생각해보자. 이 흔한 두통조차도 정확한 원인을 모른다. 그저 한마디로 모든 병은 귀신처럼 온데간데없이 나타나는 것이다. 이 귀신같은 병을 어떻게 잡을 것인가!

둘째, 통증(병)은 교과서를 따르지 않는다.

의학에는 교과서가 있지만 병에는 교과서가 없었다. 아무리 전형적인 병이라고 하더라도 병은 항상 교과서와 다른 증상과 예후를 보인다. 한마디로 병이 교과서를 보고 교과서대로 따르는 것이 아니었다.

게다가 교과서에 없는 병들이 너무나 많다. 요즘에 늘고 있는 복합 부위 통증 증후군이나 섬유근통은 과거 몇 년 전까지 이름조차 없던 병이었다. 그럼 이름이 없었다고 이 병이 없었을까? 그것은 당연히 아니다. 따라서 내게 있어 임상이란, 교과서에서 설명되지 않는 무수한 병들을 정체도 모르면서 치료해 나가는 과정이었다.

셋째, 의학 교과서에는 치료법이 없다.

의학 교과서는 병의 증상과 진단은 자세하지만 치료법이 별로 없고, 시원하게 치료된다고 말하는 경우도 없다. 대부분 "예후가 불량하다", "아직 치료 방법이 없다"고만 서술되어 있을 뿐이다. 임시방편으로 진통제와 신경안정제와 소염제와 스테로이드가 남용되고 있을 뿐이다. 그래서 병은 달라도 약은 대부분 비슷해지고, 환자가 의사에게 가장 많이 듣는 말이 "안 나아요"와 "그냥 이대로 사세요"인 것이다.

넷째, 의료는 기계공학이다.

오늘날 의학은 마음과 분리된 몸만 다루는 기계공학이 되었다. 예를 들면 이런 식이다. 어느 날 속이 쓰려 죽겠다면서 한 환자가 들어선다. 나는 간단히 증상만 묻고서 침을 놓는다. 그리고 어떤지 묻는다. 증상의 변화가 없으면 계속 침법을 바꿔가면서 침을 놓는다. 그러다 잠시 후에 증상이 호전되면 안심한다.

이렇게 좋아졌다고 문제가 사라지는 것은 아니다. 만일 이 사람이 스트레스가 많아서 위산이 많이 분비되어 이렇게 되었다면 침 맞고 좋아졌다고 그것으로 끝나는 것일까? 스트레스를 풀지 않고 증상만 치료하는 것이 진정한 치료일까?

물론 낫지 않는 것보다는 낫지만 이런 식의 치료는 효과가 지속되지 않는다. 증상은 계속 재발되고, 환자는 다시 나에게 오거나 위장약을 복용하게 될 것이다. 환자는 마치 자동차 수리를 맡기듯 나에게 위장 수리를 맡기고, 한동안 마구 쓰다가 고장 나면 또 나에게 오는 식이다. 환자와 나와의 교감도 없고, 몸에 대한 교감과 애정도 전혀 없다. 환자는 자신의 몸을 소모품으로 취급하고, 의사는 이 소모품을 땜질해주거나 갈아준다. 나는 이런 식의 치료를 계속하다 보니 영혼이 말라가는 느낌이 들었다.

몸을 기계로 보는 관점의 가장 본질적 문제는 이 방식으로는 치료가 제대로 안 된다는 점이다. 여러 해 동안 환자를 보면서 내가 가장 당혹스러웠던 것은 쉬운 병조차 때때로 어려워진다는 점이었다.

두통이나 발목 삠이나 요통 등은 임상 경험이 어느 정도 쌓이면 침이나 부항이나 뜸으로 상당히 치료가 잘 되는 편이다. 그러나 이렇게 안심하고 있을라 치면 꼭 치료되지 않는 환자들이 나타났다. 발목 삔 지 몇 달이나 심지어 몇 년이 지났는데도 낫지 않는 것이다. 이 정도면 치료하지 않고 자연회복력만으로도 벌써 나았어야 할 텐데 말이다.

임상을 하면 할수록 이런 병은 더욱 많아졌다. 쉬운 병이 다시 쉽지 않게 되면서 나는 어찌할 수 없는 혼란에 빠졌다.

이와 반대되는 경우도 많았다. 교과서 상에서나 나의 경험상으로나 정말 심각한 병인데, 어처구니없을 정도로 쉽게 나아버리는 것이다. 예를 들면 심각했던 디스크나 좌골신경통이 침과 약 몇 번에 나아버리는 것이다.

그런데 이렇게 나았다고 해서 내가 자신감을 가질 수는 없었다. 나의 예측을 벗어났고, 내가 통제할 수 없는 뭔가가 작용했고, 다시 이런 결과를 만들 수 있다는 보장이 없었으니까. 너무 잘 나아도 나는 혼란에 빠질 수밖에 없었다.

나는 여러 해 동안 이런 혼란 속에서 고통스러워하면서도 왜 이런 일이 생기는지 탐구해 보았다. 한동안은 전혀 답을 찾을 수 없었다. 그러다 다년간 이런 현상들을 관찰하다 보니 뭔가 패턴이 보이기 시작했다.

쉬운 병인데 낫지 않는 사람들의 특징이 보이기 시작했다. 그들은 모두 공통적으로 심리적인 문제를 갖고 있었다. 과도한 긴장이나 두려움이나 우울감이나 분노 등의 부정적 감정에 빠져 있었고 나의 설명이나 지시를 불신하거나 거부하거나 의심했다.

어려운 병인데 잘 낫는 사람들의 패턴도 보이기 시작했다. 그들은 소개로 찾아와서 이미 나를 믿고 있거나, 천성이 낙천적이거나, 의사의 지시를 잘 믿고 따르는 사람들이었다.

이런 패턴들을 일단 인지하고 나니 환자들의 예후를 예측하게 되었고, 치료에 대한 부담도 많이 줄었다. 안 나을 사람과 잘 나을 사람이 슬슬 보이기 시작했으니까. 하지만 그렇다고 여기서 모든 문제가 해결된 것은 아니지 않은가. 안 낫는 사람을 낫게 해야 진정한 의사라고 할 수 있는 것이니까.

이렇게 오랫동안 안 낫는 사람들의 치료법을 찾고, 환자들의 치료 패턴을 파악하면서 나는 결국 이런 확신이 들기 시작했다.

'치료의 핵심은 마음에 있다. 마음을 치료해야 몸이 치료된다.'

그렇다! 마음을 치료해야 한다.

그런데 말이 쉽지 도대체 어떻게 마음을 치료한다는 말인가. 이런 고민의 과정에서 마치 사막에 흘린 바늘을 찾듯 나는 다시 1년 이상 방법을 찾기 시작했다. 이런저런 시행착오를 거치다 결국 어느 날 인터넷 카페에서 눈길을 끄는 묘한 문구를 발견했다.

'10분 만에 배울 수 있는 탁월한 심리치료 기법'

어느 한의사가 EFT를 소개한 글이었다. 나는 마치 홀린 듯 첨부된 영문 자료를 보게 되었는데, 그것이 바로 개리 크레이그의 〈EFT Manual〉

이었다. 일단 20~30분 만에 대충 보고 곁에 있던 후배와 같이 시키는 대로 두드렸는데, 바로 5분 만에 그 후배의 어깨 통증이 사라지는 것이 아닌가! 믿을 수가 없었다. 게다가 어느새 나의 불편한 감정도 바로 편안해지는 것이 아닌가! 이렇게 첫 순간부터 EFT는 몸과 마음을 동시에 치료하는 요술방망이였다.

이후에 나는 EFT에 매진하기 시작했고, 확언에 매진했고, 무의식을 닥치는 대로 탐구했다. 물론 그 과정에서 강의와 상담을 통해 수많은 사람들과 나 자신에게 확언과 EFT를 적용했고, 그 성과가 모두 이 책에 담겨 있다.

이렇게 몸에서 마음을 찾는 데 나는 20년이 걸렸지만, 아직도 많은 사람들은 몸에서 마음까지 가지 못하고 질병과 고통의 어둠 속에서 쓰러져 가고 있다. 이제 몸에서 마음으로 떠나는 여행에 나의 책이 하나의 등대가 되기를 바란다.

모든 고난에는 숨겨진 선물이 있고, 모든 고통에는 숨겨진 의미가 있다.

EFT 타점들

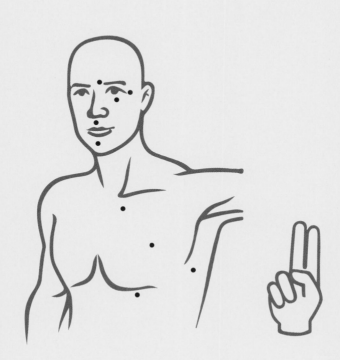

EFT는 주요 혈자리들을 자극하여 몸과 마음의 불균형을 바로잡는
대표적인, 그리고 가장 탁월한 뇜 의학 치료법입니다.
실험 삼아 내 몸에서 불편한 부위가 어디인지를 생각하면서
손가락 끝으로 위의 타점들을 자유롭게 두드려보세요.
EFT는 도구도 필요하지 않고, 비용도 들지 않습니다.
그러나 그 효과는 비교를 불허할 만큼 강력합니다.